Vida nootrópica

Vida nootrópica

Mejora tu memoria, potencia tu concentración e impulsa tu creatividad

ANTONIO VALENZUELA

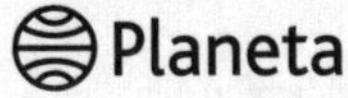

Obra editada en colaboración con Editorial Planeta – España

Bajo el sello editorial PLANETA M.R.
Avenida Presidente Masaryk núm. 111,
Piso 2, Polanco V Sección, Miguel Hidalgo
C.P. 11560, Ciudad de México
www.planetadelibros.com.mx

Primera edición impresa en España: marzo de 2026
ISBN: 978-84-1344-500-7

Primera edición impresa en México: abril de 2026
ISBN: 978-607-39-4027-6

Impreso en los talleres de Diversidad Gráfica S.A. de C.V.
Privada de Av. 11 No. 1 Col. El Vergel, Iztapalapa,
C.P. 09890, Ciudad de México
Impreso en México – *Printed in Mexico*

Este libro es nuestro alegato.

Está dedicado a ti
y a tu cerebro:
tentativa de materializar el universo,
polvo y luz de las mismas estrellas,
vibrando en distintas frecuencias,
emanando conciencia,
arquitecto de tu realidad,
complejo cuántico coherente,
el que otorgará sentido al tiempo
que permanezcas vivo.
Cuídalo. Protégelo.
Cuando la tormenta arrecie,
necesitarás que tu timonel te guíe.

Pero, sobre todo, está dedicado a ti:
ojos de mar,
cabello de olas,
corazón de caracola.

Sumario

Tercera parte
Pilares para una vida nootrópica

Cuarta parte
Los neurotransmisores

Quinta parte
Neuroenergía

Sexta parte
Cultiva el pensamiento mágico

Prefacio

En un lugar del universo, de cuyo nombre no quiero acordarme, no ha mucho tiempo danzaban unos átomos de supernova antigua: polvo de estrellas, fotón errante y partícula liviana, que surcaron el espacio como galgo corredor hasta los confines de una galaxia lejana, donde colapsaron en la materia que conforma este imposible posible que llamamos cerebro, capaz de insuflar sentido a este tejido de símbolos que llamamos letras y que, en este preciso instante, estás convirtiendo en pensamiento.

Cerebros —el tuyo y el mío— que ahora se encuentran: yo convierto mi tiempo en palabras, tú inviertes el tuyo en leerlas. Hilvano vocales y consonantes con el mismo hilo rojo que nos une. Y juntos damos vida a esta constelación de signos que deviene en pensamiento compartido.

Aunque, como sugiere la cuántica, el tiempo quizá no exista; y si así fuera, cada instante contendría un infinito en el que tú y yo somos lo mismo. Tal vez sólo exista un pensamiento que se piensa a sí mismo.

Llegados a este punto, puede que estés pensando en cerrar este libro. Es comprensible: empezar con una suerte de *Quijote cósmico* podría llevarte a preguntarte —con acierto— qué demonios vas a encontrar en las próximas páginas. Pero para mí, el prefacio de un libro es el lugar donde el autor puede mostrarse tal cual es. Y así soy yo: así funciona mi mente. Le encanta conectar conceptos y hacerlos sonar en una misma melodía. ¿Don Quijote y el universo? ¿Por qué no? Hemos venido a jugar.

Porque lo que quiero transmitirte es que, durante toda mi vida, los mundos que mi mente creaba a mi medida han sido el refugio perfecto para mi introversión. Mi imaginación se convirtió en mi lugar seguro. Y por eso escribo este libro: para cuidar, proteger y sacar el máximo partido al creador de la realidad que eliges habitar.

Esto lo entendió a la perfección nuestro querido Alonso Quijano, que se transmutó en don Quijote para ver gigantes donde otros sólo vieron molinos. Cambió su mirada para trocar la realidad en libertad y, en ese umbral liminal entre los sueños y la materia, halló su destino: el subversivo acto de vivir sin cuentas que rendir.

Bienvenido al primer día de una vida nootrópica.

Primera parte

INTRODUCCIÓN

1

La creación de Adán

Cuando, tras hacer una cola de proporciones bíblicas, por fin logras acceder a la Capilla Sixtina del Vaticano, el desmayo «stendhaliano» está prácticamente asegurado. Con las mismas dimensiones que el Templo de Salomón, sus paredes narran la historia sagrada desde el Génesis hasta el Apocalipsis, y su techo está coronado por una de las obras más sublimes que un cerebro humano haya podido concebir.

Miguel Ángel Buonarroti (1475-1564) acudió a Roma para diseñar la tumba del papa Julio II, pero el sumo pontífice le tenía preparado otro pequeño encargo. Jamás imaginó que él, escultor por vocación —como demuestran obras inmortales como el *David*, la *Piedad* o el *Moisés*—, acabaría pasando más de cuatro años de su vida, entre 1508 y 1512, pintando al fresco los 500 metros cuadrados de la bóveda de la Capilla Sixtina.

Originalmente, el papa le pidió que pintara los Doce Apóstoles, pero, en su lugar, Miguel Ángel nos regaló la creación de Adán, la Caída del Hombre, la Promesa de Salvación y la genealogía de Cristo. La bóveda se cubrió con decenas de escenas: Adán y Eva en el Jardín del Edén, el Diluvio, el profeta Jeremías, la Sibila de Cumas...

Sin embargo, la más célebre es, sin duda, *La creación de Adán*, una escena que representa, por primera vez, nada menos que el rostro de Dios. Durante siglos ha sido el emblema de la fe cristiana: muestra cómo Dios creó al hombre en su imagen y semejanza. Pero, según algunos estudiosos, podría encerrar el mayor acto de transgresión simbólica de toda la historia del arte.

En el lado izquierdo del fresco aparece Adán, recostado sobre la Tierra, y a la derecha, Dios —un anciano, musculoso, envuelto en una túnica carmesí— se aproxima flotando, rodeado de querubines. La escena ha sido interpretada como una imagen celestial del poder divino, pero quizá Miguel Ángel le quiso conferir otro sentido.

Pasaron más de quinientos años hasta que alguien se dio cuenta de lo que el artista había ocultado a plena vista. No fue hasta 1990 cuando el médico Frank Lynn Meshberger publicó en *Journal of the American Medical Association* una observación tan sorprendente como reveladora: el manto que envuelve a Dios guarda una asombrosa similitud con la forma de un cerebro humano.

Según Meshberger, las figuras y sombras que rodean a Dios componen una representación anatómicamente precisa del cerebro. En ella pueden identificarse el lóbulo frontal, el tronco encefálico, el cerebelo, el quiasma óptico e incluso la hipófisis. Un detalle que no resulta tan extraño si recordamos que Miguel Ángel fue también un brillante anatomista que disecó numerosos cadáveres a lo largo de su vida.

Figura 1.1. La creación de Adán

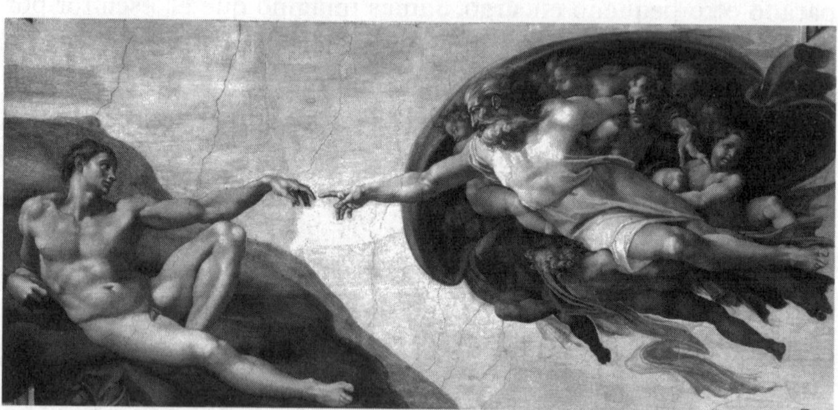

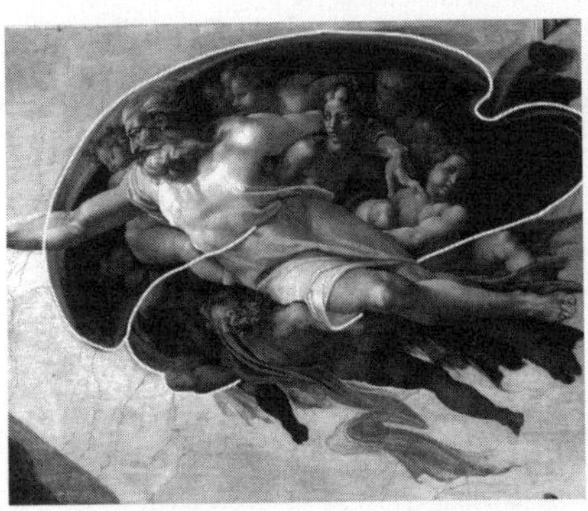

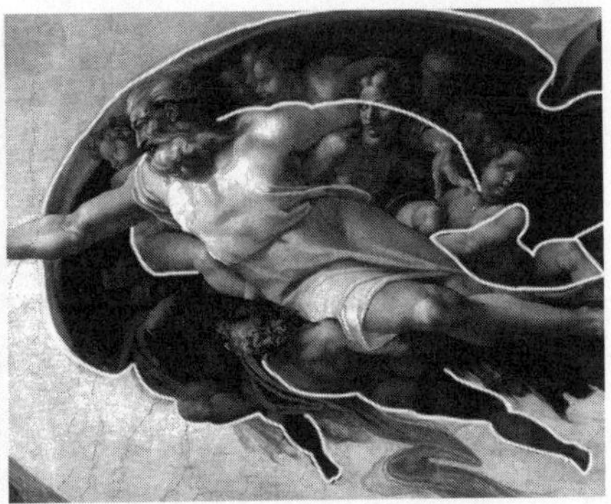

Para algunos, como el propio Meshberger, esta imagen representa a Dios otorgando a Adán no sólo la vida, sino la inteligencia. Pero, para otros, el hecho de que esta deidad esté dentro de un cerebro sugiere una lectura más audaz: que Dios es una creación del ser humano. Esta hipótesis transgresiva se apoya en que Adán es representado con ombligo, lo que se contradice en el Antiguo Testamento. En éste, se declara que Dios creó a Adán usando barro y polvo, y por tanto no nació de una madre, por lo que no debería tener ombligo. ¿Error del artista o pista simbólica?

Y hay más: los dedos de Dios y de Adán, apenas separados por un espacio mínimo, parecen recrear una sinapsis. ¿Acaso Miguel Ángel no sólo conocía la forma del cerebro, sino que también intuía su funcionamiento?

Las creaciones de Miguel Ángel redefinieron los límites del arte y, con cada golpe de cincel y cada trazo de pincel, logró capturar no sólo la forma del cuerpo humano, sino también las complejidades del alma y su posible conexión con lo divino. Su obra refleja inquietudes teológicas, filosóficas y personales; y esta escena en particular, cumbre del Renacimiento, despierta una profunda reflexión espiritual.

Tal vez el mensaje que Miguel Ángel quiso transmitir es que el verdadero regalo divino no proviene de un poder exterior, sino de nuestra propia mente; que esa masa gelatinosa —con toda la complejidad del universo— que se esconde en el interior del cráneo es la mayor fuente de misterio, de creatividad y de conciencia; y que gracias a ella podemos preguntarnos por el sentido de la existencia... y maravillarnos ante su absurdidad. O quizás el artista simplemente quería jugar con nosotros, sembrar preguntas y desafiar dogmas, porque incluso el título es ambiguo: *La creación de Adán*. ¿Quién creó a quién? ¿Quién insufla la vida?

Carl Sagan solía decir que somos polvo de estrellas que se piensa a sí mismo. Para Borges, polvo de estrellas enamorado.

Pensar, amar, imaginar, soñar y decidir: capacidades que emergen del timonel de nuestra vida.

2

Mentes alienadas

Para el filósofo alemán Georg Hegel, la realidad no está hecha de cosas materiales aisladas, sino de ideas. Pero no de ideas estáticas, sino en movimiento, desarrollándose dialécticamente; es decir, evolucionando a través de la contradicción, del encuentro con el otro. En su *Fenomenología del espíritu*, Hegel describe el viaje de la conciencia desde la percepción más básica hasta el saber absoluto. Uno de sus pasajes más célebres es la dialéctica del amo y el esclavo, donde muestra que la identidad no se forma en soledad, sino a través del reconocimiento mutuo. Necesitamos al otro para sabernos alguien. No somos individuos aislados, sino relacionados. La conciencia crece al enfrentar contradicciones, así que no se trata de evitarlas, sino de atravesarlas, integrarlas y transformarlas en algo nuevo.

Para Hegel, la historia universal es la del Espíritu en busca de su libertad. Y, en este proceso, hay cuatro vías privilegiadas donde el Espíritu se revela: el arte, la cultura, la espiritualidad... y, sobre todo, la filosofía. Disciplinas en las que el ser humano se piensa, se reconoce, se comprende. Sin embargo, para eso hace falta tiempo, pausa, contemplación; y en el mundo actual, estos espacios están en crisis. La vida moderna nos los ha robado y ahora estamos atrapados en un ritmo que sólo permite hacer, producir, rendir y consumir. El Espíritu —que necesita silencio y profundidad para desplegarse— no evoluciona con la prisa.

Fue Marx, discípulo crítico de Hegel, quien advirtió cómo el desarrollo del capitalismo transformó ese Espíritu en mercancía, y al ser humano, en fuerza de trabajo alienada. Ya no somos sujetos que se reconocen unos a otros, sino productores desconectados de lo que hacen, de lo que son y de los demás. La alienación es la pérdida de uno mismo en un sistema que nos usa. Y hoy, en el siglo XXI, vivimos una forma más sutil y peligrosa de alienación: la autoexplotación. Ya no necesitamos un amo externo. Nos exigimos, nos exprimimos, nos vigilamos, nos juzgamos y nos condenamos. Somos esclavos de nosotros mismos y, en ese vértigo de productividad, hemos perdido la vida contemplativa.

Asimismo, al sistema no le interesa que seamos felices, ya que nos quiere productivos. Por eso, se ha encargado de asociar el ser con el hacer, y la realización personal con el éxito profesional. Como bien señala Byung-Chul Han, nos autoexplotamos... y lo confundimos con autorrealización. Nuestra sociedad ya no está dominada por la negatividad del deber, sino por la positividad del poder. Nos aliena potenciando que nos realicemos en el hacer y no en nuestro ser.

Por otro lado, nos han lobotomizado con un bombardeo masivo de estímulos: vídeos cortos, vidas perfectas, éxitos instantáneos. Una suntuosa coreografía de logros ajenos que nos convence de que no vale parar, ni sentir, ni simplemente ser, hasta el punto de que ya no necesitamos que nadie nos dé órdenes. Nos sometemos con gusto a las exigencias de la hiperproductividad porque nos han prometido que el éxito es sinónimo de felicidad. Hoy nos exprimimos voluntariamente bajo el lema: «Tú puedes, tú debes, tú quieres».

Es imposible saber lo que queremos si no podemos parar a pensar. Y eso es justo lo que el sistema quiere: tenernos tan distraídos que no podamos elegir... No vaya a ser que decidamos que otra vida es posible. Así, el sujeto contemporáneo ya no es obediente, sino de rendimiento: cree que se realiza en lo que hace, pero en realidad se agota. Y, como se explota a sí mismo, no puede rebelarse. Pero este modelo no empieza en la adultez, se inculca desde la infancia en las escuelas, porque el sistema educativo, tal como lo conocemos, no fue diseñado para formar pensadores, ni artistas, ni seres humanos libres, sino para moldear trabajadores obedientes.

El gran ingeniero industrial Frederick Taylor, padre del taylorismo, soñaba con una productividad sin fisuras. Creía que el obrero ideal era como un chimpancé: si le pones bananas delante, actúa de forma automática, sin pausa ni conflicto. Pero, según él, el problema es que el ser humano trae consigo un defecto de fábrica: su humanidad. Por eso, había que neutralizarla. Para ello se perfeccionó el sistema educativo como una cadena de montaje mental: horario rígido, sillas en fila, timbre, silencio, repetición, evaluación constante... No para enseñar a pensar, sino para adiestrar a obedecer.

Mientras tanto, todo lo que nos humaniza —la música, la filosofía, el arte, la conversación, la amistad— ha pasado a ser materia de segunda, un relleno prescindible. Se enseña a cumplir, no a sentir. A producir, no a comprender. El aula moderna ya no forma ciudadanos, sino engranajes para un sistema productivo. El *burnout* no es un problema psicológico; es la consecuencia lógica de la vida que tenemos desde pequeños. Vivimos bajo una violencia neuronal silenciosa: el exceso de estímulos, de opciones, de exigencias colapsa nuestro sistema nervioso.

Así, hemos pasado de la sociedad disciplinaria que describía Foucault —donde el poder nos vigilaba desde su panóptico— a la sociedad del rendimiento, donde el discurso de la productividad nos ha calado tan hondo que ya nos vigilamos a nosotros mismos. Nos cansamos no por lo que nos imponen, sino por todo lo que creemos que podríamos ser y no somos. El exceso de cosas por hacer conduce al colapso: depresión, ansiedad, déficit de atención, adicción al rendimiento.

Y lo más grave es que ya no hay espacio para el arte, la filosofía, la conversación, la contemplación, el pensamiento mágico... Todo esto no significa que debamos convertirnos en unos antisistema reaccionarios, sino que quizás ha llegado el momento de recordar lo que realmente importa. De volver al Jardín de Epicuro.

3

El Jardín de Epicuro

Quizás la solución para nuestra mente alienada lleva más de dos mil años esperando a ser escuchada y esté en tener una vida más epicúrea.

Epicuro de Samos (341-270 a. C.) vivió en una época convulsa, tras la muerte de Alejandro Magno, cuando el orden antiguo se resquebrajaba y las personas buscaban consuelo frente al caos. Como hoy. Ante la violencia, la incertidumbre y el ruido, Epicuro propuso algo que escandalizaba al poder: una vida feliz, sencilla y serena. Según él, la meta última de la filosofía era la búsqueda de la felicidad. En su *Carta a Meneceo*,[1] escribió: «La filosofía es una actividad que con discursos y razonamientos procura la vida feliz». La veía como una medicina del alma. No como una teoría vacía, sino como una guía práctica para eliminar el sufrimiento, el miedo y la confusión interior.

Mientras los estoicos enseñaban que la felicidad se alcanza mediante la virtud y el deber, los epicúreos la situaban en el placer. Pero no en cualquier placer: no en la gula, el lujo o la euforia pasajera. Epicuro hablaba de placeres naturales y serenos, de la ausencia de dolor —*aponía*— y de la paz interior —*ataraxia*—. No promovía la indulgencia hedonista —como siglos de tergiversación han querido hacernos creer—, sino un ascetismo lúcido, basado en el discernimiento de los deseos.

1. Epicuro, *Carta a Meneceo*, Alianza Editorial, Madrid, 2016.

De este modo, Epicuro distinguía tres tipos de deseos:

- **Deseos naturales y necesarios**: comer, beber, descansar, tener amigos.
- **Deseos naturales, pero no necesarios**: manjares costosos, lujos superfluos.
- **Deseos vanos**: fama, poder, riqueza, estatus.

Su propuesta era sencilla y radical: satisfacer los primeros, moderar los segundos y eliminar los terceros, porque son éstos los que nos esclavizan y generan ansiedad. «Nada es suficiente para quien lo suficiente es poco.»

3.1. El Jardín: una comunidad de afecto y filosofía

A diferencia de otras escuelas filosóficas, Epicuro no se instaló en templo ni buscó el favor del poder. Se retiró a las afueras de Atenas y vivió con sus amigos en un pequeño huerto, donde fundó su escuela, el Jardín, cuyo lema rezaba en la entrada: «Extraño, tu tiempo será agradable aquí».

El Jardín de Epicuro fue una forma de vivir: ofrecía un lugar tranquilo, alejado del bullicio de la urbe, donde conversar, compartir y vivir con sencillez. Se cultivaba la sabiduría, pero también y, sobre todo, la amistad, lo más importante para el filósofo. Allí tenían lugar charlas, convivencias, y celebraciones. Se compartía comida modesta, conversaciones profundas y silencio cuando era necesario. Era un espacio inclusivo y afectivo, donde se admitían mujeres, esclavos y extranjeros: algo inaudito para su tiempo. Además, el conocimiento no se imponía: se ofrecía con dulzura, virtud cardinal en Epicuro. Porque, para él, la amistad era tan importante como el pensamiento: «De todos los bienes que la sabiduría procura para la felicidad de una vida entera, el mayor con mucho es la amistad».

Era el Jardín de los placeres... frugales. Se buscaba gozar de las alegrías cotidianas y los gozos serenos: un vaso de agua fresca bajo la parra, una conversación al atardecer, el estudio del cielo o de la naturaleza, la paz del alma que ha aprendido a necesitar poco... «Vive de acuerdo con la naturaleza... y nunca serás pobre.»

Para Epicuro, la felicidad consistía en no sufrir dolor en el cuerpo ni perturbaciones en el alma, recordar con gratitud los momentos felices, rodearse de amigos, huir del sufrimiento innecesario, estudiar por el placer de entender. Sencillez en los deseos, vida serena, tranquilidad de ánimo y amistad como bien inmortal.

3.2. *Condelectari sibi*

Las tesis epicúreas podrían resumirse en tres pilares: moderación, sensibilidad y conocimiento por el mero placer de saber. Esta última podría definirse con el término latino que emplearon filósofos como Duns Scoto: *condelectari sibi*. Es decir, la voluntad que encuentra deleite en su propio ejercicio, hacer algo no por su utilidad, sino por el valor intrínseco del acto. Creo que es un concepto que deberíamos grabarnos a fuego en la piel.

Mover el cuerpo no para quemar calorías, sino por el placer de tenerlo. Estudiar no para aprobar, sino por el deleite de comprender. Ducharse con agua fría no por activar las mitocondrias, sino por sentir el frío acariciando la piel. Disfrutar del acto por sí mismo, del camino independientemente del destino. Enamorarnos del proceso y no obsesionarnos con el resultado.

3.3. Un filósofo incómodo... y muy necesario

Epicuro fue, ante todo, un filósofo incómodo. Su propuesta no servía al poder, por lo que fue ridiculizado, caricaturizado, tachado de hedonista vulgar, criticado, menospreciado y convenientemente silenciado. Se le consideró un pensador peligroso, no por lo que decía, sino por lo que despertaba. De ahí que la mayor parte de su obra fuera destruida. Sin embargo, actualmente —en plena era del *burnout* y la hiperproductividad— su mensaje cobra una fuerza inesperada. Frente a la actual comunión entre ocio y consumo, Epicuro nos recuerda otro camino: más conversación y menos consumo.

No aspiro a que leas libros en una hora, sino a que tengas la energía y el foco suficientes para comprender lo que lees; a que se despierte en ti el interés, quizás por el arte, ya sea contemplándolo o practicándolo —escribir, pintar, incluso hacer teatro—; a que te acerques a la filosofía; o, más importante aún, a que disfrutes de una conversación. Me encantaría que volviera a haber espacio en tu vida para la contemplación, la lentitud y el pensamiento mágico. Tal vez ha llegado el momento de volver al Jardín, de desandar la tiranía de la productividad y de recuperar ese lugar seguro donde la mente escapa de la alienación y, como decía Hegel, el Espíritu encuentra por fin la libertad y la felicidad.

Nada es suficiente para quien lo suficiente es poco.

EPICURO

Si no eres feliz con un café, no serás feliz con un yate.

NAVAL RAVIKANT

4

Somos la historia que crea nuestro cerebro

Lila Cerullo, la inolvidable coprotagonista de *La amiga estupenda*, la primera novela de la maravillosa saga de Elena Ferrante,[2] definía el cerebro como una caja de ideas: bastaba con agitarla para que las ideas se mezclaran y dieran lugar a nuevas historias. Y quizá tenga razón. Podríamos ver nuestra vida como un compendio de relatos: llenos de personajes, conflictos, derrotas y victorias. Cada acontecimiento, cada recuerdo que conservas, es una historia contada —y creada— por un mismo narrador: tu cerebro.

La calidad —y en gran parte, la felicidad— de nuestra vida depende de la calidad de las historias que nos contamos... y de las decisiones que tomamos. Cada acto cotidiano es una elección: qué y cuándo comes, a qué hora te acuestas, con quién compartes tu tiempo, qué libros lees, cuánta actividad física haces... Son historias que nos contamos para justificar nuestras decisiones, y todas tienen un impacto directo en nuestro bienestar.

El cerebro sostiene la historia de quién eres. Es el órgano que permite que tengas conciencia de ti mismo, de tu pasado y de tu futuro. No en vano, cuando el cerebro enferma —como en la demencia—, empezamos a olvidar quiénes somos. Es la estructura conocida más compleja del universo... y el timonel de nuestra vida.

2. Ferrante, Elena, *La amiga estupenda*, Lumen, Barcelona, 2012.

En la era de la longevidad, vivimos obsesionados con añadir años a la vida, pero quizá deberíamos preocuparnos más por añadir vida a nuestros años. Tener una existencia plena, no sólo una subsistencia repetitiva. Disfrutar de experiencias enriquecedoras, no arrastrar rutinas empobrecedoras. Y, sobre todo, poder recordarlas. Porque el cerebro no sólo almacena recuerdos: da sentido al tiempo que permanecemos vivos. Quizás esto suena a quimera en esta sociedad del cansancio, el estrés y la multitarea. Vivimos con cerebros agotados, inflamados, desnutridos, intoxicados, secuestrados por un estrés crónico que nos obliga a responder a lo urgente y olvidar lo importante. Y, cuando el timonel se pierde, el barco va a la deriva.

Un cerebro sobrecargado no piensa con claridad, sino que sobrevive, en lugar de vivir. Nos conformamos con pasar los días esperando tiempos mejores... cuando lo que realmente se nos escapa es el tiempo. Y con él, la vida. Ahora bien, no se trata de convertirte en un gurú de la productividad, tal vez todo lo contrario. Como nos decía Epicuro, quizá haya que hacer menos... y respirar más. Tenemos cerebros paleolíticos atrapados en la era de los ansiolíticos; comemos alimentos ultraprocesados; vivimos enganchados a una tecnología que nos conecta digitalmente, pero nos desconecta emocionalmente. En esta hiperconexión constante, paradójicamente, nos sentimos más solos que nunca.

En este contexto, pensar con claridad, imaginar o tomar decisiones se vuelve difícil. Sobre todo, esas decisiones importantes que postergamos una y otra vez, y que, con el tiempo, se convierten en lastres invisibles son las que marcan la distancia entre la vida que llevamos y la que deseamos. En el fondo, todos sabemos qué nos hace bien —aunque a veces lo ignoremos—, y que, a menudo, tomamos decisiones impulsivas para escapar, aunque sólo sea de forma efímera, de una realidad que nos incomoda. Así, buscamos salidas por la puerta de atrás: comemos para llenar vacíos del ser, nos refugiamos en adicciones, en el sofá, en una copa de vino, en un cigarrillo, en una maratón infinita de series... Elegir lo que más nos conviene no siempre es fácil. El ritmo frenético nos conduce al agotamiento, a una vida en piloto automático.

En palabras de Bukowski: «¿Cómo demonios una persona puede disfrutar despertándose a las seis y media de la mañana por un despertador, saltar de la cama, vestirse, obligarse a comer, cagar, orinar, cepillarse los dientes y el cabello, y luchar contra el tráfico para llegar a un lugar donde, esencialmente, ganabas mucho dinero para otra persona y se te pedía que fueras agradecido por la oportunidad de hacerlo?».

Y cuando no podemos más, encima nos culpamos, nos sentimos vagos, débiles, insuficientes. Como si la fatiga fuera un fallo y no un síntoma. Ya hablé de la energía y el cansancio en *Activa tus mitocondrias*; y del estrés y cómo calmarlo, en *Estimula tu nervio vago*. Allí también mencionamos al cerebro, pero ahora toca detenernos de verdad, porque la meta es clara: tener un cerebro joven a cualquier edad.

Sin embargo, algo no estamos haciendo bien: actualmente más de 900.000 personas en España sufren demencia, una cifra que esconde miles de historias de sufrimiento y que va en aumento. Además, 35 millones de personas en el mundo padecen alzhéimer, y se calcula que esta cifra se duplicará cada veinte años, alcanzando los 120 millones en 2050... si no lo evitamos.

Pero no hace falta irse tan lejos para percibirlo. ¿Te pasa que olvidas lo que ibas a decir? ¿Te cuesta concentrarte, encontrar palabras, seguir el hilo de una conversación? Estas pequeñas señales se están volviendo cada vez más frecuentes, y son síntomas de una mente saturada, de la tiranía del algoritmo que gobierna la civilización del ruido constante. Nuestras mentes naufragan en la tormenta de notificaciones y el *scroll* infinito de unas redes sociales obsesionadas con que no nos perdamos nada de lo que la vida moderna nos depara cuando, en realidad, estamos perdiendo la vida. Porque el cerebro no sólo procesa datos: crea sentido.

Y en este proceso puede construir una vida lúcida... o una vida distorsionada. Puede ser nuestro mayor aliado... o nuestro peor enemigo. Puede regalarnos sueños... o castigarnos con pesadillas. Puede llevarnos al asombro, a la imaginación, al gozo... o al sufrimiento, la rumiación, la desesperanza. Todo depende —como diría Voltaire— de cómo cultivemos nuestro jardín.

Por esto, si me lo permites, me encantaría acompañarte en este viaje. Este libro nace con la intención de ayudarte a:

- Aumentar tu capacidad de concentración y potenciar tu creatividad.
- Mejorar tu aprendizaje, tu motivación y tu toma de decisiones.

- Desarrollar claridad mental y pensamiento crítico.
- Reducir el riesgo de trastornos neurológicos y emocionales, o mejorar tu estado si ya los padeces.
- Y, sobre todo, enfrentar el estrés crónico, la apatía y la insatisfacción para reconectar con lo que de verdad quieres en la vida.

No será fácil, y tampoco quiero venderte promesas vacías, pero sí recordarte que todo gran viaje empieza con un primer paso. La entropía es la ley que rige el caos del universo: todo tiende a desaparecer si no recibe energía constante. Así pues, tú eliges: ¿desaparecer... o brillar?, ¿vivir una vida entrópica... o una nootrópica?

Ahora que hemos llegado hasta aquí, quizá te preguntes: ¿qué demonios significa vivir una vida nootrópica? Acompáñame en esta aventura, y lo descubriremos juntos.

5

Vida nootrópica

¿A quién no le gustaría tener más foco? ¿Quién no desea rendir mejor con menos esfuerzo? ¿Quién no ha soñado alguna vez con mejorar su memoria o su claridad mental? En la vida moderna, un cerebro de alto rendimiento no es un lujo: es una herramienta, no para sobrevivir, sino para supervivir. Por esto, desde tiempos inmemoriales, la humanidad ha buscado —cual Santo Grial— sustancias capaces de agudizar la mente o expandir la conciencia. Así nacieron los llamados nootrópicos.

El término proviene de las palabras griegas *noos* —'mente'— y *tropos* —'dirección o alimento'—, y significa literalmente: 'alimento para la mente'. Fue acuñado en 1972 por el científico rumano Corneliu E. Giurgea, creador del piracetam, uno de los primeros compuestos sintéticos con efecto potenciador sobre el cerebro. Junto con otros como el modafinilo, estos fármacos han generado interés por su capacidad para estimular la atención, el estado de alerta o la memoria. Sin embargo, sus efectos a largo plazo siguen siendo motivo de controversia, y su uso requiere prescripción médica.

Pero no todo depende de una pastilla. La naturaleza —y la evolución— nos brindan herramientas más seguras, sostenidas y profundas: plantas, prácticas, hábitos y estímulos, que modulan el cerebro de forma integral y respetuosa.

Según los criterios originales de Giurgea, una sustancia sólo puede considerarse nootrópica si:

- Mejora la memoria y el aprendizaje.
- Protege el cerebro frente a agresiones físicas o químicas.
- Potencia la eficiencia de los mecanismos corticales.
- Tiene baja toxicidad y escasos efectos secundarios.

Hoy, el término ha evolucionado, y ya no se refiere sólo a moléculas, sino también a contextos y rituales. En este libro incluimos como nootrópico todo aquello que potencia la función cerebral sin dañar el equilibrio interno: desde suplementos como la melena de león hasta prácticas como la meditación o el sueño reparador.

Tabla 5.1. Ejemplo de nootrópicos naturales vs. nootrópicos sintético

TIPO	EJEMPLOS	ACCIÓN PRINCIPAL	COMENTARIO
Naturales	*Bacopa monnieri*, *rhodiola*, *ginseng*, melena de león, *ginkgo biloba*, *ashwagandha*, té verde (L-teanina), L-tirosina.	Mejora la memoria, reduce el estrés, potencia la neurogénesis y el foco.	Efectos más suaves, pero sostenidos. Mejor perfil de seguridad.
Sintéticos	*Piracetam*, *modafinilo*, *aniracetam*, *noopept*.	Estimulación cognitiva rápida, mayor vigilancia y concentración.	Mayor potencia, pero también más riesgo de efectos adversos. Uso médico.

Cabe tener en cuenta que la eficacia de los nootrópicos depende del contexto biológico y emocional y de los hábitos del individuo. Ninguno sustituye a una base sólida de salud cerebral: descanso, nutrición, movimiento, conexión social y gestión del estrés.

Para mí —y para este libro— un nootrópico es más que un potenciador del rendimiento mental, es una herramienta para cultivar un cerebro lúcido, joven y resiliente. Un aliado en el camino hacia una vida más consciente, creativa y presente. Un medio para dirigir con claridad el timón de nuestra vida mental, sin sacrificar el equilibrio interno. Aquí no vas a encontrar una simple lista de suplementos nootrópicos y dosis, puesto que esto sería reduccionista y, por qué no decirlo, inútil. Lo que descubrirás en estas páginas son principios y prácticas para hackear tu cerebro desde lo esencial: hábitos, entornos, ritmos y decisiones que elevan tu capacidad cognitiva y perceptiva.

Así, no hay suplemento que compense la falta de sueño, el aislamiento social, el sedentarismo, el insomnio o una dieta proinflamatoria. Esto lo saben bien los chamanes de diversas culturas, quienes sanan a través de relatos que reordenan la mente, historias que resignifican el pasado para liberar el presente y abrir el futuro. Generan un *momentum* sagrado en el que el alma, como arcilla fresca, puede moldearse al calor de la palabra. Lo hacen gracias a estados de apertura y neuroplasticidad inducidos por el canto, la danza, el tambor, el ayuno, el agua fría y, a veces, plantas maestras. Y como saben que el contexto importa, lo hacen en un entorno seguro, íntimo, en muchas ocasiones bajo el resguardo de una hoguera, rodeados de seres queridos. El poder de la intención sanadora, del círculo que acompaña, también es nootrópico.

En una época de distracción crónica, fatiga cognitiva y sobrecarga emocional, tener una vida nootrópica es resistirse al caos con foco, propósito y presencia. Es recuperar la sabiduría ancestral y dialogar con ella desde la neurociencia. En este libro, nos referimos a los nootrópicos no sólo como sustancias, sino como caminos hacia una mente más lúcida, enfocada y resiliente. Para hackear el cerebro, primero tenemos que saber cómo funciona, así que vamos a profundizar en la mecánica cerebral.

Segunda parte

MECÁNICA CEREBRAL

6

¿Cómo funciona nuestro cerebro?

El *kintsugi* es un arte japonés milenario que significa literalmente 'reparar con oro'. Se trata de una técnica que celebra la historia de cada objeto, haciendo énfasis en sus fracturas, en lugar de ocultarlas. Así, en vez de disimular las cicatrices, las convierte en belleza; da nueva vida a la pieza rota, transformándola en algo aún más valioso que su versión original. Sin duda, éste es uno de los propósitos de este libro: convertir tu cerebro en una obra de *kintsugi* nootrópico.

Pero, antes de cubrir con oro las piezas, primero tenemos que entender cómo encajan. Por eso, ahora vamos a adentrarnos —a grandes rasgos— en cómo funciona nuestro cerebro. Sin ánimo de convertir esto en un tratado de neurociencia y siendo conscientes de que ni siquiera hoy comprendemos al cien por cien cómo funciona nuestro cerebro, intentaremos ofrecer una visión general, sobre todo orientada a lo práctico, a lo que podamos usar en nuestro día a día.

Empecemos por lo más conocido: las neuronas, la famosa materia gris —aunque cuando hablemos de neuroinflamación, veremos al patito feo del sistema nervioso: la glía, o sustancia blanca—. Las neuronas fueron descubiertas en 1888 por un joven investigador español: Santiago Ramón y Cajal. Fue él quien demostró que el sistema nervioso —incluido el cerebro— está compuesto por unidades individuales, más tarde llamadas neuronas. Gracias a este hallazgo, compartió el Premio Nobel de Medicina en 1906 con Camillo Golgi, «en reconocimiento a su trabajo sobre la estructura del sistema nervioso».

El cerebro humano contiene unos cien mil millones de neuronas, la unidad básica del sistema nervioso. Cada neurona tiene un cuerpo celular o soma, y unas prolongaciones especializadas: los axones —una rama larga— y las dendritas —más cortas y ramificadas—. Los nervios, de hecho, son conjuntos de axones que viajan como cables de alta velocidad. Así pues, una neurona se parece mucho a un árbol: las dendritas serían las ramas; el axón, el tronco; y las raíces, los terminales sinápticos. A este bosque infinitamente ramificado lo llamamos cerebro.

Figura 6.1. Estructura básica de una neurona y transmisión del impulso nervioso

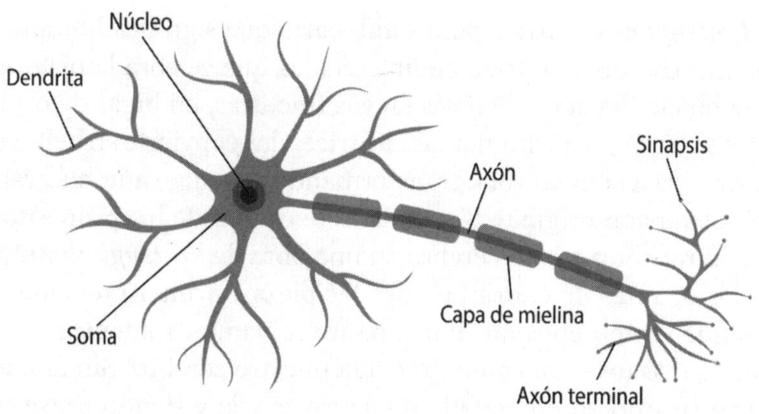

6.1. ¿Cómo se comunican las neuronas?

El funcionamiento del cerebro se basa en la comunicación entre las neuronas: hablan por los axones y escuchan por las dendritas. Los mensajes se transmiten mediante un lenguaje químico que genera impulsos eléctricos. Las neuronas no están totalmente en contacto, ya que entre ellas hay un pequeño espacio —minúsculo, pero crucial— conocido como sinapsis. Aunque tiene sólo veinte nanómetros, ahí sucede la magia.

Para salvar este vacío sináptico, las neuronas liberan neurotransmisores, unas moléculas mensajeras de las que hablaremos más adelante. Pero, *grosso modo*, las dendritas son los receptores de los neurotransmisores, reciben el mensaje y, en función del tipo de neurotransmisor, la neurona actúa de dos modos:

- Si el neurotransmisor es activador —como el glutamato—, la neurona se excita y retransmite la señal.
- Si es inhibidor —como el GABA—, la neurona se calma y detiene la señal.

Por este motivo, decimos que el GABA es calma, ya que hace que el sistema nervioso baje revoluciones. Y por esto también la industria alimentaria añade glutamato a sus productos: es un potenciador del sabor, y del impulso neuronal, que nos engancha a lo que estamos comiendo en ese momento.

Cuando un neurotransmisor activa la neurona, ésta empieza a generar una corriente eléctrica. Cuando esta electricidad alcanza cierto umbral, se produce una descarga: el llamado potencial de acción, que viaja por el axón a velocidades de entre uno y cien metros por segundo, dependiendo de su grosor y del grado de mielinización. Dicho impulso será recibido por la dendrita de la neurona receptora que lo conduce hasta el cuerpo neuronal o soma, iniciando otra vez el proceso en esta neurona.

6.2. La importancia del magnesio

Para que se produzca este impulso eléctrico, deben entrar sodio y calcio en la neurona; y para que se calme, magnesio y potasio. El magnesio es fundamental para el equilibrio neuronal. Si falta, la neurona no puede detener su actividad, por lo que no puede tranquilizarse. Y esto tiene consecuencias muy concretas: afecta al estrés, al sueño, a la ansiedad, al dolor..., pero también puede influir en enfermedades neurodegenerativas, donde ciertas neuronas se pasan de vueltas hasta autodestruirse.

6.3. Nutrientes esenciales para una sinapsis saludable

Como vemos, los neurotransmisores serían el idioma en el que hablan nuestras neuronas. Son esenciales para que la sinapsis funcione, pero si esta unión entre el axón y la dendrita no está bien, los neurotransmisores no van a poder funcionar. La calidad de nuestras sinapsis depende directamente de la calidad de nuestra nutrición. Sin los nutrientes adecuados, el sistema pierde claridad: los mensajes no llegan, se confunden o se debilitan.

Entre los nutrientes clave que aseguran una sinapsis funcional destacan:

- **Omega-3 (especialmente DHA)**: presente en el pescado azul, el marisco y los huevos de gallinas felices.
- **Magnesio**: en el cacao, los frutos secos y los vegetales de hoja verde.
- **Complejo B (especialmente B6, B9 y B12)**: en el pescado, los huevos, la carne y la levadura nutricional.
- **Vitamina D**: se obtiene con la exposición solar y, en menor medida, a través de los huevos, el pescado graso y los hongos.
- **Zinc**: está presente en el marisco, la carne roja, las semillas de calabaza y las legumbres.
- **Yodo**: en el pescado, el marisco y las algas.
- **Colina**: en los huevos, el hígado y la soja.

6.4. Oscilaciones, ritmos y el código del cerebro

Esos impulsos eléctricos también son conocidos como disparos u oscilaciones neuronales. Se producen de forma rítmica, generando los llamados ritmos cerebrales: ondas que funcionan como un código morse neuronal. Esto lo explicaremos más adelante, ya que ahora toca hablar de una molécula maravillosa: la mielina.

7

La mielina

Como hemos visto anteriormente, la comunicación neuronal es similar a la transmisión de una corriente eléctrica a través de una serie de cables. Al igual que el cableado eléctrico, los axones neuronales requieren aislamiento para garantizar que puedan remitir una señal con precisión y a altas velocidades. Por ello están protegidos con una vaina de una sustancia llamada mielina, un tipo de grasa que mejora la calidad y la velocidad del impulso eléctrico, y que es esencial para un cerebro saludable. Cuanto mejor mielinizado, más rápido funcionará.

7.1. La esclerosis múltiple como paradigma de la desmielinización

La esclerosis múltiple (EM) es una enfermedad autoinmune en la que el propio sistema inmune ataca por error la vaina de mielina. Sin ella, la comunicación neuronal es casi imposible y las neuronas se vuelven susceptibles al daño, lo que conduce a la discapacidad. Cada brote o episodio de la enfermedad puede deteriorar la comunicación neuronal y traducirse en síntomas que afectan al movimiento, la sensibilidad o incluso la capacidad de pensar con claridad. Es uno de los ejemplos más devastadores de lo que ocurre cuando la mielina se daña.

En definitiva, una mielina de calidad significa agilidad en el pensamiento, fluidez en el movimiento y mayor tolerancia al agotamiento. Pero, como veremos más adelante, la mielina es mucho más que un simple aislante eléctrico: quizá en la geometría resonante de su estructura —tal y como propone el físico Yong-Cong Chen— se esconda uno de los mecanismos más profundos de la consciencia humana.

7.2. Grasas y mielina

La calidad y la cantidad de mielina cerebral que generan las células llamadas oligodendrocitos dependerán, en parte, de la calidad de las grasas de nuestra alimentación. Estas grasas que comemos son las que nuestro sistema nervioso incorpora a su estructura y, como todo en la vida, las hay de mejor y de peor calidad.

Por un lado, tenemos las grasas omega-3 EPA y DHA, que están presentes, sobre todo, en el pescado y el marisco, así como otras grasas saludables que encontramos en alimentos como el aceite de oliva, las nueces y el aguacate —ácidos grasos monoinsaturados—; en el coco —ácidos grasos de cadena media—; en los huevos —colina—, o en el cacao —ácido esteárico—, las cuales son fundamentales para construir una mielina a prueba de balas.

Por otro lado, hay grasas de mala calidad, como las hidrogenadas tipo trans, presentes en los alimentos ultraprocesados, y las grasas omega-6 —ácido linoleico—, que se hallan en aceites vegetales como los de soja, maíz y girasol, o también en los alimentos industriales. Son nefastas para la salud cerebral, como lo demuestra un estudio observacional con más de 8.000 personas que reveló que el consumo de estos aceites vegetales se asocia a un mayor riesgo de desarrollar demencia.

7.3. La colina: un nutriente esencial para la mielina

Entre todas las grasas que nutren el sistema nervioso, hay una que rara vez recibe el protagonismo que merece. No tiene tanta fama como la omega-3, pero sin ella el sistema nervioso colapsa. Se llama colina, y es una de las moléculas que sostienen el pensamiento. Aunque el cuerpo puede producir pequeñas cantidades de ella —en el hígado y en ciertos tejidos como el cerebro—, no es suficiente para cubrir nuestras necesidades. Por eso se considera fundamental: o la aportamos con la dieta, o el cerebro paga las consecuencias. Y las consecuencias no son menores: la colina es precursora de la fosfatidilcolina, un fosfolípido crucial para la necesaria fluidez de las membranas neuronales y la síntesis de mielina.

Además, su papel no termina ahí: la colina es también la precursora directa de la acetilcolina, un neurotransmisor que regula la memoria, la atención profunda, la plasticidad sináptica y la paz mental. Tanto es así que los fármacos más usados contra la demencia buscan, precisamente, mejorar la función colinérgica.

Un déficit de colina —especialmente en etapas críticas como el desarrollo fetal, la infancia o el envejecimiento— puede provocar disfunción cognitiva, deterioro en la mielinización y mayor riesgo de enfermedades neurodegenerativas.

En resumen, la colina es un compuesto lipídico esencial que cumple tres funciones principales en el sistema nervioso: el componente estructural de la mielina, la síntesis de acetilcolina y la prevención del daño neurológico.

¿Cuánta colina necesitamos?

Desde una perspectiva evolutiva, la colina era abundante en alimentos ancestrales como el hígado, las yemas de huevo, el pescado azul y ciertos frutos secos. No obstante, actualmente, la alimentación moderna —empobrecida, ultraprocesada e injustamente «libre de grasa»— ha reducido drásticamente su consumo. El resultado: una epidemia silenciosa de cerebros desnutridos.

Según la Autoridad Europea de Seguridad Alimentaria (EFSA), se recomienda una ingesta diaria de entre 400 y 550 mg de colina. Sin embargo, los datos apuntan que estos niveles no son alcanzados ni de lejos por la población.

Asimismo, hay colectivos de personas que tienen un mayor riesgo de déficit, como las embarazadas —la demanda fetal es altísima—, los veganos y vegetarianos estrictos, las personas mayores o las que sufren una alta carga de estrés o consumen habitualmente alcohol.

Por lo tanto, ¿por qué la colina es tan importante?

Tabla 7.1. La colina y su papel en la mielina y la función cognitiva

FUNCIÓN	ROL NEUROLÓGICO
Síntesis de mielina	Precursora de la fosfatidilcolina, esencial para formar la capa de mielina que permite la velocidad de transmisión nerviosa.
Neurotransmisión	Precursora directa de la acetilcolina, el neurotransmisor de la memoria, la atención y la plasticidad sináptica.
Prevención del deterioro cognitivo	Su déficit se asocia a la desmielinización, la disfunción cognitiva y mayor riesgo de enfermedades neurodegenerativas.
Fuentes naturales ricas	Hígado, yemas de huevo, pescado, lecitina de soja, germen de trigo.
Personas en riesgo de carencia	Veganos, embarazadas, ancianos, personas con estrés crónico o mala dieta.

Tabla 7.2. Fuentes naturales más ricas en colina

ALIMENTO	COLINA (MG / 100 G)
Hígado de ternera	330-430
Huevo cocido (una unidad mediana)	147
Salmón	90
Pechuga de pollo	61,8
Brócoli	40
Almendras	52,5

Fuente: Elaboración propia a partir de Wiedeman *et al.* (2018).

El huevo es un superalimento colinérgico

Un huevo cocido de tamaño medio proporciona 147 miligramos de colina —toda se encuentra en la yema—, lo que supone más de un tercio de la ingesta adecuada establecida por la Agencia Europea de Seguridad Alimentaria para adultos. Según estos datos, no es de extrañar que, en un estudio de seguimiento de casi 2.500 personas durante más de dos años, se descubrió que quienes comían huevos regularmente tenían mejor memoria y fluidez verbal. Otros estudios señalan su efecto antiinflamatorio y neuroprotector, asociado a la mayor actividad colinérgica cerebral.

Además, se recomienda priorizar el consumo de huevos de gallinas felices pastoreadas, aunque es mejor comer un huevo convencional que no comer ninguno. En el caso de que, por el motivo que sea, no puedas consumir huevos, sería interesante tomar un suplemento de colina, a fin de satisfacer tus necesidades diarias.

7.4. Lecitina de soja: una aliada colinérgica potente

La lecitina de soja es una de las fuentes más concentradas de colina —en forma de fosfatidilcolina— en la alimentación moderna. Dependiendo del grado de pureza y la forma de presentación, puede aportar entre 1.300 y 3.000 mg de colina por cada 100 gramos.

Una sola cucharada sopera (7-10 g) de lecitina de soja en gránulos o polvo puede proporcionar entre 90 y 300 mg de colina, lo que la hace muy útil, especialmente para personas con alta demanda o dificultad para consumir vísceras o huevos. Así pues, es ideal para embarazadas, veganos o personas mayores con necesidades elevadas de acetilcolina y soporte cognitivo. Y, por último, un consejo práctico: prioriza versiones sin aditivos y no transgénicas.

7.5. Citicolina: nootrópico, mielinizante y neurorregenerador

La citicolina o CDP-colina es una de las formas más bioactivas de colina y una herramienta terapéutica con múltiples beneficios para la salud cerebral. No sólo actúa como precursora de la acetilcolina —el neurotransmisor clave en memoria y atención—, sino que también favorece la síntesis de fosfatidilcolina, un componente esencial de las membranas neuronales y de la vaina de mielina. Es, sin duda, uno de los nootrópicos más prometedores y seguros que existen.

Entre sus cualidades, destaca por:

- Potenciar la memoria de trabajo y el enfoque en tareas cognitivamente exigentes.
- Sinergizar con la cafeína para mejorar la atención sin generar sobreexcitación. En este sentido, junto con la L-teanina hacen un trío invencible.
- Estimular la neuroplasticidad, especialmente cuando se acompaña de ejercicio, aprendizaje activo o meditación.

Si quieres aprender mejor, recuperarte de la fatiga mental o mantener la concentración durante más tiempo, la citicolina puede ser una gran aliada para impulsar tu rendimiento cognitivo.

¿Por qué la citicolina es tan interesante?

Su poder radica en tres dimensiones complementarias:

- **Precursora de la mielina**: estimula la regeneración de la vaina de mielina, especialmente en situaciones de daño neurológico, como esclerosis múltiple, fatiga crónica o lesiones del sistema nervioso.
- **Agente neurorregenerador**: favorece la neurogénesis y la reparación neuronal. Se ha estudiado en ictus, traumatismos craneales, deterioro cognitivo leve y enfermedades neurodegenerativas.
- **Nootrópico natural y antifatiga**: mejora la atención, la memoria, la motivación y la claridad mental, especialmente en estados de niebla cognitiva o agotamiento mental.

Dosis y seguridad

- **Dosis habitual**: 250-500 mg/día, en una o dos tomas.
- **Segura a largo plazo**, incluso en personas mayores o con en-

fermedades neurológicas. Con dosis de 250 mg/día, se considera bien tolerada y segura incluso en un uso prolongado.

Riesgos y contraindicaciones

Seguridad general

- Se han realizado estudios con dosis de hasta 2.000 mg diarios sin efectos adversos relevantes.
- Clasificada como sustancia GRAS por la FDA (generalmente reconocida como segura).

Precauciones específicas

- **Actividad colinérgica elevada**: en personas con un tono vagal muy elevado o sensibilidad colinérgica marcada, puede inducir cierta bradicardia o sensación de cansancio.
- **Uso junto con fármacos colinérgicos** (donepezilo, rivastigmina): puede potenciar su efecto.
- **Embarazo y lactancia**: no hay estudios suficientes, se recomienda precaución.
- **Epilepsia**: en casos aislados, podría alterar el umbral convulsivo en personas con daño cerebral previo.

¿Cuándo se notan los efectos?

Efecto inmediato

Proporciona un mayor foco, claridad y energía mental desde la primera o segunda toma, especialmente si existe déficit de colina. Esto la convierte en una opción interesante para quienes necesitan un apoyo puntual en jornadas exigentes de estudio o concentración.

Se recomienda tomarla entre treinta y sesenta minutos antes de la actividad cognitiva para un efecto más perceptible. Es preferible con el estómago ligeramente lleno para favorecer su absorción y evitar posibles molestias digestivas.

Efecto profundo (crónico)

Favorece una mejora sostenida en memoria, neuroprotección y plasticidad sináptica después de dos a cuatro semanas de uso continuado.

¿Citicolina o fosfatidilcolina?

Una de las funciones principales de la citicolina es servir como precursora de la fosfatidilcolina, un fosfolípido esencial que forma parte de las membranas neuronales y mitocondriales, y de la vaina de mielina. De ahí puede surgir una pregunta lógica: ¿por qué no tomar directamente fosfatidilcolina?

La respuesta está en que mientras la **fosfatidilcolina** —especialmente en su forma liposomal— actúa como el ladrillo estructural que reconstruye y refuerza las membranas neuronales, aportando estabilidad y flexibilidad a las células, la **citicolina** es un nootrópico activo, que no sólo facilita la síntesis de fosfatidilcolina, sino que además mejora el rendimiento cognitivo, la atención y la plasticidad neuronal.

Cabe tener en cuenta que, en contextos de fatiga crónica, esclerosis múltiple o síndrome poscovid, la combinación de ambas puede ser especialmente útil. Por ello, se aconseja tomar 250-500 mg de citicolina y 600-1.200 mg de fosfatidilcolina liposomal.

7.6. Vitaminas mielinoestimulantes

Un cerebro mielinizado necesita grasas como el DHA o la colina, pero también vitaminas, como las que forman una especie de trinidad neuroprotectora: B12, D3 y K2.

Vitamina B12: la restauradora del tejido nervioso

Es la vitamina reina de la mielina, indispensable para su síntesis y mantenimiento. Su deficiencia provoca desmielinización progresiva, sobre todo en la médula espinal y los nervios periféricos. No sólo afecta a lo físico, generando cansancio y dolor generalizado, sino también puede inducir síntomas depresivos, confusión mental y pérdida de memoria.

Fuentes clave: hígado, carnes rojas, sardinas, almejas, huevos —en menor medida— y suplementos en forma de metilcobalamina o hidroxocobalamina.

Vitamina D3: la neurohormona que protege

Aunque no participa directamente en la síntesis de mielina, sí que tiene relevancia en el contexto inmunológico y epigenético que permite su mantenimiento.

- Regula la respuesta inmune adaptativa, ayudando a prevenir procesos de autoinmunidad desmielinizante como la esclerosis múltiple.
- Estimula la diferenciación de oligodendrocitos, las células productoras de mielina.
- Tiene un efecto neurotrófico y antiinflamatorio indirecto.

Fuentes clave: exposición solar (UVB), aceite de hígado de bacalao, pescados grasos —arenque, salmón, caballa— y suplementación, idealmente acompañada de K2 para sinergia y seguridad cardiovascular.

Vitamina K2: la estabilizadora de la mielina

La vitamina K2 —especialmente en su forma menaquinona-7, MK-7— no sólo participa en la mineralización ósea y la salud cardiovascular, sino que tiene un papel esencial en el sistema nervioso central, participando en la síntesis de esfingolípidos —componentes fundamentales de la mielina— y en la supervivencia de oligodendrocitos.

Fuentes clave: aunque la K1 abunda en vegetales verdes, la K2 se encuentra en alimentos fermentados como el *natto* —soja fermentada— y el chucrut —col fermentada—, o de origen animal como quesos curados —especialmente parmesano, gouda y *brie*—, hígado de pollo y vaca, yema de huevo y mantequilla y *ghee* —de animales alimentados con pasto, idealmente.

7.7. Fitoterapia para la mielina

La mielina no sólo precisa de grasas y vitaminas, sino también de raíces, hojas y hongos, que saben restaurar lo que el estrés, la inflamación y el tiempo desgastan. A continuación, se destacan algunos:

- La ***bacopa*** fortalece la memoria y protege las vainas de nuestros nervios.
- La **cúrcuma** apaga incendios neuronales y prepara el terreno para la regeneración.
- El **hongo melena de león** estimula el crecimiento de nuevas fibras nerviosas.
- El ***ginkgo biloba*** mejora el riego cerebral, llevando oxígeno, vida y memoria al bosque neuronal.
- El **comino negro** es esa semilla que el Profeta llamó «cura para todo menos la muerte». Guarda en su aceite un potente antiinflamatorio y neuroprotector llamado timoquinona que está siendo cada vez más estudiado.

Más adelante hablaremos de cada uno, pero de momento quédate con esta idea: estas plantas tienen un propósito común, que es proteger, nutrir y facilitar la conexión.

7.8. Hábitos mielinotrópicos

La mielina no se construye sólo con moléculas, se mantiene y se regenera con actos cotidianos, decisiones pequeñas que, con el tiempo, se convierten en autopistas bien asfaltadas por donde nuestra información neuronal viaja a toda velocidad.

- El **ejercicio** —especialmente el aeróbico moderado y el entrenamiento de fuerza— estimula neurotrofinas como el BDNF, esenciales para la plasticidad y la reparación mielínica.
- El **sueño profundo**, sobre todo la fase REM, activa genes reparadores y permite la regeneración glial, lo que mantiene la integridad de la vaina de mielina.
- El **ayuno intermitente**, bien guiado, dispara la autofagia, un mecanismo de reciclaje celular que ayuda a eliminar restos dañados y favorece un entorno propicio para la regeneración neural.
- La **meditación** y la **respiración consciente** reducen la neuroinflamación y estimulan áreas del cerebro relacionadas con la atención y la regulación emocional, conservando la mielina donde más se necesita.
- La **exposición al sol** y los **ritmos circadianos naturales** optimizan la producción de vitamina D y sincronizan relojes biológicos que influyen en la mielinización y en el tono nervioso.
- El **vínculo humano** no se queda atrás: las relaciones afectivas estables y cálidas estimulan oxitocina y reducen el cortisol crónico, protegiendo el sistema nervioso como el mejor de los bálsamos.

8

Ondas cerebrales

8.1. El cerebro que vibra: ritmos que nos piensan

Nikola Tesla decía que el universo se rige en términos de frecuencia, energía y vibración. El cerebro humano se rige por la misma ley cósmica. Aunque sea un órgano físico, se expresa como ritmo y energía. Una energía que vibra, que pulsa en frecuencias, que piensa y nos piensa.

Del cerebro, que es materia, emerge la mente, que es energía: química, eléctrica, emocional. Y esta mente se despliega como una sinfonía de ritmos, un lenguaje de pulsos y descargas eléctricas que generan ondas cerebrales. A través de ellas, las neuronas crean estados mentales distintos, sincronizándose en redes que nos permiten percibir, pensar, sentir, imaginar, decidir, recordar y crear.

8.2. Una orquesta de neuronas

Las neuronas no trabajan solas. Forman circuitos sincronizados, como equipos que se encienden para resolver tareas concretas. El funcionamiento de nuestro cerebro se basa en la comunicación entre ellas mediante neurotransmisores y descargas eléctricas, generando pulsos de vibración que oscilan en distintas frecuencias y que podemos medir en hercios (Hz). Estas ondas cerebrales son el idioma en el que el cerebro conversa consigo mismo... y con el cuerpo.

Hay ritmos rápidos y lentos, que se combinan en distintas proporciones y regiones del cerebro para generar diferentes tareas. Se han acotado cinco bandas que tienen en cuenta las vibraciones por segundo, indicadas en Hz o hercios:

- **Delta**: 0,5-4 Hz
- **Theta**: 4-8 Hz
- **Alfa**: 8-13 Hz
- **Beta**: 13-30 Hz
- **Gamma**: 30-100 Hz

Y aquí ocurre algo poético y, a la vez, radicalmente biológico: el estado vibracional de tu cerebro determina tu estado mental. Así pues, tu cerebro genera cinco ritmos distintos, como si de una orquesta se tratase. Aunque varias frecuencias pueden coexistir, siempre hay una que lidera. Esta frecuencia dominante marca el estado general de tu sistema nervioso y moldea tu forma de percibir, sentir y pensar.

No se trata de forzar una onda concreta, sino de reconocer cuándo estamos desintonizados: aprender a entrar en alfa si vives demasiado en beta, inducir delta cuando el insomnio te roba la noche, o permitir que theta emerja cuando necesitas soltar el control y fluir. Sintonizar tu cerebro es aprender a habitar cada frecuencia con conciencia, elegir desde dónde vivir tu historia.

Éstas son las cinco bandas principales:

Tabla 8.1. Estados de conciencia y ritmos cerebrales

ONDA	FRECUENCIA (HZ)	ESTADO MENTAL/ EMOCIONAL	IMAGEN SIMBÓLICA
Delta	0,5-4	Sueño profundo, regeneración, descanso celular	La mente que duerme y regenera
Theta	4-8	Relajación profunda, introspección, imaginación, intuición, meditación profunda	La mente simbólica que cruza las puertas del inconsciente

.../...

.../...

ONDA	FRECUENCIA (HZ)	ESTADO MENTAL/ EMOCIONAL	IMAGEN SIMBÓLICA
Alfa	8-13	Presencia relajada, atención tranquila, creatividad	La mente centrada, activa, pero calmada
Beta	13-30	Foco, alerta, activación... o estrés si es excesiva	La mente productiva, pero que también se agota y se estresa
Gamma	30-100	Alta cognición, conciencia expandida, aprendizaje complejo, visión profunda (*insight*)	La mente elevada y expandida

Si bien en este libro las valoramos todas... hay unas que marcan el camino hacia una mente lúcida, creativa y resiliente: las ondas gamma. Se trata de un biomarcador de alto rendimiento cerebral, asociado a:

- La resolución de problemas complejos.
- Los estados de *insight* (los momentos en los que todo cobra sentido).
- La memoria a largo plazo.
- Los estados meditativos avanzados (en meditadores expertos).
- El procesamiento sensorial elevado.
- La empatía y la conciencia expandida.

¿Y qué pasa con las ondas theta? ¿No eran ellas las que expandían la conciencia?

Si has leído *Estimula tu nervio vago*, recordarás que allí hablaba de las ondas theta como una puerta de entrada a estados de conciencia expandida. Y lo siguen siendo. Theta es la frecuencia del mundo interior: del inconsciente, la introspección, los sueños, la creatividad simbólica y esa calma profunda donde habitan la intuición y la imaginación. Sin embargo, en este libro, el enfoque es otro. Aquí hablamos de una expansión que va hacia arriba: claridad mental, creatividad lúcida, aprendizaje complejo, integración de ideas, conexión global y visión profunda. En este terreno, las protagonistas son las ondas gamma, que nos llevan en alto.

Por lo tanto, ambas expanden la conciencia, pero en direcciones distintas. No hay contradicción, sólo rutas complementarias. Mientras que las theta abren el descenso hacia lo simbólico, las gamma suponen la elevación hacia lo complejo. Theta te permite soñar. Gamma... te permite despertar.

¿Qué tipo de expansión da cada onda?

Ondas theta (4-8 Hz)

- Asociadas a estados de semivigilia, ensoñación, trance e imaginación profunda.
- Presentes en meditación introspectiva, creatividad simbólica y acceso al inconsciente.
- Frecuentes en sueños REM, rituales chamánicos y momentos en los que se apaga el juicio racional y emerge la visión interior.
- Dominan cuando el nervio vago está muy activo y el cuerpo entra en una calma reparadora.

En *Estimula tu nervio vago*, tenía todo el sentido hablar de ellas como puerta a una conciencia expandida hacia dentro: emocional, imaginativa, simbólica.

Ondas gamma (30-100 Hz)

- Asociadas a estados de alta integración y sincronización neuronal.
- Emergentes en meditadores avanzados, momentos de *insight*, comprensión holística o claridad súbita.
- También aparecen en la contemplación estética elevada, la compasión profunda y la resolución de problemas complejos.

En este nuevo libro, centrado en el rendimiento mental, el foco, la creatividad lúcida y la conciencia integrada, es más lógico hablar de gamma como el estado expandido de alto rendimiento.

8.3. Del estrés al *flow*. Del *flow* al foco

Cuando vivimos en modo simpático, con el sistema nervioso en estado de alerta constante, el cerebro vibra en beta alta: una frecuencia útil para reaccionar rápido, pero agotadora si se cronifica. A largo plazo, conduce a la ansiedad, la fatiga mental y el insomnio.

En *Estimula tu nervio vago* te conté cómo, al activar el sistema parasimpático, el cerebro cambia de frecuencia. Desciende a ondas alfa y theta, más lentas y profundas. Son estados ideales para calmarse, aprender, soñar, procesar. Pero el viaje no termina ahí. Desde esta base de calma, si el cuerpo está nutrido, el entorno es seguro y la atención se afina, puede emerger algo más: las ondas gamma.

Si theta es la mente que reposa y sueña, gamma es la que despierta y conecta. Es la firma eléctrica de los momentos de lucidez, de los saltos creativos, de conectar ideas dispersas, de los aprendizajes que reorganizan el mapa mental. Es ese instante en el que todo encaja. Una vida nootrópica no busca vivir sólo en calma, sino en alto rendimiento. Y, en este terreno, gamma tiene un papel protagonista.

8.4. ¿Se pueden entrenar las ondas gamma?

Las ondas cerebrales no se activan por azar, sino que dependen de cómo vives: de si respiras con calma o contienes el aliento, de si duermes bien o mal, de si comes a conciencia o engulles distraído... También se ven influenciadas por la música, el entorno, tus pensamientos y el tono de tu sistema nervioso. Un cerebro desconectado del cuerpo no puede vibrar con coherencia. Por eso, el estrés, el trauma y el ritmo frenético nos desintonizan.

Aunque muchos creen que las ondas gamma son un don reservado a meditadores avanzados, lo cierto es que pueden potenciarse con hábitos, nootrópicos y estados de presencia consciente. Por ejemplo:

- **Prácticas contemplativas profundas**: como la meditación tipo visualización creativa o la práctica de *metta* (meditación de bondad amorosa), que consisten en cultivar sentimientos de compasión y benevolencia hacia uno mismo y hacia los demás. Han demostrado aumentar la coherencia cerebral y favorecer estados de conexión profunda.
- **Técnicas de respiración**: algunos estudios sugieren que determinadas formas de respiración consciente —especialmente la respiración nasal lenta con foco atencional— pueden facilitar estados cerebrales más propicios para que emerja la actividad gamma, tanto durante la meditación como en el sueño REM. Podríamos decir que, en cierto modo, actúan como un facilitador de los estados gamma.

En este sentido, debo precisar que, aunque actualmente no existe evidencia científica concluyente sobre las técnicas centradas en la estimulación de la glándula pineal, en mi experiencia personal han sido de las más efectivas para acceder a estados de claridad mental profunda y alta integración, característicos de la actividad cerebral en banda gamma. En particular, he encontrado especialmente potente combinar la respiración nasal lenta con dirigir la atención al entrecejo mientras se visualiza una luz interior en el centro de la cabeza. Más adelante, exploraremos estas prácticas con mayor profundidad.

- **Aprendizaje significativo**, cuando estudiamos con emoción, no por obligación.
- **Momentos de contemplación estética**, al conectar con la belleza del arte, la naturaleza o la música.
- **Nootrópicos naturales:**
  - **Citicolina**: algunos estudios con electroencefalografía (EEG) muestran una modulación de la actividad cerebral asociada a mejoras atencionales y cognitivas. En determinadas condiciones experimentales se han observado tendencias

hacia un aumento en bandas alfa y gamma, aunque, en estas últimas, sin alcanzar significación estadística concluyente.[3]

  - **Otros nootrópicos**, como la melena de león, el *ginkgo biloba*, la teanina o los ácidos grasos omega-3 (EPA/DHA), podrían facilitar el terreno —gracias a su acción sobre la neuroplasticidad, el flujo sanguíneo, la inflamación o la fluidez sináptica—, pero su impacto específico sobre las ondas gamma no se ha demostrado en estudios directos.
- **Escuchar música binaural en frecuencia gamma.**
- **Estimulación lumínica con luz pulsada a 40 Hz en frecuencia gamma.**

8.5. Música binaural: del trance theta a la lucidez gamma

En *Estimula tu nervio vago* ya abrimos la puerta a la música binaural, ese tipo de sonido que, mediante frecuencias ligeramente distintas en cada oído, induce estados cerebrales concretos por sincronización auditiva. Allí, el foco estaba en las frecuencias theta, por su capacidad de llevarnos a estados de introspección profunda, descanso y conexión emocional. Era una música para bajar revoluciones, estimular el vago y habitar el cuerpo.

En cambio, en este libro, buscamos otro viaje. Ahora el objetivo no es relajarse, sino expandir la conciencia hacia la claridad, la creatividad y la integración cognitiva. Para ello, la protagonista es otra frecuencia: la música binaural en ondas gamma.

¿Cómo funciona?

Al exponer al cerebro a dos tonos de frecuencia distinta —por ejemplo, 400 Hz en un oído y 430 Hz en el otro—, se genera una tercera frecuencia percibida internamente —en este caso, 30 Hz—, que

3. Jasielski, P., *et al.*, «Application of citicoline in neurological disorders: a systematic review», *Nutrients*, 12, 10 (2020), p. 3113.

sincroniza la actividad neuronal a ese ritmo. Es como si afináramos la orquesta cerebral con un metrónomo invisible.

Las frecuencias gamma se han vinculado con:

- Mayor memoria de trabajo.
- Mejora en el aprendizaje.
- Resolución creativa de problemas.
- Experiencias de claridad mental (*aha moments*).
- Meditación profunda, como la de los monjes tibetanos entrenados.

¿Qué dice la ciencia?

Estudios con electroencefalografía (EEG) muestran cómo la música binaural en gamma puede mejorar el procesamiento cognitivo y la atención sostenida en personas sanas. Asimismo, otros trabajos han observado que la estimulación gamma auditiva puede incluso ayudar a pacientes con deterioro cognitivo leve o alzhéimer al promover la sincronía cerebral.

La vibración no es sólo un fenómeno físico, sino también una medicina energética para tu mente.

Playlist binaural para vibrar en gamma

No hay mayor claridad que aquella que se oye en silencio, o en 40 hercios. La música binaural está diseñada para estimular ondas cerebrales de alta frecuencia asociadas al foco, el aprendizaje, la intuición creativa y la lucidez. A continuación, encontrarás algunas recomendaciones:

- *Gamma Waves for Focus and Cognition*, Brainwave Power Music. Disponible en YouTube.
- *40 Hz Gamma Binaural Beat for Memory and Alertness*, Ennora. Disponible en YouTube.
- *Gamma Meditation (45 Hz)*, Healing Vibrations. Disponible en YouTube y Spotify.

- *Neural Sync: Gamma Deep Focus* es una *playlist* de Spotify creada por Neural Symphony.

Las listas de reproducción con frecuencias gamma son toda una herramienta sonora para potenciar el foco, la memoria y la lucidez creativa. Son ideales para sesiones de estudio, escritura, meditación activa o momentos de *insight*.

Por último, otra recomendación: usa auriculares, respira profundo y deja que tu mente se afine. No es magia... es neurotecnología aplicada.

9

Neurogénesis y neuroplasticidad

9.1. Neurogénesis

Durante años se pensó que nacíamos con un número fijo de neuronas y que, a partir de ahí, sólo podíamos perderlas. Esta idea consolidó la creencia de que el cerebro era una estructura rígida, condenada al deterioro progresivo. Pero la ciencia, como tantas veces, corrigió esa convicción. Hoy sabemos que existe la neurogénesis adulta, es decir, la capacidad del cerebro de generar nuevas neuronas a lo largo de la vida.

El cambio de paradigma ha sido profundo: el cerebro ya no se ve como una estructura rígida, sino como un órgano dinámico y en constante renovación. Estudios del laboratorio de Jonas Frisén en el Instituto Karolinska, en Suecia, demostraron, analizando el ADN de neuronas del hipocampo en personas fallecidas, que se generan aproximadamente 700 nuevas neuronas al día en esta región. Esto supone una tasa de renovación del 1,75 por ciento anual. El hipocampo —clave para la memoria, el aprendizaje y la orientación espacial— es, hasta ahora, una de las pocas regiones donde se ha confirmado neurogénesis en adultos. También investigadores españoles como María Llorens, del Centro de Biología Molecular Severo Ochoa, han documentado este fenómeno incluso en personas mayores de 80 años.

Así, estas neuronas jóvenes son esenciales para el buen funcionamiento cerebral. De hecho, estudios en pacientes con alzhéimer han revelado una reducción de hasta el 60 por ciento en la cantidad de nuevas neuronas respecto a personas sanas. La neurogénesis disminuye con la edad, pero no desaparece. La psiquiatra Maura Boldrini, de la Universidad de Columbia, también ha constatado este proceso en cerebros envejecidos, subrayando su papel en la longevidad cerebral.

Evolutivamente, tiene sentido que este fenómeno se conserve en el hipocampo: necesitamos recordar dónde estuvimos, pero también explorar nuevos caminos para encontrar alimento y seguridad. Ahora bien, conviene subrayar que, hasta la fecha, la neurogénesis adulta sólo se ha demostrado de forma concluyente en esta región concreta, por lo que no sabemos con certeza si ocurre también en otras áreas del cerebro humano. Por tanto, más que un proceso generalizado, debemos entenderlo como una capacidad localizada, profundamente vinculada a nuestra adaptación al entorno cambiante.

9.2. Neuroplasticidad

Aunque la neurogénesis adulta es limitada —y sólo confirmada en ciertas zonas como el hipocampo—, existe otro mecanismo que sostiene la capacidad de adaptación del cerebro en cualquier etapa de la vida: la neuroplasticidad. Si la neurogénesis es la capacidad de generar nuevas neuronas, la neuroplasticidad es la capacidad de crear nuevas conexiones entre las neuronas existentes.

El cerebro funciona como una vasta red de caminos eléctricos. Cada experiencia, pensamiento o emoción abre una nueva ruta y, cuanto más usamos ese camino, más fuerte se vuelve. Es como un pastor que, con cada paso, traza una vereda en la montaña. Por su parte, el psicólogo y neurocientífico Donald Hebb lo resumió así: «Las neuronas que disparan juntas permanecen juntas». Las conexiones sinápticas se fortalecen o debilitan según su historial de activación; lo que se repite se refuerza. Por eso nos cuesta tanto romper viejos hábitos, pero también podemos crear nuevos con práctica y constancia. Cada nueva experiencia o aprendizaje fortalece conexiones sinápticas, ésta es la base de todo cambio duradero.

Asimismo, se estima que cada neurona puede establecer entre 5.000 y 50.000 sinapsis, lo que se traduce en más de 100 billones de conexiones posibles. Cada vez que activamos un circuito neuronal, optimizamos su eficiencia. Pensar, sentir y actuar se vuelve más fluido. Este fenómeno de reconfiguración activa es lo que llamamos *plasticidad cerebral*: la capacidad del sistema nervioso para cambiar su estructura y función en respuesta al entorno. Sin embargo, si el entorno es monótono, predecible y pobre en estímulos, el cerebro también se vuelve así.

9.3. Una fórmula para recordar

Neurogénesis = nuevas neuronas. De momento, sólo demostrada en el hipocampo.

Neuroplasticidad = nuevas conexiones, rutas, posibilidades... En todo el cerebro y a cualquier edad.

Neurogénesis y neuroplasticidad son la base biológica del cambio, pero también la evidencia de que podemos reinventarnos. En este contexto, los nootrópicos —ya sean sustancias naturales, hábitos conscientes o tecnologías del cuidado— no son pócimas mágicas, sino catalizadores del entorno cerebral. No crean neuronas por sí solos, pero favorecen el terreno para que éstas crezcan. No generan sinapsis directamente, pero amplifican la experiencia que las consolida.

Por eso, vivir una *vida nootrópica* es apostar por la transformación del cuerpo, de la mente... y de la historia que elegimos contarnos.

9.4. Estimular la neurogénesis y la neuroplasticidad

Una vez entendidos los conceptos de neurogénesis y neuroplasticidad, cabe comentar dos procesos complementarios que los amplifican y prolongan en el tiempo: la neurorregeneración y la neuroprotección.

Por un lado, la **neurorregeneración** no implica sólo crear nuevas neuronas o conexiones, sino que es también la capacidad del cerebro para repararse, adaptarse y renovarse tras el daño o el desgaste. Por otro lado, la **neuroprotección** busca frenar el deterioro natural de las neuronas, protegiéndolas del estrés oxidativo, la inflamación crónica y los efectos del envejecimiento.

Ambos comparten un mismo propósito: mantener la lucidez, la funcionalidad y la vitalidad cerebral durante toda la vida. Y lo más inspirador es que no son procesos fuera de nuestro control; al contrario, pueden estimularse a través de hábitos cotidianos, accesibles y profundamente coherentes con una vida más sana. En el centro de esta activación hay una proteína clave —el verdadero Santo Grial de la longevidad cerebral—: el BDNF.

BDNF: el fertilizante del cerebro

El BDNF (*brain-derived neurotrophic factor*, o 'factor neurotrófico derivado del cerebro') es una proteína esencial para la supervivencia, el crecimiento y la plasticidad de las neuronas. Podríamos llamarlo, sin exagerar, la hormona del crecimiento cerebral. Así, estimula la neurogénesis, fortalece las sinapsis ya existentes y favorece la creación de nuevas redes neuronales. Es, en definitiva, uno de los mediadores más potentes de una mente joven, flexible y resiliente.

La mejor parte es que puedes aumentar naturalmente tus niveles de BDNF a través de prácticas sencillas que, además, mejoran tu salud física, emocional y metabólica. De hecho, muchos nootrópicos naturales y hábitos nootrópicos actúan precisamente elevando el BDNF en zonas clave como el hipocampo o la corteza prefrontal. Ésta es una de las razones por las que se considera tan prometedor en términos de regeneración, protección y estimulación cognitiva.

9.5. Los diez pilares de una vida nootrópica

Los hábitos que estimulan la neurogénesis, la neuroplasticidad y la producción de BDNF no son esotéricos ni inalcanzables. Son, en realidad, prácticas cotidianas, profundamente humanas, accesibles y poderosas.

A lo largo del libro exploraremos uno por uno estos diez pilares esenciales para cultivar un cerebro lúcido, resiliente y joven. No son mandamientos, sino propuestas para una vida más lúcida, plena y nuestra.

1. Dormir bien
2. Vivir en ritmo: sincronía biológica
3. Nutrición evolutiva: incluye también el uso consciente de nootrópicos
4. Ejercicio físico regular
5. Contacto con la naturaleza
6. Gestión del estrés crónico
7. Vínculos humanos significativos
8. Estimulación cognitiva y sensorial rica
9. Evitar tóxicos
10. Cultivar el pensamiento mágico

¿Y qué conseguimos al integrar estos pilares?

- Regular los neurotransmisores clave, como la dopamina, la serotonina, la acetilcolina, el GABA...
- Mejorar la entrada de nutrientes y la eliminación de desechos.
- Optimizar la función mitocondrial: más y mejor energía para las neuronas.
- Reducir la neuroinflamación y el estrés oxidativo, dos de los mayores enemigos del envejecimiento cerebral.

Tercera parte

PILARES PARA UNA VIDA NOOTRÓPICA

10

El sueño: el mejor nootrópico

Cualquiera que haya dormido mal lo sabe: el mundo se vuelve más hostil tras una mala noche. Nos volvemos más primitivos, irritables, temerosos... y, por supuesto, más lentos a nivel cognitivo.

Podemos pasar más tiempo sin comer o sin beber que sin dormir. El propio *Libro Guinness de los récords* retiró esta categoría por su peligrosidad. El caso más conocido fue el de Randy Gardner, que en 1964 estuvo once días sin dormir. Aunque no sufrió daños permanentes, las consecuencias fueron tan graves —alucinaciones, pérdida de memoria, paranoia— que Guinness prohibió futuros intentos.

Por otro lado, Jesús, uno de mis sobrinos, me contaba que, tras superar las durísimas pruebas de acceso a las fuerzas de élite del ejército noruego, lo más insoportable no fue pasar días sin comida, ni las caminatas de dieciocho horas con más de treinta kilos a cuestas, ni tener que cavar refugios en el hielo o bañarse desnudo en lagos helados. Lo más duro, decía, fue no poder dormir durante tres días. Llegó un momento en el que las alucinaciones eran tan vívidas que ya no podía distinguir lo real de lo imaginario.

Dormir bien no es un lujo, es una necesidad biológica, cognitiva y emocional. Es la forma más ancestral de regenerar el cerebro, y un acto cotidiano con poder reparador, neuroplástico y depurativo.

10.1. El cerebro que duerme... no descansa, se reorganiza

Durante el día, el cerebro se comporta como un director de orquesta hiperactivo: predominan las ondas rápidas (beta), las regiones prefrontales trabajan sin pausa, y las hormonas del estrés —cortisol, noradrenalina, adrenalina— mantienen la mente orientada a lo que hay que hacer. Pero al dormir ocurre una verdadera reprogramación bioeléctrica y neuroquímica:

- Se apagan las áreas del yo narrativo (pasado/futuro) y se activan otras más vinculadas a la ensoñación, la integración emocional y la reparación.
- Las ondas cerebrales se ralentizan: aparecen las alfa, luego las theta, y finalmente las profundas delta del sueño reparador.
- Se reajusta el equilibrio químico del cerebro: disminuyen las hormonas del estrés y emergen, en picos sucesivos, neurotransmisores clave como:
    - **Acetilcolina**: atención, creatividad, estados de *flow*.
    - **Dopamina**: motivación, aprendizaje, recompensa.
    - **Serotonina**: regulación emocional, bienestar, estabilidad.
    - **Oxitocina y endorfinas**: vínculo, placer, conexión.

Todo esto convierte el sueño en un proceso de refinamiento mental. No es desconexión, sino reorganización. Permite al hipocampo consolidar lo relevante, borrar lo superfluo y ajustar la carga emocional del día. Ayuda a pensar mejor, reaccionar menos y ver con más claridad.

Asimismo, durante el sueño profundo se activa el sistema glinfático, una red de drenaje que elimina toxinas acumuladas durante la vigilia, como la proteína β-amiloide, asociada al alzhéimer. Este sistema únicamente funciona de manera eficaz durante las fases de ondas lentas —delta— y está facilitado por la melatonina, que no sólo regula el ritmo circadiano, sino que potencia el flujo del líquido cefalorraquídeo —el cual nutre y protege a nuestro cerebro— y, con él, la capacidad de detoxificación neuronal. Por lo tanto, el sueño es el único momento del día en que el cerebro se limpia a sí mismo.

10.2. El sueño REM: integración emocional y creatividad

Si el sueño profundo limpia y repara, el sueño REM organiza y conecta. Durante esta fase —caracterizada por movimientos oculares rápidos y una intensa actividad cerebral—, el cerebro procesa emociones, reordena experiencias y favorece la creatividad. Así, en el REM, los recuerdos recientes se integran con experiencias pasadas, lo que facilita la consolidación de aprendizajes y el pensamiento flexible. Además, se activan áreas del sistema límbico y circuitos dopaminérgicos, haciendo que los sueños sean emocionalmente intensos y simbólicos. Por este motivo, el REM no es sólo onírico, sino terapéutico: un taller nocturno donde la mente afina sus conexiones.

Ambas fases —profunda y REM— son necesarias y complementarias, y juntas construyen un cerebro más limpio, lúcido y resiliente.

10.3. El precio del déficit de sueño

No dormir lo suficiente no sólo genera cansancio, sino que desorganiza el cerebro. El córtex prefrontal pierde control sobre la amígdala y, con ello, se producen las siguientes consecuencias:

- Aumenta la impulsividad.
- Se intensifican los miedos.
- Aparecen antojos y decisiones emocionales.
- Disminuye el juicio racional.

Según estudios del Sleep and Neuroimaging Lab de la Universidad de California en Berkeley, una sola noche de mal descanso reduce en un 40 por ciento la capacidad del hipocampo para fijar nuevos recuerdos. La falta crónica de sueño reduce el metabolismo cerebral, ralentiza la actividad de las áreas prefrontales y aumenta el riesgo de ansiedad, depresión, insomnio, deterioro cognitivo y enfermedades neurodegenerativas. Como declara Matthew Walker: «Dormir no es apagar la mente, es reiniciarla».

10.4. Dormir es pensar mejor

Un sueño profundo y reparador no sólo limpia el cerebro, también lo reconstruye. Favorece la consolidación de la memoria, regula los neurotransmisores y estimula la liberación natural de BDNF. Así, el descanso nocturno permite que el sistema nervioso se repare del desgaste del día. Es neuroplasticidad en acción: se fortalecen sinapsis útiles, se eliminan las irrelevantes y se equilibran las emociones.

Dormir bien ayuda al cerebro a decidir qué guardar, qué soltar y cómo reordenar la información. Por esto se dice que los problemas se ven de otro modo después de dormir, porque el sueño también piensa por nosotros. Pero para que ocurra esta magia fisiológica, necesitamos una molécula clave: la **melatonina**, que es producida por la glándula pineal en ausencia de luz. Se trata de la señal biológica que indica al cuerpo que ha llegado el momento de entrar en modo reparación.

Tanto la melatonina como su contrapunto, el **cortisol**, están regulados por nuestro ritmo circadiano, un sistema interno de temporización que organiza las funciones biológicas en ciclos de aproximadamente 24 horas. Este ritmo está dirigido por un reloj central: el núcleo supraquiasmático del hipotálamo, una pequeña estructura neuronal que actúa como metrónomo biológico. Este núcleo recibe señales directamente desde la retina, a través del nervio óptico, y sincroniza todo el sistema nervioso con la luz y la oscuridad del entorno.

Dormir bien empieza por vivir en sintonía con la luz del día y la oscuridad de la noche. Pero la danza diaria entre la luz y la oscuridad merece su propio capítulo.

11

La sinfonía de la luz y la oscuridad

El cerebro necesita orden interno para funcionar con claridad, y este orden lo marca el ritmo circadiano: ciclos precisos de luz y oscuridad, de vigilia y sueño, de actividad y descanso. Es nuestra partitura biológica, de modo que, cuando el cuerpo sigue su compás, hay coherencia, pero cuando se desvía, llega el caos.

Sin embargo, esta música no resonaría sin un instrumento afinado: ahí entra en juego nuestro reloj interno, el metrónomo de la vida.

11.1. El núcleo supraquiasmático: director de orquesta

En el corazón del cerebro, dentro del hipotálamo, habita el núcleo supraquiasmático (NSQ), formado por unas 20.000 neuronas, y que funciona como el director de orquesta del cuerpo. Recibe señales de luz a través de fotorreceptores especializados en la retina y, en función de la cantidad y el momento del día, regula procesos vitales: actividad, temperatura, hormonas, hambre, sueño... e incluso la expresión de nuestros genes.

El NSQ se guía por una única brújula: el sol. Tanto en su presencia —luz— como en su ausencia —oscuridad—, y en sus mensajeros químicos —el cortisol al amanecer y la melatonina al anochecer—. Cuando cae la noche y los ojos dejan de recibir luz azul, el NSQ envía una orden a la glándula pineal para avisarla de que es hora de producir melatonina. Ésta es la señal de entrada al reino del descanso, la regeneración y la reparación.

11.2. Luz, oscuridad y sincronía: el lenguaje del cuerpo

Nuestro cuerpo es, en realidad, un reloj solar disfrazado de carne. Cada célula, cada neurona, cada mitocondria espera señales de luz u oscuridad para saber si debe activarse o repararse. Durante milenios, la oscuridad de la noche era total, lo cual la convertía en un estímulo perfecto para que la glándula pineal vertiera melatonina en la sangre y diera la señal de descanso profundo.

Hoy, sin embargo, vivimos desincronizados. El sol ha sido reemplazado por las pantallas, y la noche, por luces led. Por esto necesitamos recuperar el arte ancestral de vivir al ritmo del día y de la noche. Así, la luz azul por la mañana es la orden que nuestras mitocondrias entienden como «es hora de producir energía», mientras que la oscuridad por la noche es la señal de que llegó el momento de regenerar y sanar.

11.3. Melatonina vs. cortisol: el equilibrio diario

El sueño, como la vigilia, es una sinfonía cuidadosamente orquestada, y el director —nuestro reloj biológico— necesita que cada intérprete entre en el momento justo para que la armonía no se rompa. Las dos moléculas que marcan el compás son el cortisol y la melatonina, que actúan como opuestos complementarios y cuando una se activa, la otra se desactiva. Una es la reina al alba y la otra al anochecer.

Por su parte, el **cortisol** es el motor de la mañana, que nos impulsa, nos prepara y nos pone en marcha. Es el «¡arriba!» bioquímico que marca el tono de las primeras horas del día, pero también es la hormona del estrés. Por esto debe seguir su curso natural: subir temprano... y bajar al atardecer. Hacia la tarde, aproximadamente doce horas después de su pico matinal, sus niveles deberían ir descendiendo, dejando el escenario a su contrapeso nocturno.

La **melatonina**, en cambio, es la guardiana del descanso. Es sinónimo de sueño profundo, regeneración mitocondrial, reparación neuronal. Comienza a elevarse con la oscuridad y alcanza su máxima expresión durante las horas más profundas de la noche. Cuando la luz vuelve a tocar la retina, su producción cesa, puesto que el día comienza y el cuerpo despierta.

Por lo tanto, cuando el ciclo se respeta, la sinfonía perfecta es que el cortisol alcance el pico entre las seis y las nueve de la mañana, y que la melatonina comience a subir entre las ocho y las nueve de la noche y llegue a su punto álgido entre las dos y las tres de la madrugada.

Nuestro organismo espera recibir luz intensa, alimento, movimiento físico y mental por la mañana, y oscuridad progresiva, tranquilidad, ayuno, silencio por la tarde y noche. En este sentido, nunca olvides que el cortisol es necesario, pero si no baja se vuelve veneno; y la melatonina es medicina, pero si no sube no puede sanar.

La melatonina: la alquimista de la oscuridad

Su nombre técnico es N-acetil-5-metoxitriptamina, pero para la mayoría es simplemente melatonina. Se produce en la glándula pineal —nuestro tercer ojo— y es sintetizada a partir de la serotonina, que a su vez proviene del aminoácido triptófano. Es mucho más que la hormona del sueño, es una molécula profundamente reparadora: antioxidante, antiinflamatoria, neuroprotectora y reguladora de nuestro ritmo circadiano. En el cerebro, la melatonina estimula la neuroplasticidad: promueve la formación de nuevas conexiones neuronales —dendritas y axones—, potencia el BDNF y mejora el rendimiento cognitivo, incluso en contextos de estrés y envejecimiento. Dormir con melatonina no es simplemente descansar, es reorganizar, reparar, rejuvenecer.

Sin embargo, actualmente vivimos una deficiencia crónica de oscuridad, prolongando artificialmente el día. El uso nocturno de pantallas, las luces led, las cenas tardías y el estrés desincronizan nuestro reloj biológico, de manera que el cuerpo no sabe si es de día o de noche. La melatonina no sube, el cortisol no baja, y así comienza la **cronodisrupción**: una desconexión con el ritmo natural que afecta al sueño, al metabolismo, al ánimo y a la salud cerebral.

A esta carencia ambiental se suma otra más silenciosa: el declive fisiológico con la edad. Nacemos con niveles que aumentan en la infancia, alcanzan su cénit en la juventud y descienden con el paso del tiempo. A este proceso podríamos llamarlo *melatoninopausia*: una bajada progresiva —a partir de los 40 años— que favorece el insomnio, la inflamación y la neurodegeneración, incluso en condiciones óptimas de oscuridad.

Por esta razón, proteger la melatonina no es sólo cuestión de dormir mejor, sino que es una estrategia nootrópica, una forma de cuidar el cerebro, preservar la energía mitocondrial y mantener el sistema inmune en equilibrio. Y lo mejor es que no cuesta nada, basta con volver a las señales que el cuerpo espera: luz solar por la mañana y oscuridad real por la noche. Para ello, te recomiendo dejar que el silencio entre antes que el sueño, cenar temprano, incluir alimentos ricos en melatonina en tu dieta, bajar las luces, apagar las pantallas. Además, si hace falta un apoyo extra, la suplementación con melatonina —en dosis fisiológicas— puede ser una gran aliada, pero siempre como complemento, no como sustituto.

11.4. La redención del sol

Hubo un tiempo en que el sol era un dios, y los antiguos lo sabían, y le ofrecían cantos, ofrendas, danzas. Eran conscientes de que su luz no sólo calentaba la piel y hacía crecer los cultivos, sino que ordenaba la vida, guiaba el tiempo y curaba las heridas del cuerpo y del alma. En todas las civilizaciones antiguas —Egipto, Grecia, Roma, India— el sol se recetaba como medicina, igual que el ayuno o el silencio. Pero en algún punto de la historia —no muy lejano—, el sol fue demonizado, convertido en enemigo, en sospechoso, en agresor.

La ciencia, en su afán por protegernos, lo encerró en la categoría de *riesgo*. Nos enseñaron a cubrirnos, a escondernos, a temerlo. La medicina moderna, en su lógica de control, lo despojó de su carácter sagrado, de modo que pasamos de adorarlo a evitarlo. Y así vivimos:

deficientes de luz, huérfanos de su calor profundo, sobreexpuestos a luces artificiales, pero protegidos —dicen— de lo que más nos conecta con la vida.

Sin embargo, algo está cambiando. Poco a poco, la verdad vuelve a abrirse paso entre las sombras. Los datos comienzan a redimir lo que nuestra biología nunca olvidó: el sol no sólo nos despierta, también nos nutre. Así pues, dosificado con inteligencia, el sol:

- Modula la inflamación.
- Regula el sistema inmune.
- Activa nuestras mitocondrias.
- Mejora el estado de ánimo.

«El sol es el remedio más noble y universal que conozco», declaró Hipócrates. Y la ciencia contemporánea empieza a darle la razón no sólo a este médico griego, sino también a los pueblos del desierto, a los monjes que rezaban al amanecer y a las madres que ponían a sus hijos enfermos bajo la luz de la mañana. Hoy, los defensores de la helioterapia —antaño marginados como románticos o ingenuos— vuelven al centro del debate con pruebas en la mano y una certeza en el corazón: la luz cura.

Un artículo publicado en *Scientific American* en mayo de 2025 titulado «Can sunlight cure disease?» lo expresa sin rodeos: «La luz solar —bien aplicada— puede calmar enfermedades autoinmunes como la esclerosis múltiple, no sólo por la vitamina D, sino por los efectos inmunorreguladores inherentes a su radiación».[4]

La historia, como siempre, tiene antecedentes. A principios del siglo XX, el doctor islandés Niels Finsen recibió el Premio Nobel por demostrar los efectos terapéuticos de la luz en enfermedades como el lupus. Por otro lado, en Suiza, la doctora Augusta Rollier fundó los sanatorios Solaria, donde los pacientes con tuberculosis, viruela o artritis se exponían a la luz. En 1915 publicó su obra: *La cura del sol*.[5]

4. Jacobsen, R., «Can sunlight cure disease?», Scientific American, mayo de 2025, <https://www.scientificamerican com/article/surprising-ways-that-sunlight-might-heal-autoimmune-diseases>.

5. Rollier, A., *La cure de soleil*, Baillière et fils, Francia, 1915.

En definitiva, quizás haya llegado el momento de reconciliarnos con el astro que nos hizo posibles, de dejar de esconder la piel y volver a ofrecerle el cuerpo, de redimir a un sol cuyos fotones cada mañana despiertan nuestras mitocondrias, afinan nuestros neurotransmisores y marcan el compás de nuestra atención y vitalidad.

«Exponer los ojos a la luz solar directa beneficia enormemente al cerebro al estimular las secreciones de esencias vitales en ese lugar», reza el texto chino *Tao Tsang* desde hace más de dos mil años.

Un puente entre el cosmos y la biología

La luz es mucho más que lo que vemos, es una forma de energía que nace en las estrellas y que viaja por el espacio como un mensaje vibratorio de fotones: partículas sin masa, danzando entre campos eléctricos y magnéticos. No podemos entenderla del todo desde la física clásica, por lo que los expertos más brillantes de esta disciplina miran a la cuántica para intentar descifrar su misterio inmaterial.

Lo visible para nuestros ojos —el arcoíris del espectro— no es más que una pequeña franja dentro de un vasto océano electromagnético. Lo que percibimos como blanco es, en realidad, la suma de todos los colores del arcoíris: desde los violetas más rápidos y cortos hasta los rojos más lentos y largos, y todo lo que danza en medio. Más allá del violeta está la luz ultravioleta, y más allá del rojo, los infrarrojos. Estas energías atraviesan nuestro cuerpo, aunque no las veamos.

La luz como lenguaje biológico

Tesla comprendió una de las grandes verdades del universo: si queremos entenderlo, debemos pensar en términos de energía, frecuencia y vibración. Y la luz es todo esto a la vez. Es un idioma ancestral que el cuerpo reconoce y traduce, un código vibracional que informa, ordena y transforma. Cada longitud de onda transmite un mensaje distinto, y nuestros sensores fotosensibles —la piel y los ojos— lo captan con precisión.

Por un lado, la piel es un sensor que traduce la luz en sustancias que libera, en hormonas que regula, en señales que envía al cerebro a través del sistema nervioso. Por otro lado, lo mismo ocurre con los ojos, que son una prolongación del cerebro y no sólo ven, sino que también informan del momento del día para que el organismo actúe en consecuencia.

Así, la luz puede activar un gen, una hormona, una emoción, y puede decir al cuerpo si es momento de despertar o de reparar. La luz es iluminación y, a la vez, información; y cuanto más larga es la longitud de onda, más profundamente penetra en nosotros. Ésta es la clave de su efecto.

Cada tipo de luz tiene un impacto único sobre nuestra fisiología:

- Las **ondas más cortas**, como la luz azul o ultravioleta, apenas penetran en la piel, pero actúan como potentes activadores del sistema nervioso y endocrino.
- Las **ondas más largas**, como la luz roja e infrarroja, atraviesan los tejidos y alcanzan estructuras profundas. Allí estimulan la función mitocondrial, reducen la inflamación y mejoran la energía celular.

El ciclo solar: una coreografía para el cerebro

Cuando la luz solar entra en la atmósfera, se dispersa como en un prisma, separando sus colores según la hora y el ángulo en que nos alcanza. Es lo que determina qué tipo de luz recibimos y el color del cielo en cada momento del día.

Por la mañana y al atardecer, cuando el sol está bajo, la luz debe atravesar más atmósfera. Las ondas cortas y rápidas —azul y ultravioleta— se dispersan, y una parte se pierde por el camino. Las ondas largas y lentas —rojas e infrarrojas— atraviesan con más facilidad y llegan hasta nosotros en mayor cantidad. Por eso los amaneceres y los atardeceres nos bañan en tonos rojizos y anaranjados, y sus luces nos relajan, nos preparan para comenzar o cerrar el día.

En cambio, al mediodía, cuando el sol está alto, la luz azul y la UV llegan con más fuerza, y son más intensas y activadoras.

- Cuanto más perpendicular es el sol, más luz azul y UV recibimos.
- Cuanto más oblicuo, más luz roja e infrarroja.

Evolucionamos bajo esta secuencia cambiante: amaneceres rojizos, mediodías de azul intenso, crepúsculos anaranjados, noches oscuras. No era sólo un espectáculo visual; era un sistema de señales, un metrónomo natural que regulaba nuestras hormonas, neurotransmisores y ritmos celulares. Nos decía cuándo movernos, concentrarnos, detenernos y reparar.

Hoy este ritmo se ha distorsionado. La luz artificial y la vida en interiores han convertido el día en un baño continuo de luz tenue, sin amaneceres, sin cielos azules, ni anocheceres. En consecuencia, el cuerpo —todavía adaptado al cielo cambiante— ha perdido el compás, y de ahí surgen la fatiga, el insomnio y la niebla mental. No obstante, el camino de vuelta no es complejo, basta con observar cómo baila la luz y dejar que nuestro sistema nervioso se mueva con ella.

En las próximas páginas, exploraremos a fondo las tres protagonistas de esta coreografía: la luz azul, la ultravioleta y las luces roja e infrarroja. No sólo por su color, sino por su impacto en nuestro cerebro, nuestras mitocondrias, nuestra energía... y quizás en cómo envejecemos.

11.5. Luz roja e infrarroja

Hay algo hipnótico en los amaneceres y atardeceres. No es casual que tantas personas madruguen para ver salir el sol o se queden en silencio contemplando cómo se esconde tras el horizonte. Tampoco es fortuito que el budismo los elija como los mejores momentos para meditar. Son puntos de inflexión, transiciones en la energía del día y también en nuestras células. La clave está en que, cuando el sol está bajo, la atmósfera filtra la luz azul y deja pasar las ondas largas, que es la luz roja e infrarroja.

Tanto al amanecer como al ocaso, la luz roja —620-760 nm— y la infrarroja cercana —a partir de 760 nm— penetran con profundidad en el cuerpo, atraviesan la piel y llegan a los músculos, a los órganos y al cerebro. Allí activan procesos celulares fundamentales, especialmente en las mitocondrias: aumentan la producción de ATP, reducen radicales libres y estimulan la función neuronal.

La clave está en una enzima, el **citocromo c oxidasa**. Este complejo mitocondrial actúa como un panel solar biológico en nuestras neuronas: absorbe fotones —especialmente entre 670 y 850 nm— y los convierte en energía vital. El resultado es más ATP, menos inflamación y mejores sinapsis. Pero hay más: esta luz también estimula la **serotonina**, un neurotransmisor esencial para el ánimo y el bienestar y que, con la llegada de la noche, se convertirá en melatonina, iniciando un sueño profundo.

Asimismo, estudios con humanos y modelos animales demuestran que esta exposición regular a la luz roja e infrarroja:

- Mejora la función mitocondrial cerebral.
- Reduce marcadores de neuroinflamación.
- Potencia la capacidad cognitiva, incluso en contextos de deterioro.

También en un estudio reciente publicado en *Scientific Reports*,[6] se comprobó que longitudes de onda infrarroja en torno a los 830-860 nm pueden atravesar el tórax humano —incluso vestido con un jersey— y generar efectos biológicos en órganos distantes tras sólo quince minutos de exposición. Aunque la cantidad de energía que penetre sea muy limitada —menos de un 1 por ciento de energía alcanza tejidos profundos—, incluso pequeñas fracciones de fotones pueden desencadenar efectos sistémicos cuando activan rutas mitocondriales en todo el organismo.

Por otro lado, el espectro rojo e infrarrojo de la luz solar está presente todo el día, pero es especialmente abundante —y fisiológicamente relevante— durante las primeras dos horas tras el amanecer y las dos previas al ocaso. Es en estos momentos cuando la luz, más roja y cargada de infrarrojo cercano, actúa como una medicina

6. Jeffery, G.; Boulton, M.; y Brown, A., «Longer wavelengths in sunlight pass through the human body and have a systemic impact which improves vision», *Scientific Reports*, 15 (2025).

luminosa que penetra suavemente en los tejidos, activa las mitocondrias y sintoniza nuestros ritmos internos con los del planeta. Basta con entre quince y treinta minutos de exposición directa —sin gafas de sol, si es posible— durante la primera hora del día, y otros tantos al final de la tarde, para obtener sus beneficios.

11.6. Luz ultravioleta

El sol no sólo ilumina nuestra existencia; también la regula, la activa y, en muchos sentidos, la mantiene viva. Entre sus diversos lenguajes biológicos, la luz ultravioleta (UV) ocupa un lugar esencial.

Existen tres tipos de radiación ultravioleta —UVA, UVB y UVC—, pero sólo nos afectan dos.

- Los **rayos UVC** no llegan a la superficie terrestre, ya que la capa de ozono los filtra por completo.
- Los **rayos UVA** sí que atraviesan fácilmente la atmósfera y alcanzan toda la superficie del planeta. Penetran profundamente en la piel, pero son biológicamente menos activos.
- Los **rayos UVB**, en cambio, tienen una longitud de onda más corta, lo que dificulta su paso por la atmósfera. Llegan con fuerza a zonas ecuatoriales y van perdiendo intensidad cuanto mayor es la latitud. A pesar de su menor alcance, son los más relevantes para nuestra fisiología: activan la producción de vitamina D y estimulan una respuesta hormonal en el cuerpo, regulada por el cerebro.

Asimismo, la luz ultravioleta B (UVB), además de ayudar a sintetizar la famosa vitamina D, activa una red de señales bioquímicas que conecta la piel con el sistema nervioso, el sistema inmune y las gónadas. Se trata de un lenguaje solar que el cuerpo interpreta con precisión ancestral.

Cuando los fotones UVB impactan sobre los melanocitos, éstos producen melanina —ese pigmento que nos protege del sol bronceándonos—, y desencadenan la liberación de sustancias que afectan directamente a la mente y al cuerpo:

- **Betaendorfinas**: mejoran el estado de ánimo, el placer y la resiliencia.
- **Proopiomelanocortina (POMC)**: hormona que induce saciedad y mejora la sensibilidad a la insulina.
- **Óxido nítrico**: molécula vasodilatadora que mejora el flujo sanguíneo cerebral, reduce la presión arterial y oxigena los tejidos profundo, liberada también por la exposición a los rayos UVA.
- Una respuesta hormonal coordinada que aumenta la producción de **testosterona** y **estrógenos**.

Como resultado tenemos una mejor función inmune, mayor libido, mejor fertilidad, la regulación del hambre y la saciedad, más vitalidad general, mejor regeneración de tejidos y un bienestar emocional más estable. Pero esto no es todo. La piel contiene moléculas fotosensibles como el ácido urocánico y la lumisterina y, al absorber fotones UV, estas moléculas actúan como mensajeros biológicos, iniciando una cascada de respuestas antiinflamatorias sistémicas. Esta acción inmunorreguladora no depende exclusivamente de los niveles de vitamina D, sucede por el simple hecho de exponerse a la luz UVB.

Esto explica por qué la helioterapia ha demostrado efectos beneficiosos en enfermedades como la psoriasis, la enfermedad de Crohn o la esclerosis múltiple, incluso con niveles normales de vitamina D. Como resumió *Scientific American* en su artículo: «La luz ultravioleta calma la inflamación en la piel, el sistema nervioso, el páncreas y el intestino. Su potencial aún no ha sido completamente explorado».[7]

Vitamina D: la hormona solar del cerebro

Aunque la llamamos vitamina, en realidad es una hormona esteroidea neuroactiva. Tiene receptores en el ADN, en las neuronas, en el sistema inmune e incluso en las mitocondrias, lo que le permite influir en múltiples procesos clave para la salud cerebral.

7. Jacobsen, R., «Can sunlight cure disease?», *Scientific American*, mayo de 2025, <https://www.scientificamerican.com/article/surprising-ways-that-sunlight-might-heal-autoimmune-diseases>.

Sus beneficios nootrópicos vienen de su capacidad para:

- Regular la expresión de genes relacionados con la plasticidad neuronal y la memoria.
- Favorecer la síntesis de serotonina y dopamina, fundamentales para el estado de ánimo y la motivación.
- Reducir la neuroinflamación, un factor central en la fatiga y el deterioro cognitivo.
- Mejorar la función sináptica, facilitando una comunicación más eficiente entre neuronas.

Cuando sus niveles son bajos, es frecuente sentir fatiga mental, niebla cognitiva, bajo estado de ánimo e incluso dolor corporal difuso. Pero esto no es casualidad, ya que nuestras neuronas dependen de la vitamina D para funcionar a pleno rendimiento.

¿Cómo mantener unos niveles óptimos?

La medida clave en sangre es 25-OH-vitamina D; y tu objetivo debe ser mantenerla por encima de 45 ng/ml, idealmente entre 45 y 60 ng/ml.

PARÁMETRO	RANGO CONVENCIONAL	RANGO IDEAL
25-OH-vitamina D	30-100 ng/ml	45-60 ng/ml

El mejor generador de vitamina D es el sol directo, ya que las ventanas y las cremas solares bloquean parte del espectro útil. Si vives por encima del paralelo 35 —como casi toda España—, en otoño e invierno es probable que necesites suplementación, porque los rayos UVB no inciden en ti con suficiente intensidad. Un truco visual es ver si tu sombra es más larga que tú. Si es así significa que los rayos son demasiado oblicuos y la síntesis de vitamina D será mínima.

En cuanto a la dieta, el pescado azul, el marisco y el aceite de hígado de bacalao contienen vitamina D. Las setas también, aunque de forma inactiva, pero si las cortas y las dejas al sol treinta minutos

—como recomienda la investigadora María Hernández Bascuñana—, activas su vitamina D. Curioso, ¿verdad?

Por otro lado, si necesitas suplementar:

- De octubre a abril: 2.000 UI/día como dosis de mantenimiento.
- En caso de déficit: 4.000-5.000 UI/día, bajo supervisión profesional.

Por todo lo anterior —y no sólo por la vitamina D—, exponerte al sol a diario es un acto de salud integrativa. La franja ideal para absorber UVB es entre las diez de la mañana y las cuatro de la tarde, durante unos veinte o treinta minutos, según tu tipo de piel, latitud y estación. No hace falta hacerlo todos los días —aunque sería lo ideal—, pero al menos tres veces por semana marcarán la diferencia. Y si no puedes salir, recuerda que los pescados grasos, las setas al sol y los suplementos pueden ayudarte, pero no sustituyen la magia bioquímica de los fotones.

Pero ¿el sol no es peligroso?

La radiación UV se sitúa en un punto intermedio entre la radiación no ionizante —como la luz visible, infrarrojos o microondas— y la radiación ionizante —como los rayos X o gamma—. Esto significa que, si bien en exceso puede dañar el ADN y aumentar el riesgo de cáncer de piel, su demonización resulta excesiva y descontextualizada.

Desde una mirada evolutiva, temer al sol carece de sentido. Es tan indispensable como el agua o el oxígeno, así que lo que necesitamos no es evitarlo, sino reaprender a convivir con él.

Reconciliarnos con el sol

La salud consiste en vivir conforme a la naturaleza, así que no tiene sentido encerrarse todo el año y exponerse al sol sólo en agosto. El sol no quiere encuentros fugaces, sino una relación estable. Cuanto más constante y gradual sea nuestra exposición, mayor será la protección natural que desarrollamos. Así lo muestra el bronceado saludable: una adaptación evolutiva de nuestra piel para protegernos de la radiación intensa tras meses de exposición progresiva.

Sin embargo, no todas las pieles responden igual. Si eres de tez clara, ojos claros y ascendencia del norte de Europa, necesitarás tiempos de exposición más breves. La clave está en evitar las quemaduras: cuando tu piel empiece a enrojecerse, ése es el umbral, no lo cruces. En estos casos, una crema solar puede ser útil, pero elígela bien y evita filtros químicos como parabenos, cinamatos, benzofenonas, homosalato, octocrylene, meroxyl o nanopartículas de dióxido de titanio o zinc. Son tóxicos para tus neuronas, tus mitocondrias, tu sistema endocrino... y para el planeta.

Si necesitas protegerte, hazlo con sentido y usa protectores minerales —óxido de zinc no nanoparticulado— y ecológicos —sin químicos ni nanopartículas—. Pero recuerda que la mejor protección solar es una relación estable con el sol, tejida con constancia, sentido común y amor por lo natural.

Antes de exponerte al sol del mediodía, asegúrate de haber recibido antes la caricia del amanecer. La luz roja e infrarroja de las primeras horas protege la piel frente a los rayos UV, como si activara una memoria fotónica en el cuerpo. Este fenómeno, llamado fotoprevención, ha sido documentado en estudios que muestran cómo los fotones NIR —infrarrojo cercano— inducen una mayor tolerancia al sol.

11.7. Luz azul

En los últimos años, algunos han convertido la luz azul en el nuevo demonio moderno, aunque no es el enemigo. Como toda energía poderosa, puede sanar o dañar según el momento y la dosis. Así, usada en su contexto natural —por la mañana, cuando el sol asciende y la vigilia despierta— se convierte en un verdadero nootrópico ancestral, capaz de encender nuestros ritmos biológicos y afinar el funcionamiento cerebral. Es, literalmente, un despertador solar de la conciencia.

La luz azul tiene una frecuencia corta —400-500 nm— y una intensidad alta. Comienza a aumentar con los primeros rayos del amanecer, y desde temprano, al atravesar la retina, estimula el núcleo supraquiasmático (NSQ) —nuestro marcapasos biológico principal—, indicando el inicio del día en todas nuestras células.

A medida que el sol asciende, su intensidad crece, y alcanza su pico alrededor del mediodía, que es cuando el cielo se vuelve más azul. No obstante, sus efectos ya están en marcha mucho antes:

- Se eleva el **cortisol matutino**, en su pico saludable.
- Aumentan la **dopamina** —motivación— y la **noradrenalina** —foco y alerta.
- Se suprime la **melatonina**: el cuerpo comprende que ha llegado el momento de estar despiertos.

Un baño de luz azul matinal —idealmente con una intensidad superior a los 1.000 lux— y sin gafas de sol —porque si tus ojos no lo captan, tu cerebro no lo nota— es una forma natural de regular el estado de ánimo, la digestión, el metabolismo y la energía.

¿Aliada o enemiga?

La luz azul, al igual que el café, tiene un lado oscuro si se toma a destiempo. De día es tu aliada, pero de noche se convierte en saboteadora. Cuando nuestros antepasados se recogían al atardecer bajo el calor rojizo de una hoguera, su cerebro lo entendía: era hora de descansar. La serotonina se transformaba en melatonina y comenzaba la reparación celular, por lo que la noche tenía sentido.

Hoy, en cambio, Cronos ya no duerme, puesto que iluminamos nuestras noches con pantallas y pasamos el día encerrados en la penumbra de habitaciones sin luz natural. En consecuencia, vivimos sumergidos en una luz artificial constante, sin claroscuros, y el cerebro, confundido, cree que el día no acaba nunca, pero tampoco termina de comenzar. Sin el estímulo de la luz solar, no despertamos del todo; y sin la llegada de la oscuridad de la noche, no descansamos completamente.

Así, el resultado es poca energía durante el día, melatonina baja durante la noche, metabolismo alterado y una mente desorientada que no sabe si debe despertar o dormir. Para evitarlo, el primer acto nootrópico del día debería ser salir a la luz natural lo antes posible, y el último, reconciliarnos con la oscuridad. O lo que es lo mismo: volver a vivir una vida circadiana. De ello hablaremos a continuación, pero antes te propongo un breve resumen del astro rey y una reflexión luminosa para seguir despertando...

11.8. Guía rápida para un cerebro en sintonía

Exponerse al sol de forma gradual, frecuente y según tu tolerancia es un hábito nootrópico, porque mejora la claridad mental, la libido, la vitalidad... y hasta el apetito por la vida. A continuación, tienes una neuroguía según el ciclo solar.

Tabla 11.1. La luz a lo largo del día y sus efectos nootrópicos en el cerebro

MOMENTO DEL DÍA	LONGITUD DE ONDA DOMINANTE	EFECTOS NOOTRÓPICOS PRINCIPALES
Amanecer	Infrarroja y roja	Sincroniza los ritmos, activa las mitocondrias y aumenta la serotonina para comenzar el día con calma y energía.
Mañana	Azul y ultravioleta B	Aumenta la dopamina, mejora el foco y eleva el cortisol rítmico.
Mediodía	UV intensa	Estimula la vitamina D y el óxido nítrico, que mejora el flujo sanguíneo cerebral.
Atardecer	Roja e infrarroja	Favorece la serotonina, relaja el cuerpo y lo prepara para el descanso.
Noche	Ausencia de luz	Conversión de la serotonina en melatonina, limpieza neuronal, consolidación de recuerdos, reparación mitocondrial.

Fotosentirse

La luz tiene una naturaleza dual: se comporta como partícula —con trayectoria y energía definida— y como onda —capaz de expandirse y generar interferencias—. El famoso experimento de la doble rendija lo demuestra: si no se observa por qué rendija pasa un fotón, aparece un patrón ondulatorio, como si atravesara ambas a la vez. Pero si se mide su trayectoria, ese patrón desaparece, por lo que la luz se comporta como partícula. Basta con intentar saber por dónde ha pasado... y todo cambia.

En 2025, un equipo del Massachusetts Institute of Technology (MIT) replicó este experimento con una precisión sin precedentes: usando átomos individuales como rendijas, confirmaron que no es posible observar al fotón como onda y partícula a la vez, ya que una propiedad borra la otra.[8] La realidad cuántica se define en el momento de la medición.

Pero ¿qué significa realmente *observar*? En física cuántica, observar no es mirar, sino interactuar. Medir implica forzar al sistema a tomar un estado definido. Sin embargo, según la interpretación de Von Neumann-Wigner, la medición no se completa hasta que un observador toma conciencia del resultado. En su famoso experimento mental, Eugene Wigner se preguntaba: si tu amigo observa un fenómeno cuántico dentro de una sala cerrada, ¿colapsa la función de onda cuando él lo ve, o sólo cuando tú te enteras de lo que ha visto? Esta visión sugiere que la conciencia forma parte activa de la realidad.

No se trata de afirmar que la mente crea el mundo a voluntad, pero quizá observar con presencia transforme lo observado y quizá la consciencia no destruye la dualidad entre onda y partícula, sino que la integra. Una forma de alquimia perceptiva. En lugar de colapsar el sistema, lo trasciende.

Asimismo, tomar el sol con atención plena podría tener un impacto más profundo en nuestra biología que la simple exposición pasiva, porque la luz ya no es sólo partícula ni onda, sino vínculo. Un código que informa, una transmisión de orden. Cuando nos colocamos de cara al sol, con los ojos cerrados y la mente presente, no sólo absorbemos fotones, también coherencia. Y no es una metáfora poética: la luz solar es un patrón ordenado de información, una vibración que resuena con nuestros ritmos biológicos más profundos, que nos conecta con el cuerpo, que nos lleva a ese instante mágico donde simplemente sentimos. Una forma de volver al aquí, al ahora. Una comunión silenciosa entre el cosmos y la biología.

8. Chu, J., «Famous double-slit experiment holds up when stripped to its quantum essentials», *MIT News*, 28 de julio de 2025, <https://news.mit.edu/2025/famous-double-slit-experiment-holds-when-stripped-to-quantum-essentials-0728>.

No podemos hacer fotosíntesis como las plantas, pero sí *fotosentirnos*: sentir los fotones con plena conciencia.

Quizá, como intuía Jacobo Grinberg, la realidad no es algo que observamos, sino algo que cocreamos con nuestra conciencia al percibirla. Y en ese instante —bañados por el sol, presentes en el cuerpo, abiertos a lo que es— no sólo vemos la luz: somos parte del campo que la ordena.

11.9. Una vida circadiana

Vivir alineado con el ciclo solar es una forma ancestral y sencilla de cuidar el cerebro, el metabolismo y el descanso. Nuestro reloj maestro, el núcleo supraquiasmático (NSQ), marca un ritmo de veinticuatro horas dividido naturalmente en dos grandes mitades: doce horas de actividad y doce de descanso. En la primera parte del día, el cuerpo espera acción: se eleva el cortisol, la dopamina y la noradrenalina; la luz azul despierta la mente, el movimiento afina la energía y la alimentación da forma al metabolismo. En la segunda mitad, el sistema gira hacia la calma: sube la serotonina, se anticipa la melatonina, se reduce el ritmo, se entra en modo restaurador. La noche perfecta no empieza cuando te metes en la cama, sino al amanecer. La actividad diurna condiciona, en buena medida, tu descanso nocturno.

La vida moderna desincroniza este reloj y le hace perder su compás, del mismo modo que le ocurre a la salud del cuerpo y a la mente. Así que es el momento de volver a ponerlo en hora. A continuación te propongo una guía completa para vivir según este ritmo circadiano natural, articulando luz, sueño, alimentación, movimiento, suplementación y relaciones en coherencia con el sol.

Al amanecer: conecta contigo

Algunas acciones clave son:

- Salir al exterior en la primera hora del día, sin gafas ni cristales, para recibir tu baño de luz roja e infrarroja. Entre diez y treinta minutos es suficiente.

- Acompañarlo, si puedes, de una bebida rica en polifenoles como el té verde. Supondrá una sinergia entre la luz roja del amanecer y la activación mitocondrial y claridad mental.
- Ver la luz del sol en las primeras horas después de despertar —tan pronto como puedas, incluso en días nublados— es esencial para sincronizar nuestro ritmo circadiano.
- Darte una ducha fría —aunque sólo sea de treinta a sesenta segundos— puede actuar como un interruptor fisiológico que reactiva cuerpo y mente.

¿Qué ocurre al exponerte al agua fría?

- Se activa el sistema nervioso simpático y se incrementa la noradrenalina, lo que mejora la concentración y la atención.
- Se produce una liberación sostenida de dopamina, lo que eleva el estado de ánimo y la motivación.
- Estimula la termogénesis y activa la grasa parda, mejorando el metabolismo energético.
- Despierta la mente y acentúa la lucidez, especialmente si la combinas con respiración nasal lenta.

Como consejo práctico, empieza la ducha con agua caliente o tibia, y termina con treinta segundos de agua fría. La clave es la constancia, así que notarás que, al cabo de unos días, el cuerpo aprende a tolerarla y hasta a buscarla. Si lo acompañas de unos ciclos de respiración vigorosa —de la que hablaremos más adelante—, ya nada podrá detenerte.

Media mañana y mediodía: activa tu cuerpo y tu mente

Durante las horas centrales del día, tu cuerpo sigue esperando luz natural y actividad. Pero la mayoría de las personas pasan estas horas encerradas bajo luz artificial, lejos del espectro que el cerebro reconoce como diurno. Esto genera fatiga, alteraciones del apetito y bajo rendimiento.

- Pasa al menos entre treinta y sesenta minutos al aire libre antes del mediodía.
- Muévete: camina, entrena, almuerza al sol.
- No uses gafas de sol de forma rutinaria por la mañana, ya que bloquean las señales circadianas. Tu retina necesita recibir luz natural, pero sin mirar directamente al sol.
- Haz pausas solares de entre cinco y diez minutos: a media mañana, antes de comer y al final de la tarde.
- Trabaja cerca de ventanas o con buena iluminación si estás en interiores. Si no puedes, usa una lámpara de alta intensidad lumínica.

En el mundo moderno, donde la luz natural escasea y el sol se convierte en un lujo intermitente, hay soluciones. Por ejemplo, las lámparas terapéuticas de alta intensidad —10.000 lux—, también conocidas como *sad lamps*, diseñadas para suplir la carencia solar en oficinas o países nublados. Es un dispositivo simple que —bien usado— puede ser tan efectivo como un antidepresivo o un café.

Existen estudios clínicos realizados en los países nórdicos —expertos en escasez de luz— que demuestran que la terapia con luz azul mejora el estado de ánimo, reduce la percepción del dolor e incluso ralentiza el deterioro cognitivo. En ciertas personas, sus efectos igualan a los de los fármacos antidepresivos y, a diferencia de éstos, activan el cuerpo sin sedarlo. Porque, en días oscuros, el cerebro siente más el peso de la vida, y la luz azul adecuada puede ser el faro interior que tanto se necesita.

Atardecer: transmite la calma

El sol comienza a descender y, con él, nuestro ritmo interno cambia de frecuencia. La luz se torna cálida, la dopamina deja paso a la serotonina y el cuerpo comienza a transitar hacia la calma. Ver el atardecer no es un lujo ni un plan romántico, sino una señal biológica que dice al sistema nervioso que es hora de bajar el ritmo.

Algunas acciones clave son:

- Salir entre diez y veinte minutos al exterior al final de la tarde y mirar el cielo del atardecer si puedes.
- Permitir que la luz rojiza toque tu piel: mejora la serotonina, la testosterona, los estrógenos y la vitalidad.
- En este instante, contemplar el cielo puede convertirse en un acto de meditación. Caminar lento, respirar profundo, sentarte con alguien y hablar con pausa.

En abril de 2025, España vivió un apagón inesperado. Sin previo aviso, muchas ciudades se quedaron sin luz artificial, las pantallas se apagaron, las notificaciones enmudecieron y, en medio de este silencio eléctrico, algo se encendió: las estrellas. Esa noche, por primera vez en mucho tiempo, miramos las estrellas sin distracciones, encendimos velas, leímos sin prisa, conversamos con calma y, sin saberlo, seguimos —por fin— el guion que nuestra biología llevaba tanto tiempo esperando. Fue una de las noches que mejor dormí en años, y no fui el único. Cientos de personas lo dijeron al día siguiente: «Hacía mucho que no descansaba así».

Tal vez no necesitemos una catástrofe para recordar lo esencial. Tal vez sólo debamos apagar un poco más a menudo... para volver a encendernos por dentro.

Noche: crea un ritual de oscuridad y descanso

La noche no empieza al acostarte, sino cuando disminuyes el ritmo y envías señales claras al cerebro: oscuridad, calma, silencio.

Entre las acciones clave, destacan:

- Atenúa las luces tras la puesta de sol, evita techos brillantes y usa velas, lámparas de suelo con luz cálida —ámbar o roja— o de sal.
- Si utilizas pantallas, activa el modo noche o instala aplicaciones como f.lux o Twilight. Para una mayor protección, existen las gafas con filtro azul —las de lente roja o naranja son las más eficaces.
- Cena ligero y temprano, al menos dos horas antes de acostarte, y prioriza alimentos ricos en triptófano, melatonina y glicina.

- Crea un ritual de recogida: lee tranquilamente, escribe en un diario, haz estiramientos suaves y respiración nasal lenta, o escucha música binaural en ritmos delta.
- Darse un baño caliente —preferiblemente con sales de magnesio y luz tenue— eleva la serotonina, relaja el sistema nervioso y facilita el sueño. Pero para que su efecto sea óptimo, deja al menos entre treinta y sesenta minutos entre el baño y el momento de acostarte. Este enfriamiento natural del cuerpo tras el baño actúa como señal biológica: es hora de dormir.
- Duerme en oscuridad total. Usa cortinas opacas, elimina cualquier punto de luz y convierte tu dormitorio en un templo donde la melatonina pueda hacer su trabajo en paz.
- Aspira a dormir entre siete y ocho horas, no como un lujo, sino como una medicina diaria.

Apoyos naturales y suplementación para el sueño

Si necesitas una ayuda extra para mejorar la calidad del sueño, esta fórmula natural puede favorecer un descanso profundo y reparador:

- **Magnesio bisglicinato** (200-500 mg): ayuda a relajar el sistema nervioso y mejora la calidad del sueño.
- **Glicina** (1-3 g): un aminoácido que actúa como relajante del sistema nervioso central, promoviendo un sueño más profundo. Gracias a su sabor dulce, la glicina combina perfectamente con infusiones relajantes, haciendo más agradable su consumo antes de dormir.
- **Melatonina** (2-5 mg, especialmente a partir de los 50 años): regula el ciclo circadiano y facilita el inicio del sueño.
- ***Ashwagandha*** (300-600 mg): este adaptógeno es excelente para reducir el cortisol y mejorar la calidad del sueño. Contribuye en la relajación profunda y la recuperación durante la noche.
- **Infusión relajante** (de pasiflora, melisa o salvia): aporta efectos calmantes y puede ayudar a reducir la ansiedad presueño.

Alimentación circadiana

Cenar tarde y acostarse con el estómago lleno interfiere en la melatonina. El cuerpo no puede reparar si aún está digiriendo. Por ello, se recomienda:

- Concentrar la mayor parte de las calorías antes de las tres de la tarde.
- Cenar pronto y ligero, al menos dos horas antes de ir a dormir.
- Siempre que sea posible, dejar pasar entre doce y trece horas entre la cena y el desayuno.
- En la cena, incluir alimentos ricos en melatonina —pistachos, kiwis, cerezas—, en triptófano —pavo, pescado, huevo— o en glicina —gelatina, caldo de huesos.

Además, recuerda que la luz del día activa y que la oscuridad de la noche repara. Negar una es enfermar lentamente. Así, volver a mirar al sol y dejar que la noche sea oscura y sagrada son actos de coherencia biológica con lo que somos: seres solares con alma nocturna.

Por lo tanto, la prescripción es simple:

- Luz natural por la mañana.
- Comida diurna y temprana.
- Oscuridad de noche.
- Sueño profundo y suficiente.

Que tu día sea solar y tu noche se llene de estrellas. Que tu vida sea rítmica, lúcida y luminosa.

11.10. Melatonina: el guardián nocturno

La melatonina suele considerarse simplemente como una ayuda para dormir, pero su función va mucho más allá: actúa como un restaurador profundo de nuestra parte interna nocturna, esa cueva biológica donde el cerebro limpia, reorganiza, repara y sueña.

A nivel clínico, su suplementación ha demostrado:

1. Favorecer la conciliación del sueño.
2. Mejorar la sincronización del ritmo circadiano.
3. Ser útil en insomnios, *jet lag* y trastornos del ciclo vigilia-sueño.

Aunque puede ayudarte a dormir más rápido, no necesariamente durante más tiempo.

Implicaciones y mecanismos nootrópicos

Desde una perspectiva nootrópica, la melatonina es una herramienta terapéutica de alto valor. Su producción cae de forma natural con la edad, por lo que suplementarla a partir de los 50 años puede ser una buena estrategia para mantener la salud cerebral y mitocondrial. De hecho, muchos expertos lo recomiendan, entre ellos, mi amigo y mentor, el neurocientífico y autor de *Cuerpo y mente TDAH*,[9] Miguel Toribio-Mateas, que sugiere tomar entre 1 y 3 mg de melatonina antes de dormir, ajustándolo según la necesidad y la sensibilidad.

Más que una hormona del sueño, la melatonina es un cronobiótico, es decir, un antioxidante neuronal y un protector mitocondrial. Su papel es el de vigilante nocturno de la neuroplasticidad y del equilibrio interno.

Entre los mecanismos nootrópicos de la melatonina, encontramos:

1. **Neuroprotección**
   - Atraviesa con facilidad la barrera hematoencefálica, una barrera selectiva que regula qué sustancias pueden entrar al cerebro desde la sangre.
   - Reduce el estrés oxidativo cerebral.
   - Modula la neuroinflamación: citoquinas, receptores ROR.
   - Protege frente a procesos neurodegenerativos: alzhéimer, párkinson, isquemia.

9. Toribio-Mateas, M., *Cuerpo y mente TDAH*, Alienta Editorial, Barcelona, 2026.

2. **Mejora del sueño profundo**
   - Potencia las fases de sueño reparador (N3).
   - Activa el sistema glinfático que elimina residuos como el β-amiloide.
   - Restaura la homeostasis circadiana, clave para la función cognitiva.

3. **Plasticidad y neurogénesis**
   - Favorece la formación de nuevas neuronas y dendritas.
   - Aumenta el BDNF, especialmente en casos de privación de sueño u obesidad.
   - Mejora la memoria, la adaptación emocional y la flexibilidad cognitiva.

4. **Activación mitocondrial**
   - Reduce el estrés oxidativo a nivel mitocondrial.
   - Mejora la eficiencia energética celular.
   - Favorece la autofagia neuronal nocturna.

Melatonina en los alimentos

Si prefieres lo natural, la melatonina también se puede comer. La fitomelatonina es la melatonina de las plantas; es la misma molécula que produce nuestro cerebro para regular el sueño, pero en este caso la fabrican frutas, verduras y otros vegetales para protegerse del estrés, la luz intensa y el envejecimiento. Cuando comemos estos alimentos, una parte de esa melatonina vegetal también nos llega a nosotros, ayudando a regular el reloj biológico y el descanso.

Está presente en alimentos de origen vegetal y animal, y en algunos casos en dosis comparables a las de un suplemento. Algunos alimentos con alto contenido en fitomelatonina son el kiwi, las cerezas y los pistachos. De hecho, un puñado de pistachos sin cáscara contiene tanta melatonina como muchos suplementos. Los más potentes pueden llegar a contener hasta 6 mg por 30 g. Así que, si eres reacio a tomar cápsulas, empieza por aquí.

12

Qué comer para pensar mejor

El impacto de la dieta en el cerebro daría para un libro entero. Por ahora, quiero ofrecerte algunas pinceladas esenciales, que sean suficientes para comprender por qué lo que comes moldea —literalmente— tu mente. Desde antes de nacer hasta el último de nuestros días, el cerebro se construye —y se repara— con lo que comemos. Una alimentación nootrópica no es una moda, sino una forma de vivir en coherencia con las necesidades reales del sistema nervioso para funcionar, aprender, adaptarse, recordar y tomar buenas decisiones.

Nuestro rendimiento intelectual, el estado de ánimo, la conducta, la memoria y el riesgo de padecer enfermedades neurodegenerativas tienen una relación directa con los nutrientes que ingerimos, y también con los que dejamos de consumir. Y aquí entra en escena uno de los factores más subestimados, pero determinantes: los alimentos ultraprocesados.

12.1. ¿Qué es un ultraprocesado?

Son productos industriales formulados a partir de sustancias refinadas, aisladas o sintetizadas, como aceites vegetales refinados, harinas blancas, jarabes de glucosa-fructosa, potenciadores del sabor, colorantes, emulsionantes y otros aditivos. No son alimentos, sino invenciones comestibles, de modo que no nutren ni sacian, sino que ceban y enganchan.

Su impacto en el cerebro es devastador, porque muchos están diseñados para alterar los circuitos de recompensa cerebral. Así, activan el sistema dopaminérgico de forma artificial, generando una respuesta adictiva. Esta estimulación crónica reduce la sensibilidad a los estímulos naturales —como el placer de una comida real o una conversación tranquila— y promueve la desconexión entre el cuerpo y la mente. Además, provocan inflamación de bajo grado, resistencia a la insulina y disbiosis intestinal: tres factores directamente implicados en la neurodegeneración.

Un estudio publicado en *JAMA Neurology* reveló que las personas con un mayor consumo de ultraprocesados tenían un riesgo significativamente más alto de deterioro cognitivo.[10] La evidencia es clara: lo que comes no sólo afecta a tu cuerpo, también a cómo piensas, sientes y decides. Asimismo, es especialmente grave en los cerebros jóvenes, en plena maduración. El daño no siempre es inmediato ni visible, pero es real y acumulativo.

Pero, más allá de las estadísticas, hay un hecho difícil de ignorar: lo que ingieres se convierte en lo que eres, literalmente. Las grasas industriales —como los aceites vegetales refinados que abundan en los ultraprocesados— pueden incorporarse a las membranas neuronales, alterando su flexibilidad, su comunicación y su integridad estructural. Un cerebro alimentado a base de estas grasas se vuelve más vulnerable e inflamado y menos eficiente. Y si además hay resistencia a la insulina, el problema se agrava. El cerebro necesita glucosa para funcionar, pero si las neuronas no pueden captarla adecuadamente, entran en un estado de hipometabolismo: menos energía, más niebla mental y más riesgo de degeneración.

Por esto, no basta con sumar alimentos buenos, también hay que evitar los que sabotean tu mente desde dentro. Una alta cantidad de brócoli o pescado azul es incapaz de compensar los estragos de una dieta rica en ultraprocesados. Por otro lado, vivimos rodeados de ellos y nos llaman la atención, porque son baratos, sabrosos

10. Gonçalves, N. G., *et al.*, «Association between consumption of ultraprocessed foods and cognitive decline», *JAMA Neurology*, 80, 2 (2022), pp. 142-150.

y duraderos. Pero su coste invisible se paga en salud mental, inflamación crónica y deterioro cognitivo.

En definitiva, el esfuerzo es doble. Hay que:

1. Incluir alimentos que protejan y nutran el cerebro.
2. Evitar aquellos que dañan la sinapsis y alteran la química mental.

Eso sí, todo esto debe hacerse bajo el paraguas de la salud metabólica, porque si tus mitocondrias no funcionan bien, si no puedes transformar los nutrientes en energía limpia, tu cerebro lo pagará caro. La salud cerebral empieza en el metabolismo, y éste comienza en lo que comes cada día. No hay soluciones mágicas; sólo decisiones cotidianas repetidas con coherencia. Y no olvides que los alimentos son el combustible de las mitocondrias que impulsan tus neuronas. Cuanto mayor sea la calidad de tu dieta, mejor será su función energética. En cambio, si tu dieta se basa en azúcar y grasas industriales, estás saboteando a esas pequeñas fábricas que generan lucidez, memoria y conciencia.

Deberíamos comer alimentos, no productos. Si nuestros antepasados no los reconocerían como comida, nuestras mitocondrias tampoco. En este sentido, la dieta mediterránea tradicional —rica en aceite de oliva virgen extra, frutos secos, legumbres, frutas y verduras— sigue siendo un faro nutricional. Pero ojo con los almidones modernos, como el arroz blanco, la pasta, el pan y las patatas, que no deberían ser la base de ninguna dieta, ya que son puramente glucosa rápida, que satura las mitocondrias y dispara el caos metabólico, especialmente en una población en la que el sobrepeso, la obesidad abdominal y la resistencia a la insulina son ya la norma.

Por esto, en este capítulo nos centraremos en dos grandes pilares de una alimentación nootrópica:

- Las **grasas saludables**, que nutren la estructura del cerebro y sus mitocondrias.
- Los **fitoquímicos vegetales**, que apagan la inflamación, protegen la función neuronal y regulan la energía celular desde lo más profundo.

12.2. Grasas para un cerebro lúcido

Hemos definido el BDNF como fertilizante neuronal, pero para que una neurona florezca necesita algo más que estímulo: un terreno fértil. Y este terreno está hecho, en gran parte, de grasa. ¿Has oído aquello de que somos lo que comemos? En el caso del cerebro, es literal, puesto que alrededor del 60 por ciento de su composición es grasa. La calidad de esas grasas determina la estructura, la flexibilidad, la comunicación sináptica y la resiliencia del sistema nervioso.

Las grasas que el cerebro ama

- **Omega-3 (EPA y DHA).** Las encontramos en el pescado azul, el marisco, los crustáceos y las algas. Son esenciales para la formación de las membranas neuronales, la regulación de la inflamación y el desarrollo cognitivo. En especial el DHA: sin este ácido graso no hay plasticidad ni longevidad cerebral. De hecho, el DHA es una de las moléculas fundacionales del cerebro. Es el lípido dominante en las membranas neuronales desde cefalópodos hasta humanos, y su arquitectura única —seis dobles enlaces separados por grupos metileno— le confiere una flexibilidad extrema y una alta polarizabilidad electrónica, favoreciendo la fluidez de membrana y una transducción sináptica rápida y precisa. Según la hipótesis desarrollada en el libro *Human Brain Evolution*, la incorporación de alimentos acuáticos en la dieta ancestral fue uno de los factores decisivos en la expansión del cerebro humano.[11] Si no consumes pescado azul al menos tres veces por semana, valora seriamente suplementar con EPA y DHA de alta calidad.
- **Ácidos grasos monoinsaturados.** Están en el aceite de oliva virgen extra, el aguacate y las nueces. Estas grasas son estables, antiinflamatorias y protectoras, tanto del sistema cardiovascular como del sistema nervioso, y uno de los pilares de la dieta mediterránea.

11. Cunnane, S.; y Stewart, K., *Human Brain Evolution*, John Wiley & Sons, 2010.

- **Ácidos grasos de cadena media (MCT).** Una fuente es el aceite de coco virgen. Se absorben fácilmente, cruzan la barrera hematoencefálica y nutren a las mitocondrias cerebrales. Su estructura es muy similar a la de los cuerpos cetónicos: una fuente alternativa y eficiente de energía, especialmente útil en contextos de neurodegeneración o disfunción metabólica.
- **Colina.** Sobre todo, en huevos de gallinas criadas al aire libre. Es precursora de la acetilcolina, un neurotransmisor clave para la atención, la memoria y el aprendizaje. También interviene en la estructura de las membranas neuronales.
- **Ácido esteárico.** Podemos encontrarlo en el cacao puro y la carne de animales alimentados con pasto. Es una grasa saturada singular, con efectos neutros o incluso positivos sobre el perfil lipídico. Algunos estudios la vinculan con beneficios metabólicos y un potencial efecto neuroprotector, lejos del estigma habitual de las grasas saturadas.

El lado oscuro de la grasa

No todas las grasas nutren; algunas, al contrario, entorpecen el metabolismo cerebral, inflaman los tejidos y alteran la estructura de las neuronas.

- **Grasas trans**: están presentes en la bollería industrial, las margarinas, los tentempiés insanos y la comida ultraprocesada.
- **Exceso de ácidos grasos omega-6 oxidados**: provienen de aceites vegetales refinados como el de girasol, maíz, soja o canola.

Estas grasas son inestables y se oxidan con facilidad, generando radicales libres que dañan las membranas celulares y aumentan la inflamación cerebral. Cuando abundan en la dieta —y faltan las grasas saludables—, se integran en el tejido nervioso, provocando que el cerebro esté más rígido e inflamado, y sea más vulnerable al deterioro.

Un estudio observacional con más de ocho mil participantes, publicado en la revista *Neurology*, encontró que el consumo habitual de aceites vegetales refinados se asociaba con un mayor riesgo de demencia y declive cognitivo; y cuando estas grasas se combinan con azúcares y harinas refinadas, el daño no es aditivo, sino exponencial.[12]

12.3. Fitoquímicos: el arcoíris que apaga la inflamación

La comida es mucho más que calorías, proteínas, hidratos y grasas. Es información biológica, y cuando es la correcta, la comida se convierte en medicina, ya que regula, repara y enciende la chispa de la energía celular. Gran parte de este poder sanador reside en los fitoquímicos, que son compuestos bioactivos presentes en los alimentos vegetales con propiedades antiinflamatorias, antioxidantes, neuroprotectoras, desintoxicantes y mitocondriales. Son como pequeñas moléculas mensajeras que modulan la expresión génica, activan rutas de defensa celular y protegen al cerebro del deterioro.

Así pues, se estima que existen más de 25.000 fitoquímicos distintos en la naturaleza. Habitan en los colores intensos de las frutas y las verduras, en el aroma de las hierbas frescas, en el sabor picante de las especias, en la textura de los hongos, en la infusión de una taza humeante... Cada color es una señal química, y cada sabor, una estrategia evolutiva. Y lo más fascinante es que trabajan en sinergia, es decir, no actúan de forma aislada, sino como una orquesta molecular. Por esto, la diversidad es tan importante como la cantidad. No basta con comer lechuga y tomate, hay que incluir alimentos vegetales de todos los colores del arcoíris y todos los días del año. Esta variedad cromática es la mejor forma de desinflamar el cerebro, nutrir las mitocondrias y prevenir su deterioro.

Por lo tanto, una buena dieta debe contener:

- Verduras, especialmente las de hoja verde.
- Frutas de todos los colores.
- Especias e infusiones.
- Hierbas aromáticas frescas.
- Frutos secos, semillas, algas y setas.

12. Barberger-Gateau, P., *et al.*, «Dietary patterns and risk of dementia. The Three-City cohort study», *Neurology*, 69, 20 (2007), pp. 1921-1930.

Fitoquímicos clave para un cerebro resiliente

A continuación, encontrarás algunos de los compuestos más estudiados y sus beneficios neurocognitivos:

Tabla 12.1. Compuestos bioactivos de origen vegetal con efecto nootrópico

COMPUESTO	FUENTE PRINCIPAL	BENEFICIOS
Sulforafano	Brócoli, coles	Detoxificación y neuroprotección
Curcumina	Cúrcuma	Antiinflamatorio potente
Alicina	Ajo, cebolla	Inmunomodulador y vasodilatador
Gingerol	Jengibre	Antioxidante y digestivo
Antocianinas	Arándanos, granada, col lombarda	Mejora de la memoria y el flujo cerebral
Polifenoles	AOVE, té verde, cacao	Protección sináptica y longevidad
Espermidina	Germinados, pepino	Autofagia y renovación celular
Betaglucanos	Setas	Inmunidad y microbiota
Ácido rosmarínico	Romero	Regulador de la inflamación
Apigenina	Perejil	Ansiedad, neurogénesis y sueño reparador

Además, recuerda que las verduras de hoja verde como la espinaca, el kale, la rúcula o la acelga son ricas en **magnesio**, un mineral esencial para la neurotransmisión, la plasticidad cerebral y la protección frente a la excitotoxicidad.

El cerebro adora el color morado

Entre todos los pigmentos vegetales, hay unos que merecen una mención especial: los tonos púrpura, azul oscuro y rojo profundo, presentes en alimentos como los arándanos, las moras, las grosellas negras, la granada, la remolacha, las uvas negras, la cebolla morada o la col lombarda. Estos tonos esconden un tesoro, las **antocianinas**, unos fitoquímicos con una extraordinaria afinidad por el sistema nervioso. De hecho, existen estudios en adultos mayores, en niños en edad escolar e incluso en modelos animales que muestran que su consumo se asocia con un mayor flujo sanguíneo cerebral, la reducción del estrés oxidativo, la estimulación del BDNF, la disminución de la neuroinflamación y la mejora de la memoria, la atención y la velocidad de procesamiento.

Recomendaciones prácticas

Para beneficiarte del poder de los fitoquímicos en tu día a día:

- Consume al menos dos raciones generosas de verdura al día, lo que correspondería a unos 400 gramos aproximadamente.
- Añade entre una y tres piezas de fruta (100-300 g).
- Varía los colores vegetales en cada comida: cuanto más intensos, mejor.
- Amplía tu botiquín natural con especias, infusiones y hierbas frescas.
- No olvides las setas, las algas, las semillas ni los germinados.

Ahora ya conoces los dos pilares fundamentales: las grasas saludables y los compuestos vegetales bioactivos. Pero ¿cómo se traduce esto en tu plato diario? Para ayudarte a integrar esta sabiduría en la práctica, he hecho una selección de alimentos que, por su densidad nutricional, su afinidad con el sistema nervioso y su capacidad de proteger el cerebro, merecen estar en el centro de una dieta nootrópica. No son superalimentos ni mágicos, sino aliados cotidianos. Cuantos más de ellos formen parte de tu rutina, más fácil será construir y sostener un cerebro lúcido, resiliente y joven.

12.4. Dieciocho aliados cotidianos para un cerebro lúcido

Pescado azul salvaje y marisco

Son ricos en DHA y EPA, los dos omega-3 más importantes para el sistema nervioso. Construyen membranas neuronales, favorecen la plasticidad cerebral, regulan el ánimo y apagan la neuroinflamación. Además, aportan B12, clave para la mielina y el estado de ánimo, así como yodo, zinc y selenio, esenciales para la tiroides, la memoria y el equilibrio neuroendocrino.

En concreto, algunas opciones recomendadas son:

- **Pescado azul**: salmón salvaje, sardinas, caballa, anchoas, arenque, melva.
- **Marisco**: berberechos, mejillones, almejas.
- **Blanco y semigraso**: bacalao, rodaballo, dorada, lubina, lenguado.

¿Y las conservas? También valen, sobre todo si vienen en aceite de oliva virgen extra o agua. Mejor en tarro de cristal que en lata, pero mejor así que nada.

Se recomienda, dado que estos pescados contienen poco metilmercurio, acompañarlos de alimentos quelantes como cilantro o verduras de hoja verde. Más sabor, más protección.

Huevos ecológicos: el alimento que nutre el pensamiento

Los huevos son el alimento más denso en colina, precursora de la acetilcolina, el neurotransmisor de la memoria, el foco y el aprendizaje. También contienen B6, B9 y B12, que son esenciales para el metabolismo cerebral, así como vitamina E y luteína, unos antioxidantes clave para la visión y la protección neuronal.

Son recomendables para todo el mundo, pero especialmente para embarazadas, por el desarrollo cerebral del feto, y para niños por la maduración del sistema nervioso. Por otro lado, la cantidad recomendada es entre uno y dos huevos al día, es decir, entre siete y catorce a la semana. En este sentido, la evidencia no encuentra perjuicio en consumir huevos a diario en personas sanas; su riqueza en colina, B12 y antioxidantes lo justifica. Asimismo, elige siempre que puedas huevos ecológicos o de gallinas de pastoreo, puesto que el tipo de vida de la gallina se refleja en el valor del huevo.

Aceite de oliva virgen extra y aceitunas

Rico en ácidos grasos monoinsaturados y polifenoles como la oleuropeína y el hidroxitirosol, el aceite de oliva protege las sinapsis, reduce la inflamación y favorece la memoria. Hay estudios recientes que muestran que el consumo habitual de AOVE mejora el perfil lipídico cerebral, protege frente al deterioro cognitivo y reduce los marcadores clásicos del alzhéimer.

La cantidad recomendada es de entre dos y cuatro cucharadas soperas de AOVE al día —30-60 ml—, repartidas entre comidas, y para las aceitunas entre seis y diez unidades diarias. Como consejo práctico, usa el AOVE en crudo siempre que puedas —en ensaladas, tostadas y aliños— y evita las frituras prolongadas para preservar sus polifenoles. Además, elige aceite de oliva virgen extra, de presión en frío, y aceitunas sin glutamato. La olivada verde o negra también es una buena opción.

Aceite de coco virgen

Durante décadas, el aceite de coco virgen fue demonizado, pero hoy sabemos que no sólo no daña el cerebro, sino que puede ser su aliado. Su riqueza en triglicéridos de cadena media (MCT) —como el ácido láurico, caprílico y cáprico— lo convierte en un alimento ideal para nutrir las mitocondrias neuronales, estimular la producción de energía (ATP) y generar cuerpos cetónicos. Por lo tanto, una fuente alternativa y eficiente de energía cerebral.

Entre sus beneficios reconocidos cabe destacar que penetra en la barrera hematoencefálica con facilidad, activa las mitocondrias, reduce la neuroinflamación y mejora la cognición, el ánimo y la resiliencia.

Si bien el aceite de coco virgen puede aportar importantes beneficios cognitivos, gracias a sus MCT que promueven cuerpos cetónicos y energía mitocondrial, conviene tener en cuenta su elevado aporte calórico. Una cucharada equivale a 14 gramos, lo que aporta unas 117 kcal. Así, una dosis conservadora y recomendable para la mayoría de las personas sería de entre media y una cucharada diaria (7-14 g). Además, no es necesario consumirlo todos los días para beneficiarse de sus efectos, ya que en muchos casos la intermitencia puede ser incluso más adecuada.

Cabe considerar que, si eres de esas personas con tendencia a que su colesterol LDL se eleve con facilidad ante el consumo de grasas saturadas, ten en cuenta que el aceite de coco, aunque es rico en MCT, también contiene una parte de grasas saturadas de cadena larga, como los ácidos mirístico y palmítico. En este caso, podrías considerar una alternativa más pura y específica: el aceite MCT.

El **aceite MCT** (*medium-chain triglycerides*) es una forma concentrada y refinada de triglicéridos de cadena media, generalmente extraída del coco o del aceite de palma, que contiene sobre todo ácido caprílico (C8) y ácido cáprico (C10), los más eficaces para generar cuerpos cetónicos. Es incoloro, insípido y más ligero que el aceite de coco tradicional, y se puede añadir fácilmente al café, a los batidos o a las cremas. Además, al estar libre de otras grasas saturadas, resulta más seguro en perfiles lipídicos sensibles, y tiene un efecto cetogénico más rápido y limpio.

Cacao puro

Es rico en flavonoides como la epicatequina, que aumentan el flujo sanguíneo cerebral, potencian la plasticidad sináptica y elevan las neurotrofinas como el BDNF. También puede ayudar a reducir el cortisol y mejorar la atención. Asimismo, existen estudios recientes que confirman su efecto en áreas del cerebro vinculadas a la memoria y la función ejecutiva.

Las formas de cacao puro disponibles con sus cantidades recomendadas son:

- **Chocolate negro**, como mínimo del 85 por ciento, sin azúcar ni edulcorantes. Entre diez y veinte gramos diarios.
- **Cacao puro en polvo**, no alcalinizado. Entre una y dos cucharaditas al día.
- **Nibs de cacao**, es decir, el grano puro troceado. Entre una y dos cucharadas diarias.

Si quieres profundizar más en este tema, tienes un apartado entero más adelante.

Frutos secos y semillas

Los frutos secos y las semillas se cuentan entre los alimentos más densos en nutrientes que existen. Son fuente de vitamina E, zinc, ácidos grasos esenciales, selenio y compuestos antioxidantes, que protegen contra el deterioro cognitivo, favorecen la neuroplasticidad y equilibran el estado de ánimo. Así, el consumo habitual de frutos secos se ha relacionado con un mejor rendimiento en tareas de memoria, atención y aprendizaje; menor riesgo de depresión y deterioro cognitivo leve; reducción del estrés oxidativo y mejora de la salud de la microbiota, clave para el eje intestino-cerebro.

Según estudios poblacionales y clínicos, la cantidad ideal se sitúa entre los 15 y los 30 gramos diarios —aproximadamente un puñado—. Más allá de esta cantidad no se han observado beneficios cognitivos adicionales. También en un estudio con adultos mayores italianos, quienes consumían al menos 11,7 gramos diarios de frutos secos presentaban un 68 por ciento menos de riesgo de deterioro cognitivo en comparación con los que comían menos.[13]

En concreto, cabe destacar:

- **Nueces**: especialmente ricas en ácido alfa-linolénico (ALA) y polifenoles neuroprotectores.
- **Almendras**: alto contenido en vitamina E y magnesio.
- **Semillas de sésamo, calabaza y girasol**: ricas en zinc, hierro, lignanos y triptófano.

Las **nueces de Brasil** merecen una mención especial, ya que son una de las fuentes más concentradas de selenio, un mineral fundamental para la función cognitiva, la regulación tiroidea y la defensa frente al estrés oxidativo. Sólo dos o tres unidades al día bastan para cubrir la dosis diaria recomendada.

13. Godos, J., *et al.*, «Nut consumption is associated with cognitive status in southern Italian adults», *Nutrients*, 17, 3 (2025), p. 521.

Como recomendaciones prácticas, deberías consumir entre 15 y 30 g diarios de frutos secos crudos o tostados sin sal ni azúcar; priorizar las nueces, almendras, avellanas, pistachos y anacardos; y añadir semillas a ensaladas, yogur, cremas o infusiones.

Hígado

Se trata del multivitamínico natural para la mente y el alimento más denso que puedes comer. Contiene, en concentraciones extraordinarias, vitamina B12, folato y colina, las cuales son primordiales para la formación de neurotransmisores, la metilación del ADN y la prevención del deterioro cognitivo. También cuenta con vitamina A activa, que es vital para la salud neuronal y la plasticidad sináptica, y hierro y zinc, para la oxigenación cerebral, la formación de mielina y el equilibrio del eje neuroinmune. Por lo tanto, comer hígado es como dar a tu cerebro una dosis condensada de lo que necesita para repararse, aprender y brillar.

El más nutritivo es el hígado de ternera, pero también puedes beneficiarte del de pollo, pavo, cerdo y cordero. En especial, cabe destacar el hígado de bacalao, un alimento ancestral que concentra vitamina D, A y omega-3 —EPA y DHA— en una sinergia única, y protege el cerebro del estrés oxidativo, favorece la neuroplasticidad y alimenta las mitocondrias desde el núcleo. Puedes encontrarlo en conserva —como paté o como acompañamiento en ensaladas— y disfrutarlo como un manjar —te sorprenderá su delicado sabor— que nutre profundamente la mente y la energía celular.

Consejos prácticos:

- Si el sabor del hígado te resulta fuerte, mézclalo con carne picada —tres partes de carne por una de hígado— y úsalo para hacer hamburguesas caseras.
- También puedes tomarlo en forma de paté casero. Es ideal si se mezcla con hierbas, especias y un toque de AOVE.
- Consúmelo una o dos veces por semana: no necesitas grandes cantidades para aprovechar sus beneficios.
- Siempre que puedas, elige hígado procedente de animales criados en libertad o con certificación ecológica, ya que este

órgano refleja, más que ningún otro, la calidad de vida del animal del que proviene.

Verduras de hoja verde

Son ricas en folato, betaina, vitamina K y magnesio. Las hojas verdes son claves para la metilación del ADN —muy relevante en la longevidad—, la síntesis de neurotransmisores, un buen tono vascular cerebral y la salud mitocondrial y epigenética. Además, su fibra ayuda a eliminar metales pesados y toxinas. Y alimentan la microbiota, tan conectada con la salud emocional y cognitiva. Comerlas al principio de la comida también reduce el pico glucémico y la liberación de insulina, lo cual es fundamental para el cerebro.

La cantidad recomendada es al menos una taza generosa al día —unos 100-150 g crudos u 80-100 g cocinados— y mejor repartirla en dos comidas. Como consejo, varíalas todo lo que puedas entre crudas y cocinadas. Puedes elegir entre rúcula, kale, espinacas, borraja, endivia, canónigos, diente de león, escarola, acelga...

Brócoli y crucíferas

Son el détox cerebral por excelencia y una fuente de sulforafano, un compuesto que activa el factor NRF2, la principal vía epigenética de detoxificación; estimula las enzimas antioxidantes y protege el cerebro del estrés oxidativo y los daños mitocondriales. También son ricos en fibra y ayudan a regular la glucosa y a cuidar la microbiota.

Los cinco por excelencia son el brócoli —especialmente germinado—, la coliflor, la col lombarda, el kale y la rúcula. Otros aliados son las coles de Bruselas, la col verde, el *bok choy*, los berros, el colinabo...

La cantidad recomendada es al menos entre tres y cinco raciones semanales de crucíferas, es decir, entre 100 y 150 gramos por ración. Se incluyen tanto cocinadas como crudas —germinados o col lombarda en ensalada— para aprovechar distintas formas de sulforafano. Se aconseja cocinarlas al vapor para activar las enzimas que liberan sus compuestos bioactivos.

Frutas del bosque

Las frutas del bosque son como píldoras naturales de neuroprotección; su color morado intenso esconde una farmacia vegetal. Contienen antocianinas, quercetina y pterostilbeno, que son antioxidantes, antiinflamatorios y protectores de la memoria. Además, mejoran la plasticidad sináptica y activan la biogénesis mitocondrial. También tienen un índice glucémico bajo, lo cual las convierte en ideales para dietas bajas en carbohidratos.

Parece ser que los arándanos serían los más beneficiosos para nuestro cerebro, pero tampoco renuncies a frambuesas, moras, grosellas o fresas, ya sean frescas o congeladas. Según los estudios, entre 50 y 100 gramos diarios de arándanos pueden mejorar la memoria y la función ejecutiva. De hecho, en su forma congelada algunos de sus compuestos bioactivos pueden resultar incluso más biodisponibles.

Té verde

El té verde es conocido en todo el mundo como la bebida de la longevidad, y lo es también a nivel cerebral. Contiene dos joyas nootrópicas: la L-teanina, que calma sin sedación y mejora la atención sostenida; y el epigalocatequina galato (EGCG), que es antioxidante, protector neuronal y activador mitocondrial. Además, el té verde modula la respuesta al estrés, mejora el estado de ánimo y favorece la longevidad. Combinado con MCT, como el aceite de coco, se potencia aún más su efecto nootrópico.

Tienes distintas variedades de té de calidad para elegir: *sencha*, *gyokuro*, *longjing*, *gunpowder* o un *matcha* ceremonial auténtico. La cantidad recomendada es entre dos y tres tazas diarias (300-600 ml).

Si quieres profundizar más en este tema, encontrarás un apartado entero más adelante.

Café

El café no es sólo un estimulante, también es una infusión compleja con más de mil compuestos bioactivos, entre los cuales destacan la cafeína, que mejora la atención, la memoria de trabajo y la velocidad de procesamiento; y el ácido clorogénico, un potente antioxidante cerebral con efecto neuroprotector.

En dosis moderadas, el café puede aumentar el estado de alerta y la motivación, mejorar el rendimiento cognitivo y disminuir el riesgo de enfermedades neurodegenerativas como alzhéimer o párkinson. Sin embargo, como todo nootrópico potente, su secreto está en la dosis y el momento. Se recomienda tomarlo sólo por la mañana, para no interferir en el descanso nocturno, y entre una y tres tazas diarias (100-300 ml). Además, cabe saber que no todos los cafés son iguales, así que prioriza el ecológico de tueste suave, preferiblemente bajo en acrilamidas y micotoxinas.

Para saber más, tienes un apartado entero sobre el café en páginas posteriores de este libro.

Setas

Las setas son una medicina ancestral que hoy redescubrimos con ojos científicos. Algunas, como la melena de león (*Hericium erinaceus*), estimulan la producción de BDNF, favoreciendo la neurogénesis y la plasticidad cerebral. Otras, como el *shiitake* o el *reishi*, contienen antioxidantes únicos como la ergotioneína, que protege el cerebro del estrés oxidativo y del envejecimiento prematuro.

No obstante, no necesitas buscar variedades exóticas para beneficiarte de ellas: las más comunes —níscalos, champiñones, rebozuelos o setas ostra— también contienen polisacáridos, betaglucanos y compuestos bioactivos que refuerzan la inmunidad, la microbiota y el eje intestino-cerebro. Se aconseja consumirlas entre dos y cuatro veces por semana en raciones de 100-150 gramos.

Si quieres más contenido, más adelante encontrarás un apartado entero dedicado a ellas.

Ajo fresco y ajo negro fermentado

El ajo no sólo protege el corazón, también el cerebro: favorece la neurogénesis, mejora el flujo sanguíneo cerebral, regula la presión arterial y los lípidos, refuerza la microbiota intestinal y actúa como antioxidante, antiinflamatorio y modulador inmunológico.

La cantidad recomendada es entre uno y dos dientes al día, unos 3-6 gramos. Como consejo, lamina o prensa el ajo fresco y déjalo reposar al menos diez minutos antes de cocinarlo. Así, activas su principal molécula bioactiva: la alicina. Si el sabor del ajo crudo te resulta intenso, prueba con el ajo negro fermentado, ya que su sabor es más dulce y profundo, y su capacidad antioxidante es aún mayor.

Remolacha

Pocas raíces tienen un efecto tan directo sobre la circulación cerebral como la remolacha. Su riqueza en nitratos naturales favorece la producción de óxido nítrico, una molécula que dilata los vasos sanguíneos y mejora la oxigenación del cerebro. Además, contiene **betaína**, un nutriente esencial para la metilación del ADN, con implicaciones directas en la función cognitiva, el estado de ánimo y el envejecimiento neurológico. Por lo tanto, comer remolacha es como regalar un baño de oxígeno a tu corteza prefrontal.

La cantidad recomendada es entre 100 y 150 gramos al día, ya sea cruda, cocida o fermentada. Puedes tomarla en zumos, en ensaladas, al horno o rallada.

Alimentos fermentados

Todo el mundo ha oído hablar de los fermentados como aliados de la microbiota, pero lo que muchos desconocen es su impacto en el cerebro. A través del eje intestino-cerebro —ese canal de comunicación entre lo digestivo, lo inmune y lo neurológico—, los fermentados pueden modular el estado de ánimo, la claridad mental y la resiliencia frente al estrés.

Su poder radica en tres claves:

- **Probióticos**: bacterias vivas que equilibran la microbiota.
- **Posbióticos**: metabolitos beneficiosos, como el ácido butírico,

que refuerzan la barrera intestinal y reducen la neuroinflamación.
- **Psicobióticos**: son capaces de modular el estrés, el estado de ánimo y la ansiedad. Lo están mostrando algunas bacterias fermentadoras, como las del kéfir o el chucrut crudo.

Un estudio publicado en *Cell* demostró que una dieta rica en fermentados aumenta más la diversidad bacteriana y reduce la inflamación que una dieta igual de rica en vegetales, pero sin fermentados.[14]

¿Cómo introducirlos?

No se trata de cantidad, sino de constancia y variedad. Puedes empezar con una cucharadita al día y aumentar la dosis gradualmente hasta llegar a un par de cucharadas soperas. Si al principio sientes gases o malestar, espacia la toma. Tu cuerpo necesita tiempo para adaptarse a estos alimentos vivos y vibrantes.

Algunas opciones son el chucrut o el kimchi crudos; el kéfir de agua o leche sin azúcar añadido; el yogur también sin azúcar; el miso; el tempeh; la *kombucha* sin pasteurizar; los vegetales fermentados como la remolacha, los pepinillos, etc., y el vinagre de manzana sin pasteurizar.

El kvass*: la joya eslava*

Esta bebida tradicional de remolacha fermentada aporta bacterias vivas, polifenoles y precursores de óxido nítrico. Puede mejorar el flujo sanguíneo cerebral al actuar como vasodilatador, gracias a su contenido en nitratos y compuestos fenólicos.

Por otro lado, si no te convence beberlo, puedes comerlo. La remolacha fermentada, además de ser deliciosa y crujiente, conserva muchos de los beneficios del *kvass*. Puedes añadirla a ensaladas,

14. Wastyk, H. C., *et al.*, «Gut-microbiota-targeted diets modulate human immune status», *Cell*, 184, 16 (2021), pp. 4137-4153.

platos templados o tomarla sola como un aperitivo funcional que nutre tus neuronas.

Es importante que elijas, siempre que puedas, fermentados no pasteurizados y con cultivos vivos, ya que son los que realmente aportan probióticos capaces de modular tu microbiota. Si han sido pasteurizados, pierden las bacterias vivas, aunque pueden conservar algunos postbióticos.

¿Una pista rápida? Si están en la nevera del supermercado, mejor. Si llevan vinagre añadido o azúcar o han sido pasteurizados, pierden buena parte de su potencial nootrópico intestinal.

Especias que despiertan la mente

Pequeñas dosis, grandes efectos. Las especias no son simples condimentos, sino plantas medicinales capaces de modular neurotransmisores, reducir la inflamación y mejorar la perfusión cerebral. Su concentración en principios activos es tan elevada que basta una pizca para notar su impacto con el tiempo. A continuación, tienes algunas de las más destacadas por su potencial neurocognitivo:

- **Romero (*Rosmarinus officinalis*).** Contiene compuestos como el ácido rosmarínico y el ácido ursólico, con efectos antioxidantes, antiinflamatorios y estimulantes de la memoria. Se ha asociado al aumento del flujo sanguíneo cerebral y a una mejora de la claridad mental. Así, puedes usarlo fresco o seco, en infusión o espolvoreado sobre aceite de oliva para cocinar. Se aconseja tener siempre a mano romero seco molido.
- **Cúrcuma (*Curcuma longa*).** Su compuesto estrella —la curcumina— atraviesa la barrera hematoencefálica y ejerce un efecto antiinflamatorio y neuroprotector. Mejora la función cognitiva, protege frente al deterioro y contribuye a la regeneración neuronal. También favorece una microbiota saludable al promover cepas beneficiosas como lactobacilos y bifidobacterias. Puedes combinarla con pimienta negra —piperina— y una grasa saludable para mejorar su absorción, o añadirla a cremas, caldos, arroces o infusiones especiadas.

- **Jengibre (*Zingiber officinale*).** El jengibre contiene gingerol y shogaol, los cuales tienen efectos vasodilatadores, ya que mejoran el flujo cerebral; antioxidantes, puesto que reducen el estrés oxidativo, y neurorreguladores, porque modulan la dopamina y la serotonina. De este modo, aportan foco, claridad y un suave efecto ansiolítico natural. Es posible tomarlo fresco en infusión, rallado en caldos o seco en polvo, y va bien con limón, canela o cúrcuma.
- **Salvia (*Salvia officinalis*).** Su propio nombre ya lo indica: *salvia* viene de *salvare*. Tradicionalmente, era usada para la claridad mental y la longevidad, y estudios actuales han mostrado que mejora la memoria de trabajo y la atención, y tiene un efecto colinérgico, ya que aumenta la disponibilidad de la acetilcolina, esencial para el aprendizaje. Tanto se puede tomar en infusión como usarla como hierba aromática en platos salados, especialmente con carnes o calabaza.
- **Canela (*Cinnamomum verum*).** Contiene cinamaldehído y eugenol, y es capaz de mejorar la memoria y la atención, regular la glucosa cerebral, aumentar la sensibilidad a la insulina y proteger frente al estrés oxidativo. También favorece un metabolismo cerebral más eficiente, especialmente útil en estados de niebla mental o resistencia a la insulina. Si vas a consumirla de manera habitual, elige siempre la canela de Ceilán, no Cassia; y añádela a infusiones, desayunos, horneados o batidos calientes. La canela Cassia es rica en cumarina, que en exceso puede dañar el hígado. La de Ceilán contiene cantidades mínimas y es la opción segura para un consumo diario.

Agua mineral natural con electrolitos

El cerebro no sólo necesita grasa, glucosa o antioxidantes, también hidratación y sales minerales. En cambio, la deshidratación leve reduce la atención, la memoria y la motivación. Como mínimo, deberías beber entre 1,5 y 2 litros de agua al día, más si hay sudoración o calor. Como consejo, si añades una pizca de sal marina sin refinar y unas gotas de limón a un vaso de agua potenciarás la hidratación celular y la señalización eléctrica cerebral.

13

El poder nootrópico de las setas

Imagina un vasto bosque subterráneo, oculto a simple vista, pero increíblemente complejo. Bajo la superficie, miles de kilómetros de filamentos microscópicos se entrelazan, formando una red biológica que conecta y comunica toda la vida que conocemos. Este inmenso entramado subterráneo pertenece a las setas, pero no a la parte que normalmente vemos como sus sombreros, sino al micelio, la estructura verdaderamente fascinante y persistente que mantiene la vida del hongo. Su red de hifas, como un sistema nervioso subterráneo, actúa como una autopista bioeléctrica, transmitiendo información, descomponiendo materia orgánica y detectando cambios en su entorno.

En 2022, un equipo de investigadores del Unconventional Computing Laboratory publicó un estudio que sorprendió a la comunidad científica.[15] Descubrieron que las setas no sólo se comunican a través de impulsos eléctricos, sino que estos impulsos se asemejan, en frecuencia e intensidad, a los del lenguaje neuronal humano. Este hallazgo abre una puerta intrigante: ¿podría ser que las setas, con su inteligencia subterránea, también tengan algo que ofrecernos a nivel cognitivo?

El micelio no sólo sustenta a los hongos, sino que es una com-

15. Adamatzky, A., «Language of fungi derived from their electrical spiking activity», *Royal Society Open Science*, 9, 4 (2022).

pleja red de información. Y lo más fascinante es que los compuestos bioactivos que las setas producen para fortalecer su red de comunicación eléctrica pueden tener un efecto directo sobre el cerebro humano. Cuando las ingerimos, estas moléculas estimulan la plasticidad neuronal, favorecen la regeneración sináptica, reducen la inflamación cerebral y equilibran el sistema nervioso, lo cual contribuye a una mente más clara, enfocada y resiliente.

13.1. Su impacto en la neuroplasticidad y la neuroinflamación

Las setas no sólo son deliciosas y nutritivas, sino que, en su interior, esconden un arsenal de compuestos bioactivos que pueden mejorar la salud cerebral de maneras sorprendentes. Al igual que su red subterránea de micelio, que nutre y conecta la vida en el bosque, estos compuestos bioactivos actúan en nuestro cerebro de forma sinérgica, favoreciendo su adaptabilidad, crecimiento y regeneración.

En particular, algunas especies de setas contienen betaglucanos, ergotioneína y erinacinas, moléculas que han demostrado ser potentes aliadas para la neuroplasticidad. Éstas apoyan la regeneración neuronal y aumentan la producción de BDNF (*Brain-Derived Neurotrophic Factor*), una proteína esencial para el crecimiento y la salud de las neuronas, que está estrechamente vinculada a la memoria, el aprendizaje y la capacidad de adaptación del cerebro. Al estimular su producción, las setas favorecen la creación de nuevas conexiones sinápticas, ayudando a hacer que nuestro cerebro se mantenga ágil y adaptable frente a los desafíos cognitivos.

Por otro lado, la neuroinflamación es uno de los mayores enemigos de la salud cerebral. Al igual que el cuerpo, el cerebro responde a lesiones o infecciones con inflamación, pero cuando ésta se vuelve crónica puede dañar las células cerebrales, contribuir a trastornos neurodegenerativos como el alzhéimer o el párkinson y afectar a nuestra función cognitiva. Aquí es donde las setas brillan: gracias a sus compuestos antiinflamatorios, como los polisacáridos y la ergotioneína, pueden reducir la inflamación cerebral y proteger las neuronas de daños.

Además, el consumo regular de setas ayuda a equilibrar el sistema nervioso, reduciendo el estrés y favoreciendo la relajación profunda, lo que a su vez mejora la capacidad del cerebro para procesar la información de manera eficiente y clara.

13.2. Setas, microbiota y mente: una conexión nootrópica

Cuidar del suelo intestinal es cuidar del bosque cerebral.

Antonio Valenzuela

El micelio, esta vasta red subterránea de las setas que comentábamos hace un momento, tiene una analogía fascinante con la microbiota intestinal: ambas son redes vivas que perciben, comunican y transforman el entorno. Si el micelio conecta y regula los ecosistemas en el bosque, nuestra microbiota intestinal hace lo propio en el interior de nuestro cuerpo, modulando el equilibrio de bacterias y microorganismos que influyen en la función cerebral. Y, al igual que la salud del bosque depende de las raíces profundas del micelio, la salud de nuestro cerebro está profundamente relacionada con el bienestar de nuestra microbiota.

El eje intestino-cerebro es una autopista bidireccional de comunicación que vincula nuestro sistema digestivo con nuestro cerebro. Más del 90 por ciento de la serotonina, el neurotransmisor clave para regular el ánimo, la motivación y la claridad mental, se produce en el intestino. Esto demuestra cuán influyente es la microbiota en nuestra salud mental y cognitiva.

Las setas, con sus propiedades prebióticas, desempeñan un papel fundamental en la salud intestinal, ya que alimentan y equilibran nuestra microbiota. Los **betaglucanos**, uno de los principales compuestos presentes en muchas especies de setas, tienen un efecto directo sobre las bacterias intestinales, favoreciendo el crecimiento de aquellas que producen ácidos grasos de cadena corta como el butirato, esencial para mantener la barrera intestinal y proteger la hematoencefálica.

Esto no sólo tiene implicaciones para la salud intestinal, sino también para la cerebral. Un intestino sano y bien nutrido es capaz de reducir el ruido inflamatorio del sistema inmune, lo que permite que el cerebro funcione de manera más eficiente y tranquila. La reducción de la inflamación, tanto a nivel intestinal como cerebral, contribuye a mantener un estado mental de calma, claridad y enfoque.

Además, las setas tienen la capacidad de estimular el **nervio vago**, el principal canal de comunicación entre el intestino y el cerebro. Al activar los receptores del intestino, las setas ayudan a mejorar el tono parasimpático del sistema nervioso, promoviendo estados de relajación y de resiliencia emocional, y una mayor capacidad para concentrarse y descansar profundamente.

En resumen, las setas y la microbiota intestinal trabajan juntas como raíces invisibles del pensamiento, modulando la química cerebral desde el interior, y optimizando nuestra salud mental y cognitiva. Lo que ocurre en el suelo intestinal tiene un impacto directo en el bosque cerebral, determinando la calidad de nuestras percepciones, emociones y pensamientos.

13.3. Ergotioneína: una nueva biomolécula de referencia

La ergotioneína (EGT) es una molécula fascinante que ha captado la atención de la ciencia en los últimos años. Este aminoácido natural, derivado de la histidina, es producido exclusivamente por ciertos hongos y bacterias, y su papel en la salud cerebral es cada vez más relevante. Aunque los humanos no somos capaces de sintetizarla, la absorbemos eficientemente a través de un transportador específico (OCTN1), que la distribuye hacia los tejidos más expuestos al estrés oxidativo, como el cerebro, el hígado y los ojos.

Asimismo, los estudios más recientes apuntan a que la ergotioneína es un potente antioxidante y antiinflamatorio. Su capacidad para neutralizar radicales libres y modular la inflamación la convierte en una molécula clave en la lucha contra el envejecimiento cerebral y las enfermedades neurodegenerativas, como el alzhéimer y el párkinson. Además, su acción neuroprotectora se extiende a la neurogénesis, promoviendo la formación de nuevas neuronas en el hipocampo, una región crítica para la memoria y el aprendizaje.

Sin embargo, la ergotioneína no sólo combate los daños oxidativos. En modelos animales se ha demostrado que puede proteger frente a neurotoxinas y reducir el daño neuronal inducido por factores ambientales adversos, como la contaminación o el estrés crónico. En el cerebro, este aminoácido atraviesa la barrera hematoencefálica con facilidad, acumulándose en las regiones más vulnerables al estrés oxidativo, como el córtex y el hipocampo.

Fuentes nutricionales de ergotioneína

Aunque algunos alimentos fermentados, como el tempeh, contienen ergotioneína, las setas son, sin duda, las que tienen más concentración de esta biomolécula. Las variedades que destacan por su alto contenido en ergotioneína son:

- **Melena de león** (*Hericium erinaceus*)
- ***Shiitake*** (*Lentinula edodes*)
- ***Maitake*** (*Grifola frondosa*)
- **Seta de ostra** (*Pleurotus ostreatus*)
- ***Boletus edulis***
- ***Chaga*** (*Inonotus obliquus*)
- ***Cordyceps*** (*Cordyceps sinensis*)
- ***Reishi*** (*Ganoderma lucidum*)

Consumir una dieta rica en setas no sólo ayuda a mantener niveles elevados de ergotioneína en el cuerpo, sino que también proporciona otros compuestos que actúan en sinergia para apoyar la salud cerebral a largo plazo.

13.4. Sinergia y variedad

Los compuestos activos están presentes en todas las setas, también en las más comunes que encontramos en los supermercados. Cada especie contiene moléculas únicas que apoyan la neuroplasticidad, reducen la inflamación y promueven la longevidad cerebral. Pero lo más interesante es su sinergia, ya que si se combinan distintas variedades sus efectos se potencian entre sí. Por esto, lo ideal es comer muchas y de distintos tipos.

En este sentido, puedes elegir entre champiñón, *shiitake*, *maitake*, seta de ostra, *enoki*, boletus, rebozuelos, *shimeji*, níscalo, melena de león... Al consumirlas, establecemos una conexión simbiótica con la inteligencia del bosque, permitiendo que su sabiduría biológica enriquezca nuestra mente. Y lo mejor es que no necesitas que sean frescas, ya que también puedes comprarlas deshidratadas o congeladas, y muchas de ellas soportan muy bien el calor, por lo que pueden cocinarse sin que sus principios activos se degraden.

Dicho esto, hay cuatro especies que destacan por encima del resto por sus efectos nootrópicos: la melena de león, el *reishi*, el *cordyceps* y el *shiitake*. Justo en ellas profundizaremos ahora.

13.5. Setas nootrópicas

Las setas, gracias a su rica diversidad de compuestos bioactivos, se consideran verdaderos superalimentos nootrópicos. Vamos a hablar de algunas de las más destacadas:

Melena de león (*Hericium erinaceus*)

Conocido por su aspecto único, similar a una melena blanca, y por su sabor delicado, este hongo medicinal es uno de los más valiosos para la salud cerebral y digestiva. Contiene compuestos como las hericenonas y las erinacinas, capaces de estimular la producción de BDNF (*Brain-Derived Neurotrophic Factor*), una proteína clave para el crecimiento y la supervivencia neuronal.

Numerosos estudios han demostrado que la melena de león mejora la memoria y la función cognitiva, especialmente en personas con deterioro cognitivo leve. También favorece la neurogénesis, la plasticidad sináptica y la regeneración neuronal, convirtiéndolo en un aliado potente para mantener un cerebro ágil y resiliente.

Pero sus beneficios no terminan aquí: es también uno de los grandes moduladores del eje intestino-cerebro, puede ayudar a regular la microbiota en contextos de disbiosis, mejorar la integridad de la mucosa intestinal y reducir la inflamación que a menudo es causada por problemas digestivos asociados al estrés. Esta doble acción —cerebral y digestiva— lo sitúa como un alimento terapéutico integral, capaz de nutrir tanto la mente como el intestino.

En Japón incluso existe un dicho sobre este hongo: «Da sabiduría a los ancianos y claridad a los jóvenes».

La dosis habitual es 1-3 g/día en polvo, o 500-1.000 mg/día de extracto seco. Sobre todo, es muy utilizada en polvo para cafés y cremas funcionales.

Reishi (*Ganoderma lucidum*)

Venerado durante siglos en la medicina tradicional china, el *reishi* es un hongo capaz de equilibrar el cuerpo y la mente. Sus compuestos activos —triterpenos y polisacáridos— poseen propiedades antioxidantes, antiinflamatorias e inmunorreguladoras, protegiendo las neuronas del daño asociado al estrés crónico. Favorece la relajación profunda, mejora la calidad del sueño y ayuda a reducir la ansiedad, actuando también como potente regulador del sistema inmune y del tono vagal. Estas cualidades lo hacen especialmente útil en casos de estrés con manifestaciones físicas —como tensión muscular, taquicardia o alteraciones digestivas—, inflamación persistente o disfunciones inmunitarias.

La dosis orientativa es 1-5 g/día de hongo deshidratado o en polvo, o 300-600 mg/día de extracto estandarizado (10:1), preferentemente por la noche. Es muy utilizado en polvo para infusiones o como ingrediente en cafés funcionales.

Cordyceps (*Cordyceps sinensis* o *militaris*)

Conocido como el hongo de la energía, el *cordyceps* es muy apreciado en el Tíbet por su capacidad para aumentar la energía y la resistencia. La cordicepina, su compuesto activo, mejora la producción de ATP, la fuente de energía de nuestras células, lo que potencia la memoria y la función ejecutiva, especialmente durante períodos de fatiga física o mental. Además, el *cordyceps* tiene propiedades neuroprotectoras, ayudando a mantener un cerebro en alerta y funcional.

La dosis habitual es 1-2 g diarios en extracto estandarizado —con al menos 30 por ciento de polisacáridos y 1 por ciento de cordicepina—, o 3-6 g en polvo.

Shiitake (*Lentinula edodes*)

El *shiitake*, además de ser uno de los hongos más populares en la cocina, es rico en un beta-glucano conocido como lentinano, y en eritadenina, compuestos que no sólo benefician al sistema inmunológico, sino también al cerebro. Este hongo ayuda a promover la claridad mental y la vitalidad, al tiempo que protege el sistema cardiovascular, contribuyendo a una mejor circulación y salud cerebral.

La dosis orientativa es 5-10 g del hongo cocinado —con una frecuencia ideal de 3-4 veces por semana—, o 1-1,5 g en polvo.

13.6. Una pequeña dosis de psicodelia

Aunque lo abordaremos más a fondo en capítulos posteriores, es imposible hablar de setas sin mencionar la **psilocibina**, el compuesto activo de los hongos psicodélicos. Hay investigaciones que han revelado que la psilocibina puede aumentar la conectividad cerebral, facilitando la comunicación entre regiones del cerebro que normalmente no la tienen. Este fenómeno se ha relacionado con mejoras en la creatividad, la resolución de problemas y la flexibilidad mental.

La psilocibina también promueve la neuroplasticidad, favoreciendo la reorganización y la formación de nuevas conexiones neuronales. Aunque todavía existen barreras legales, la microdosificación —la práctica de consumir pequeñas dosis subperceptuales de psilocibina— está ganando popularidad en ámbitos académicos y clínicos como una herramienta para la mejora cognitiva, el enfoque y el bienestar emocional.

14

El arte de moverse para pensar mejor

Si existiera una cápsula capaz de mejorar tu memoria, agudizar tu atención, elevar tu estado de ánimo, reducir la inflamación y prevenir enfermedades neurodegenerativa..., ya estaría agotada en todas las farmacias del mundo. Sin embargo, esta cápsula existe; sólo que no se toma, se practica. Se llama ejercicio físico. Así, el movimiento puede transformar el cuerpo y moldear el cerebro. Cuando haces ejercicio —especialmente si incluye picos de alta intensidad—, tu organismo libera una cascada de moléculas con un efecto directo sobre el sistema nervioso central. Una de las más importantes es el BDNF (*Brain-Derived Neurotrophic Factor*), el factor neurotrófico que actúa como fertilizante neuronal: estimula la creación de nuevas neuronas —neurogénesis—, fortalece las conexiones sinápticas y favorece la plasticidad cerebral. En palabras del neurocientífico Andrew Huberman, es «el milagro molecular del ejercicio».

Ahora bien, los beneficios del ejercicio físico van mucho más allá del BDNF, ya que también tiene un impacto profundo y multisistémico sobre el cerebro:

- **Aumenta el flujo sanguíneo cerebral**, mejorando la oxigenación y la llegada de nutrientes esenciales a las neuronas.
- **Modula el sistema nervioso autónomo**, reduciendo el cortisol crónico y favoreciendo la recuperación.

- **Estimula neurotransmisores clave** como la dopamina, la serotonina, las endorfinas y los endocannabinoides. Como resultado, se obtiene más motivación, mejor humor y mayor claridad.
- **Activa la biogénesis mitocondrial en el cerebro**, generando más y mejores mitocondrias. Por lo tanto, más energía neuronal y más juventud cerebral.
- **Reduce la neuroinflamación y el estrés oxidativo**, enemigos silenciosos de la salud cerebral y detonantes en enfermedades neurodegenerativas.
- **Potencia la plasticidad sináptica y la neurogénesis**: el cerebro se adapta, aprende, crea.
- **Mejora la atención, la función ejecutiva y la memoria a largo plazo**, especialmente cuando el ejercicio se convierte en un hábito.

No hace falta correr maratones para lograr estos beneficios, pero tampoco basta con sólo caminar dos manzanas al día. La clave está en combinar la intensidad adecuada, la variedad de estímulos y la regularidad. No se trata de hacer más, sino de moverte mejor: con intención, ritmo y coherencia con tu cuerpo y tu momento vital. A continuación exploraremos las formas más efectivas de hacerlo.

14.1. Cardio moderado (zona 2)

Consiste en realizar ejercicio de ciento cincuenta a ciento ochenta minutos a la semana en la zona 2 de intensidad, que es ese ritmo en el que puedes hablar, pero no cantar. Por ejemplo, puedes hacer cinco sesiones de 30-40 minutos caminando rápido, en bici o nadando con respiración ligera, pero continua. Es una intensidad moderada, sostenible, que eleva el BDNF, oxigena los tejidos, mejora la eficiencia metabólica y activa las mitocondrias.

Caminar: más que un paseo

La escuela filosófica de Aristóteles se llamaba «peripatética» en alusión a que las ideas aparecían caminando. Y Steve Jobs lo sabía:

intercambiar ideas mientras andaba era uno de los grandes secretos de su éxito. Estos dos casos no son casualidad. Según la Universidad de Stanford, caminar incrementa la inspiración creativa en un 60 por ciento en comparación con estar sentado. La mejora fue específica para el pensamiento divergente, definido como un proceso mental utilizado para generar ideas creativas al explorar muchas soluciones posibles. A su vez, diversos estudios han puesto de manifiesto que pasear mejora el flujo de la sangre que llega a nuestro cerebro y aumenta los niveles de acetilcolina, un neurotransmisor clave para la atención y la memoria.

Asimismo, una forma particularmente interesante de activar estos beneficios cerebrales es la llamada *caminata japonesa*, un método desarrollado por investigadores de la Universidad de Shinshu. Consiste en alternar tres minutos de ritmo rápido con tres minutos de ritmo lento, durante media hora, al menos cuatro veces por semana. Aunque nació como una técnica de caminata, puede adaptarse perfectamente a quienes prefieren correr: alternando tres minutos de trote rápido —sin llegar al máximo— con tres minutos de carrera suave o incluso caminata activa. Lo importante no es la velocidad, sino el cambio de intensidad y el ritmo intermitente con los que se entrena el cuerpo... y también el cerebro.

Este patrón de esfuerzo y recuperación cíclica crea una respuesta fisiológica que va mucho más allá de lo cardiovascular. En clave nootrópica, potencia el flujo sanguíneo cerebral, favorece una mayor llegada de oxígeno y nutrientes a las neuronas y estimula la producción de neurotransmisores como la dopamina, la noradrenalina y las endorfinas, claves en la motivación, la claridad y el estado de ánimo. Además, este tipo de entrenamiento activa rítmicamente las mitocondrias neuronales, promoviendo su biogénesis y su eficiencia. Como alterna activación con pausa, también entrena el sistema nervioso a moverse con flexibilidad entre estados de esfuerzo y recuperación, reforzando la resiliencia mental y el equilibrio del eje HPA, clave en la respuesta al estrés y la producción de cortisol.

Para personas con estilos de vida sedentarios o con baja tolerancia al ejercicio intenso, es una forma segura, progresiva y profundamente efectiva de mejorar su salud cerebral. En cambio, para quienes corren con regularidad, incorporar este hábito puede potenciar aún más sus efectos cognitivos y emocionales. Una caminata o carrera japonesa no sólo entrena el cuerpo, también la transición, esa capacidad de pasar del foco al descanso, del esfuerzo a la integración. Como si enseñaras a tu cerebro a respirar con las piernas.

Una vida más activa

Pero no basta con hacer ejercicio una hora al día si el resto del tiempo lo pasas como una seta. Vivimos en una época en la que el sedentarismo ha sido normalizado, lo cual es un problema. El movimiento no debe ser un compartimento estanco, sino un hábito más en tu jornada. Cada gesto cuenta: subir las escaleras en lugar de coger el ascensor; cuando vayas en bus, tren o metro, bajar una parada antes del trabajo; jugar con tus hijos; bailar en casa; pasear a tu perro; preparar la cena de pie, mientras te balanceas al ritmo de una canción, etc.

Si trabajas muchas horas frente a una pantalla, considera también alternar tu postura a lo largo del día. El uso de escritorios elevados o regulables —que permiten trabajar de pie durante ciertos períodos— se ha asociado a mayor claridad mental, mejor circulación cerebral y menos fatiga postural. No se trata de estar todo el día de pie, sino de evitar largos períodos de inmovilidad. A veces, un pequeño cambio de ángulo es suficiente para oxigenar el foco. Tampoco hay que convertir tu vida en un entrenamiento, sino en una danza constante. Cuanto más te mueves, más te alejas de la muerte. Cuanto más integras el movimiento en lo cotidiano, más fácil es mantener un cerebro despierto.

Báilate la vida

Moverte al ritmo de la música, ya sea con pasos torpes —como es mi caso—, de manera improvisada o con coreografías imposibles, también activa tus mitocondrias, tu sistema nervioso y tu cerebro. Bailar puede considerarse una forma de ejercicio en la zona 2, pero no sólo eso: es una expresión ancestral del cuerpo, un modo de liberar tensión, de conectar con uno mismo y con los demás, de entrar en un estado de presencia y de juego. Desde el punto de vista cerebral, se trata de una práctica casi perfecta: eleva el BDNF, aumenta el flujo sanguíneo cerebral, mejora la plasticidad sináptica, y estimula el equilibrio, la coordinación y la memoria motora. También incrementa la dopamina, la oxitocina y la serotonina, e impulsa las redes cerebrales que tienen que ver con la creatividad, la expresión simbólica y la conexión emocional.

No es casual que numerosos estudios hayan demostrado que bailar regularmente mejora el estado de ánimo, protege frente al deterioro cognitivo y reduce el riesgo de demencia. Como señala el trabajo de Burzynska y colaboradores,[16] el baile es una actividad multidimensional beneficiosa para el cuerpo, la mente y el vínculo social al mismo tiempo. Además, a veces ocurre que, cuando el cuerpo entra de lleno en la danza, la mente también baila y, en medio del sudor, el ritmo y la música, algo se abre, como un portal. Entonces, el ego se disuelve, el tiempo se detiene y el alma, por fin, accede a un estado de conciencia expandida.

14.2. Entrenamiento de alta intensidad (HIIT o cardio intenso)

El entrenamiento interválico de alta intensidad, conocido como HIIT, ha demostrado ser una de las herramientas más potentes para activar el cerebro en muy poco tiempo. Basta con una o dos sesiones semanales de veinte minutos, alternando ráfagas cortas de esfuerzo máximo con pausas activas, para desencadenar una cascada de efectos nootrópicos. Durante estos picos de intensidad, el cuerpo libera grandes cantidades de catecolaminas, se eleva la frecuencia cardíaca, y el cerebro recibe una señal clara: hay que estar alerta. Este tipo de estímulo contribuye de forma marcada en la producción de BDNF, favorece la neurogénesis —especialmente en el hipocampo— y mejora la sensibilidad a la glucosa, lo que protege frente al deterioro metabólico. También estimula la biogénesis mitocondrial cerebral, reforzando la capacidad del cerebro para generar energía y adaptarse al esfuerzo.

16. Burzynska, A. Z., *et al.*, «The dancing brain: structural and functional signatures of expert dancers», *Frontiers in Human Neuroscience*, 11, 566 (2017).

Lo mejor es que no necesitas equipamiento ni tiempo extra para ello. Incluso si no puedes hacer sesiones completas, puedes incluir *snacks* de movimiento repartidos a lo largo del día: diez ráfagas de un minuto son suficientes para romper el sedentarismo y poner en marcha el sistema nervioso. Algunos ejemplos son subir escaleras con ritmo, hacer sentadillas vigorosas, saltar a la comba, bailar intensamente una canción, etc. Estos microestallidos ayudan a contrarrestar el enlentecimiento metabólico asociado al trabajo sedentario, impulsan las mitocondrias y oxigenan el cerebro. Actúan como pequeños reinicios neuronales que incrementan la atención, el estado de ánimo y la claridad mental.

14.3. Entrenamiento de fuerza

Entrenar la fuerza dos o tres veces por semana —con tu propio peso, pesas, *kettlebells*, gomas elásticas o cualquier resistencia que active tus músculos— no sólo mejora tu composición corporal, también tu cerebro. Cuando entrenas grandes grupos musculares —piernas, espalda, pecho, *core*—, liberas unas moléculas llamadas **miocinas**, que funcionan como mensajeros entre el músculo y el cerebro. Éstas cruzan la barrera hematoencefálica y desencadenan respuestas neuroprotectoras:

- Estimulan el crecimiento neuronal.
- Reducen la inflamación cerebral.
- Mejoran la sensibilidad a la insulina y la gestión de la glucosa, lo que protege el cerebro frente al deterioro metabólico.

Asimismo, lejos de los movimientos lineales y repetitivos de gimnasio, los entrenamientos con *kettlebells*, mazas, clubs o incluso el propio peso corporal fomentan patrones complejos de movimiento que implican el cerebro de forma mucho más intensa. Estos entrenos combinan fuerza y coordinación, estabilidad central y movilidad periférica, y esfuerzo físico y presencia mental.

Cada *swing*, cada rotación, cada cambio de plano desafía el sistema nervioso central, estimulando regiones cerebrales como el cerebelo, la corteza motora y los ganglios basales, esenciales para la coordinación, el equilibrio y la toma de decisiones rápidas. Además, el carácter balístico y rítmico de estos movimientos favorece el estado de flujo, reduce el ruido mental y mejora la conexión entre el cuerpo y la mente. Así, mover cargas inestables, rotar, fluir, adaptarse... es un verdadero entrenamiento para el sistema nervioso.

14.4. Ritmo circadiano del movimiento

Como la luz, el cuerpo, para que haya movimiento, también necesita polaridad, activación para despertar y pausa para integrar. Igual que la luz que cambia con el paso de las horas, también debería hacerlo nuestra forma de movernos.

- **Por la mañana, movimiento solar**: intensidad, dopamina, foco.
- **Por la noche, movimiento lunar**: suavidad, serotonina y melatonina, descanso.

Mañanas activas, cerebros despiertos

Ejercitarte por la mañana, idealmente al aire libre y con sol, regula los ritmos circadianos y mejora el sueño nocturno; activa la dopamina, encargada de la motivación y el foco; y aumenta la sensibilidad a la luz, favoreciendo la sincronización hormonal. Ahora bien, tampoco se trata de rigidez. Si tu horario o tus circunstancias no te permiten entrenar por la mañana, no pasa nada: el mejor momento para moverse es aquel que puedes mantener a largo plazo. Lo importante es integrar el movimiento en tu día con constancia y atención. Todo suma si lo haces desde el cuerpo y no desde la culpa.

Noches restaurativas, cerebros en calma

Al final del día, el cuerpo pide pausa, por lo que necesita prácticas que le ayuden a activar el parasimpático y facilitar el sueño. A continuación, tienes algunas ideas:

- **Estiramientos conscientes o yoga suave**: liberan tensiones acumuladas en la fascia, estimulan el nervio vago, reducen el cortisol y preparan el cuerpo para un sueño profundo. Acompáñalos con una respiración nasal y lenta, de entre cuatro y seis respiraciones por minuto.
- **Paseo nocturno en silencio, ideal tras cenar**: caminar despacio, sin estímulos, con la atención puesta en la respiración o en el entorno, favorece la digestión, baja la glucosa y promueve la melatonina. Es un modo natural de apagarse y sin pantallas.
- **Balanceo suave, automasaje o movimientos de enraizamiento** (taichi, *qi gong*, técnicas somáticas): fomentan la propiocepción, integran el cuerpo con el sistema nervioso y nos devuelven al presente.

El movimiento lento calma el cerebro límbico. Es como susurrarle a tu sistema nervioso: «Todo está bien. Puedes descansar». En resumen, haz del movimiento tu nootrópico diario, porque un cuerpo que se activa es un cerebro que despierta.

15

La naturaleza: el nootrópico verde

> En lo profundo de nuestros genes, seguimos siendo criaturas del bosque.
>
> E. O. WILSON

Vivimos encerrados en oficinas, en casas, en gimnasios, en coches, en pantallas... y cada vez estamos más lejos de la naturaleza. Llámala Gaia, Pachamama, Gea, Danu, Coatlicue o como prefieras. Somos hijos de una Tierra viva y sagrada, y, como en la parábola del hijo pródigo, tras años de olvido y arrogancia civilizatoria, necesitamos regresar a ella. Su abrazo seguirá ahí, esperando, porque una madre no se cansa, siempre nos espera. La biología no olvida. Aunque hayamos domesticado nuestro entorno, nuestro cerebro permanece indómito. Escucha la llamada de lo salvaje. Fue moldeado durante millones de años al ritmo del viento, del canto de los pájaros, de la luz que se filtra entre los árboles. Bosques, ríos, mares, rocas y cielos. Ahí, en su hogar original, es donde mejor funciona.

Hacks **para una buena vida**

- Horizonte en los ojos
- Brisa en los oídos
- Calma en la mente
- Tierra en los pies

- Verde en la boca
- Aire en la nariz
- Sol y sal en la piel
- Fuego en el espíritu

La naturaleza es belleza, terapéutica y nootrópica. Existen estudios recientes que demuestran que pasar tiempo en entornos naturales incrementa la atención, reduce la rumiación, regula el estrés, potencia la creatividad, refuerza la memoria espacial y mejora el estado de ánimo. Todo esto con el único efecto secundario de que, una vez que regreses, no querrás marcharte. Porque recuerda: la naturaleza no se visita, se habita.

15.1. Verde y sal como medicina cerebral

Cuando caminas por un bosque, tus niveles de cortisol disminuyen, tu ritmo cardíaco se armoniza y la actividad del sistema nervioso parasimpático —vagal— aumenta. Tu cerebro lo interpreta como un entorno seguro, como volver a nuestro hogar, y el estrés se disuelve en casa. La corteza prefrontal —responsable de las funciones ejecutivas, la toma de decisiones y la regulación emocional— recupera su tono.

En un experimento clásico, se comparó un paseo por la ciudad con uno por un entorno natural. Sólo el segundo redujo significativamente la actividad en la corteza subgenual, una zona vinculada a la depresión y la rumiación. Pero este superpoder no es exclusivo del bosque, también del mar. Caminar junto a las olas, respirando la brisa salada y dejando que la mirada se pierda en el horizonte, disminuye la actividad del sistema nervioso simpático y favorece una sincronía interna difícil de lograr en otros contextos.

Así pues, el mar regula la mente con su pulso constante. El susurro de sus olas es como una nana ancestral, como escuchar a una madre que canta para calmar a su criatura. Ese vaivén hipnótico induce ondas cerebrales alfa. De hecho, el sonido del agua —del mar, la lluvia o una cascada— tiene efectos nootrópicos, ya que mejora el foco relajado, fomenta la creatividad y calma el ruido mental. El abrazo del bosque, el arrullo del mar: uno nos recoge, el otro nos disuelve.

En este sentido, la teoría de la **restauración de la atención** —conocida por sus siglas en inglés, ART— plantea que los entornos naturales capturan nuestra atención de forma suave y sin esfuerzo. Esto permite que nuestros sistemas atencionales dirigidos, que usamos para concentrarnos en tareas exigentes, descansen y se restauren. Por esto, tras un paseo por el campo o junto al mar, pensamos con más claridad. No es sólo por el oxígeno, sino porque dejamos de gastar energía cognitiva en estímulos irrelevantes. La naturaleza calma el ruido interno, lo cual nos devuelve foco.

15.2. Respirar en verde y oler la vida

El aire que respiramos en la naturaleza no es sólo más limpio, sino más vivo. Contiene una mezcla de fitoncidas —compuestos orgánicos volátiles liberados por los árboles y las plantas—, iones negativos y esporas del suelo, y un nivel de oxígeno más estable. Esta combinación, imposible en entornos urbanos, tiene efectos medibles sobre el sistema inmune, la ansiedad y la claridad mental. Pero no sólo los bosques respiran, también lo hace el mar. La bruma marina aporta su propia alquimia: iones negativos en alta concentración, sal dispersa y una carga eléctrica natural que influye en el estado de ánimo y la oxigenación cerebral.

Además, la respiración y el olfato son puertas directas al cerebro. El bulbo olfatorio está íntimamente conectado con el sistema límbico, especialmente con la amígdala y el hipocampo, que son las áreas responsables de las emociones, los recuerdos y la memoria espacial. Por este motivo, ciertos olores —el pino, la hierba fresca, la tierra húmeda, el romero o incluso el salitre del mar— nos evocan lugares, personas o sensaciones con una intensidad casi mágica, sin pasar por el filtro racional.

Caminar por la naturaleza es también un ejercicio de memoria aromática, una estimulación sensorial ancestral que activa rutas cerebrales profundas. Al hacerlo, sin darnos cuenta, reconectamos con una parte de nosotros que sólo despierta cuando el aire huele, de verdad, a vida.

Aromas que despiertan el cerebro

El olfato no sólo evoca recuerdos, también puede mejorar la memoria. Como ya comenté en *Estimula tu nervio vago*, «según diversos estudios, el entrenamiento olfatorio con aceites esenciales es más eficaz para la memoria que hacer sudokus».[17]

Entre los aceites más eficaces para estimular la función cognitiva destacan:

Tabla 15.1. Aceites esenciales con efecto nootrópico

ACEITE ESENCIAL	EFECTO PRINCIPAL	SUGERENCIA DE USO
Romero	Estimula la memoria, la alerta y la atención.	Difusor matutino o inhalación directa.
Salvia	Estimula la memoria, el foco y la claridad mental.	Difusor en estudio o inhalación antes de tareas cognitivas.
Lavanda	Favorece la relajación y la consolidación de la memoria.	Antes de dormir o en momentos de estrés.
Cítricos (limón, naranja, bergamota)	Elevan el ánimo y promueven claridad mental.	Difusor o unas gotas en las muñecas.
Menta	Aumenta la concentración y la energía.	Inhalación antes de tareas mentales.
Eucalipto	Refresca, despeja y potencia la oxigenación cerebral.	En ducha caliente o difusor ambiental.
Ciprés	Mejora la respiración y la conexión cuerpo-mente.	Difusor en momentos de introspección.

Fuente: Mori, K., *et al.*, «Olfactory stimulation using essential oils improves cognitive function and mood in healthy older adults: a randomized controlled trial», *Frontiers in Neuroscience*, 17 (2023).

Asimismo, cabe tener en cuenta que el entrenamiento olfativo diario, es decir, exponerse conscientemente a varios aromas de diez a quince segundos cada uno, dos veces al día, ha mostrado resultados prometedores en estudios con adultos mayores y pacientes con deterioro cognitivo leve.

17. Valenzuela, A., *Estimula tu nervio vago*, Alienta Editorial, Barcelona, 2024, p. 269.

¿Qué son los iones negativos?

Los iones son moléculas de oxígeno que han ganado un electrón extra al entrar en contacto con el agua, la luz solar, el aire en movimiento o ciertos minerales. Están especialmente concentrados en determinados lugares, como los bosques, las cascadas y los ríos, las playas, las montañas y después de una tormenta. Cuando los respiramos, atraviesan el epitelio nasal y pueden llegar a influir en la química cerebral, regulando los niveles de serotonina, reduciendo la ansiedad, mejorando el estado de ánimo y facilitando el sueño. Ésta es una de las razones por las que, tras una caminata entre árboles o una tarde junto al mar, te sientes diferente, como si algo invisible te hubiera limpiado por dentro.

Aunque te suene a magia es ciencia: numerosos estudios han documentado sus efectos sobre el sistema nervioso. De hecho, un metaanálisis confirma su papel positivo en el estado de ánimo y el descanso. Tras revisar múltiples estudios clínicos, concluyó que la exposición a altas concentraciones de iones negativos se asocia con una reducción significativa en los niveles de depresión y ansiedad y mejoras en la calidad del sueño.[18]

15.3. La naturaleza despierta la creatividad

Para este apartado no me basaré en estudios —como los de David Strayer o Ruth Ann Atchley— que vinculan la naturaleza y la creatividad, sino que voy a exponer ideas de mi diario personal, sin filtros ni correcciones.

17 de junio de 2025, en algún lugar de los Pirineos

> Cuando escribo estas líneas, ando perdido en una cabaña en mitad del eje pirenaico. En Les Flors —así se llama el alojamiento rural— he encontrado un remanso de paz donde las palabras vuelan como flechas.

18. Perez, V.; Alexander, D. D.; y Bailey, W. H, «Air ions and mood outcomes: a review and meta-analysis», *BMC Psychiatry*, 13, 29 (2013).

Acompañado por Fosca, Gris y Max —tres adorables border collies—, sentado al fresco del atardecer, con el inmenso valle de los Pirineos despidiendo al sol y los buitres sobrevolando en silencio, mientras una incipiente luna asoma tras las montaña..., me siento como el mismo Borges, acariciando con mi pluma mi querido cuaderno verde en el que se proyectan palabras que emanan de una supraconsciencia.

La naturaleza es la musa más evocadora.

No hay un lugar en el mundo que desee más que aquí, ahora y con quien ya estoy.

A veces, escribir entre las montañas es la forma más honesta de regresar a uno mismo.

15.4. Caminar y volver a sentir

Cuando caminas por un sendero, tu hipocampo —el guardián de los recuerdos— se activa. Esta estructura, clave para la memoria y la orientación espacial, necesita tres cosas para mantenerse joven: movimiento, novedad y estimulación sensorial. Y esto es precisamente lo que ofrece la naturaleza. Orientarte en un entorno cambiante, buscar referencias visuales, sentir el terreno bajo tus pie..., todo ello estimula la neurogénesis y la plasticidad en el hipocampo. Por esta razón, los entornos naturales se asocian a un menor deterioro cognitivo y a un mayor volumen de sustancia gris en regiones cerebrales esenciales.

Asimismo, nuestros pies contienen más de 200.000 terminaciones nerviosas, de modo que caminar descalzo por tierra, césped o arena —lo que hoy se conoce como *grounding* o *earthing*— no sólo estimula la propiocepción, sino también circuitos cerebrales sensoriales y motores que solemos tener adormecidos. Además, el contacto directo con el suelo influye en la actividad eléctrica del cuerpo, reduce la inflamación y mejora el sueño. No es magia, es electromagnetismo. Nuestro sistema nervioso funciona a través de impulsos eléctricos que necesitan ser regulados por el campo electromagnético de la Tierra.

Además, se ha descrito la presencia de diminutos cristales de biomagnetita en el cerebro humano capaces de interactuar con campos electromagnéticos. Algunos autores han propuesto que estas biomagnetitas podrían participar —una hipótesis prometedora pero aún por confirmar— en procesos de resonancia y orientación, e incluso en el almacenamiento de información a escala cuántica. Desde esta perspectiva, el contacto eléctrico con la Tierra podría no sólo descargarnos, sino también modular de forma sutil esta dimensión bioelectromagnética del sistema nervioso.[19]

Sin embargo, para que esto ocurra, debemos tener los pies en el suelo, sin intermediarios. Las suelas sintéticas nos aíslan y nos desconectan de la fuente. Sentir la Tierra bajo los pies es volver al cuerpo y, al hacerlo, también estamos cuidando el cerebro.

15.5. Los árboles te devuelven la luz transformada

Cuando hablamos de los beneficios de la luz roja e infrarroja, dijimos que, si bien están presentes en los rayos del sol durante todo el día, sólo cuando el sol está bajo —en las dos primeras horas tras el amanecer y las dos últimas antes del anochecer— su intensidad es suficiente para activar nuestras mitocondrias. ¿Y si te dijera que existe una forma de amplificar esta luz sanadora, sin recurrir a la tecnología ni a sofisticados equipos? La clave está en la naturaleza y, más concretamente, en las hojas.

Gracias a su alto contenido en clorofila, las hojas no sólo absorben la luz para hacer la fotosíntesis, también reflejan una parte muy específica del espectro: la radiación infrarroja de onda larga. Esto convierte a los entornos verdes —con árboles, plantas, césped...— en espejos vegetales que te devuelven la parte más terapéutica del sol. Un simple paseo bajo una arboleda —como es mi caso, en el río Genil—, con el sol colándose entre las ramas, puede ser una sesión natural de fotobiomodulación. Una planta grande junto a la ventana también puede actuar como un espejo que te devuelve la luz... con un matiz más sabio.

Como resultado, una dosis de luz infrarroja filtrada y amplificada, que penetra en tu piel, estimula tus mitocondrias y genera un

19. Bókkon, I.; y Salari, V., «Information storing by biomagnetites», *Journal of Biological Physics*, 36, 1 (2010), pp. 109-120.

efecto regenerador profundo. Y lo mejor es que te permiten recibir infrarrojos incluso fuera de las horas mágicas del amanecer y del atardecer. Por lo tanto, la sombra de los árboles y las plantas extienden la ventana terapéutica del sol.

15.6. La naturaleza como regulador circadiano

Nuestro reloj biológico también se ajusta con la luz natural, el ritmo de las estaciones y los cambios de temperatura. En la naturaleza, el cuerpo reaprende a dormir mejor, a comer con más conciencia, a moverse con propósito. Y el cerebro, en consecuencia, se regula. Un estudio dirigido por el doctor Kenneth Wright de la Universidad de Colorado[20] reveló que pasar sólo unos días de acampada sin luz artificial ni pantallas es una de las formas más eficaces de reajustar los ritmos circadianos y mejorar el insomnio crónico. Al exponerse únicamente a la luz solar y a la oscuridad natural, el cuerpo vuelve a sincronizarse con el ciclo día-noche. La naturaleza no sólo regula, resetea.

15.7. La jardinería como puente entre cuerpo y memoria

El neurólogo y escritor Oliver Sacks, que acompañó durante décadas a pacientes con enfermedades neurodegenerativas, observó cómo la jardinería tenía un efecto asombroso incluso en quienes ya lo habían perdido casi todo. Relató que en pacientes con alzhéimer avanzado —incapaces incluso de atarse los cordones— bastaba con ponerlos frente a un parterre con semilleros para que supieran exactamente qué hacer. «Incluso los pacientes con demencia sabían plantar sin poner las raíces hacia arriba»,[21] comentó con cierta ternura y satisfacción. También, como él mismo escribió: «En

20. Wright, K. P., *et al.*, «Entrainment of the human circadian clock to the natural light-dark cycle», *Current Biology*, 23, 16 (2013), pp. 1554-1558.

21. Sacks, O., «The healing power of gardens», *The New York Times*, 18 de abril de 2019, <https://www.nytimes.com/2019/04/18/opinion/sunday/oliver-sacks-gardens.html>.

cuarenta años de práctica médica, sólo dos terapias no farmacológicas fueron vitales para pacientes con enfermedades neurológicas crónicas: la música y los jardines».[22]

Porque el cuerpo —incluso cuando la mente flaquea— recuerda cómo conectar con la vida. Plantar, tocar la tierra, cuidar... son gestos que despiertan algo en lo más profundo de nuestro cerebro.

15.8. Volver a casa

La naturaleza es ese hogar perdido que nuestra fisiología sigue buscando. Cada vez que nos adentramos en ella —aunque sea unos minutos al día— es como si el cuerpo y el cerebro recordaran algo esencial: que no vinimos a sobrevivir en cajas de cemento, sino a florecer bajo el cielo abierto. No obstante, para llevar los pensamientos al cielo, primero hay que tener los pies en el suelo. Pero en el suelo de verdad, el de tierra.

Así, si no puedes volver a tu hogar natural tanto como te gustaría, llévalo a tu casa y a tu trabajo. Por ejemplo, adopta plantas; usa muebles de madera, tejidos naturales o difusores con aceites esenciales; cuelga cuadros que evoquen paisajes; instala una pequeña fuente; abre las ventanas; visita los parques de tu ciudad, etc. Haz del lugar donde vives uno que también respire.

Tabla 15.2. Opciones prácticas para llevar la naturaleza a tu espacio

ELEMENTO	¿CÓMO AYUDA?
Plantas vivas en casa	Purifican el aire, reducen el estrés, evocan vida.
Muebles de madera y tejidos naturales	Estéticamente cálidos, conectan con lo natural.
Difusores con aceites esenciales	Estimulan el olfato y las emociones, evocan el bosque o el mar.
Cuadros o fotografías de la naturaleza	Reubican tu mente en un entorno más amplio.
Fuentes pequeñas o sonido de agua	Aportan iones negativos y calma sensorial.
Paseos regulares en parques urbanos	Son una recarga diaria accesible y consciente.

22. Mofid, K., «World in chaos and despair: the healing power of gardens», *Globalisation for the Common Good Initiative*, 15 de julio de 2020, <https://gcgi.info/archive/1151-world-in-chaos-the-healing-power-of-gardens>.

16

El cerebro estresado no piensa, sobrevive

La sociedad vive hiperestimulada, es decir, el sistema nervioso simpático domina gran parte de nuestra jornada, y el estrés crónico se ha convertido en el modo por defecto del siglo XXI. Los estresores han cambiado, pero la respuesta biológica sigue siendo la misma: lucha o huye. Aunque la mayoría de los problemas modernos no se resuelven ni peleando ni escapando, nuestro cuerpo reacciona como si estuviéramos en peligro real. Pero el problema no es sólo que nos sintamos acelerados, es que el cerebro cambia bajo el estrés, literalmente. Hay numerosas evidencias de que el estrés psicológico crónico disminuye la expresión de BDNF, el fertilizante cerebral por excelencia, y el cortisol elevado, mantenido en el tiempo, erosiona la estructura del cerebro, haciéndolo más vulnerable, menos plástico y más propenso a un envejecimiento prematuro.

En consecuencia, la exposición continua al cortisol —la hormona del estrés— afecta de forma directa a varias regiones clave:

- **Hipocampo** (el guardián de nuestros recuerdos): reduce su volumen y plasticidad, lo cual provoca problemas de memoria y aprendizaje.
- **Corteza prefrontal** (el CEO del organismo): se deteriora, por lo que nos cuesta tomar decisiones, mantener la atención o pensar con claridad.
- **Amígdala** (la centinela emocional): se hipertrofia y, por con-

siguiente, aumenta la reactividad emocional, la ansiedad y el miedo constante.

En definitiva, el estrés crónico convierte un cerebro pensante en reactivo, en uno que no elige, sobrevive.

16.1. Cortisol, DHEA y pregnenolona

En nuestra respuesta al estrés, tres hormonas tienen un papel fundamental: el cortisol, la DHEA y la pregnenolona. Estas sustancias nacen en las glándulas suprarrenales, pero tienen roles muy distintos. Mientras que el cortisol —la hormona del estrés— actúa como el guerrero que nos prepara para enfrentarnos a las amenazas, la DHEA y la pregnenolona son las hormonas protectoras que trabajan en equilibrio para preservar la calma y la neuroplasticidad. Sin embargo, bajo estrés crónico, el cortisol puede robar recursos de sus compañeros hormonales, desajustando el equilibrio y acelerando el envejecimiento cerebral.

El **eje hipotálamo-hipófisis-suprarrenal** (HPA) es nuestra orquesta interna, que regula nuestra respuesta al estrés. En su estado ideal, sólo se activa ante amenazas reales, pero en nuestra vida moderna hiperestimulada, el estrés se convierte en un compañero constante. Cuando las glándulas suprarrenales se sobrecargan de cortisol debido a un estrés constante, la producción de DHEA y pregnenolona disminuye, lo que debilita nuestra capacidad de respuesta y adaptación al estrés. Entonces, aparecen síntomas como la niebla mental, la ansiedad, la fatiga y las dificultades cognitivas. La solución pasa por restaurar el equilibrio.

Por su parte, como ya hemos visto, las **glándulas suprarrenales** no sólo producen cortisol, también generan DHEA y pregnenolona, las hormonas esenciales para la reparación, la calma y la neuroplasticidad. La pregnenolona, en particular, es crucial para la formación de mielina, la neurogénesis en el hipocampo y la protección contra el estrés oxidativo.

Además, la DHEA tiene un efecto modulador sobre el cortisol, mejorando el estado de ánimo, la energía y la neuroplasticidad. En personas mayores —o en jóvenes con *burnout* crónico—, su déficit se nota: falta de energía, apatía, pérdida de deseo, etc. Pero cuando se restituye con cuidado, puede devolver la chispa vital, el entusiasmo e incluso la capacidad de responder al mundo con más flexibilidad.

Tabla 16.1. Funciones nootrópicas destacadas

FUNCIÓN	PREGNENOLONA	DHEA
Cognición	Mejora la memoria y la concentración.	Claridad mental, energía, motivación.
Neuroprotección	Actúa como antioxidante y en la mielinización.	Equilibrio frente al cortisol.
Estado de ánimo	Funciona de ansiolítico y modula el GABA.	Efecto antidepresivo leve.
Eje HPA	Restablece la plasticidad y la regeneración.	Amortigua el estrés crónico.
Envejecimiento	Mejora la resiliencia y la función sináptica.	Ralentiza el deterioro neuroendocrino.

Por otro lado, cuando el cortisol se eleva de manera crónica y la DHEA cae, el cuerpo manifiesta síntomas como agotamiento matutino, insomnio nocturno, falta de motivación e incluso de deseo sexual, entre otros. La fatiga se alterna con ciclos de hiperactividad y la resiliencia frente al estrés se ve profundamente afectada.

Asimismo, durante la menopausia, la producción ovárica se apaga y el cuerpo delega en las suprarrenales el mantenimiento del equilibrio hormonal. Entonces, la DHEA se convierte en una hormona puente, ya que puede transformarse en estrógenos y andrógenos según las necesidades del cuerpo. Así, su déficit puede manifestarse como:

- Sequedad vaginal, caída de cabello, piel frágil.
- Pérdida de fuerza y deseo sexual.
- Fatiga, insomnio, ansiedad, niebla mental.
- Mayor propensión a infecciones y desequilibrios inmunes.

Por lo tanto, la DHEA es reparadora y no sólo actúa sobre el ánimo o la libido, sino sobre la integridad corporal femenina en su madurez.

16.2. Restaurar el equilibrio

El tratamiento de reposición hormonal con DHEA y/o pregnenolona, siempre bajo supervisión médica, puede ser un aliado poderoso para restaurar el equilibrio hormonal y mejorar la resiliencia frente al estrés, especialmente en situaciones de menopausia, agotamiento o envejecimiento acelerado.

No obstante, restaurar la DHEA y la pregnenolona no sólo es cuestión de suplementación hormonal, sino de crear un entorno biológico que favorezca la producción natural de estas hormonas esenciales. La base para mantener un equilibrio hormonal óptimo radica en cuidar nuestros hábitos diarios. Una buena alimentación, el ejercicio moderado, el manejo del estrés, la meditación, el contacto con la naturaleza, las relaciones sociales sanas y un descanso adecuado son pilares fundamentales para que las glándulas suprarrenales funcionen correctamente, produciendo DHEA y pregnenolona de manera eficiente.

Un estilo de vida coherente que apoye el sistema hormonal implica nutrir el cuerpo con los micronutrientes adecuados, regular el estrés y permitir la recuperación. En este sentido, nutrientes como la vitamina C —presente en cítricos o pimientos—, las vitaminas del complejo B —en legumbres y carnes magras— y el magnesio —en espinacas, almendras y aguacates— son aliados en el restablecimiento de la función suprarrenal. Además, adaptógenos como la *ashwagandha* y la *rhodiola* —de los que hablaremos más adelante— ayudan a modular el estrés de manera eficaz, protegiendo la función suprarrenal a largo plazo.

Como hemos mencionado anteriormente, tres nutrientes destacan especialmente cuando se trata de apoyar la función de las glándulas suprarrenales y optimizar nuestra capacidad para lidiar con el estrés: la vitamina C, el complejo B y el magnesio. Cada uno de estos nutrientes desempeña un papel crucial en la regulación del cortisol, la resiliencia emocional y la salud del sistema nervioso en general. A continuación exploraremos cómo la suplementación con estos nutrientes puede contribuir a restaurar el equilibrio hormonal y mejorar la respuesta del cuerpo al estrés.

- **Vitamina C**: suplementarse con ella puede mejorar la capacidad del organismo para lidiar con el estrés y reducir los efectos negativos del cortisol elevado. La dosis recomendada es de entre 500 mg y 2 g diarios en forma de ascorbato cálcico o liposomal, dividida en varias tomas. Un estudio reciente de Poggioli *et al.*[23] mostró que la suplementación con vitamina C reduce significativamente los niveles de cortisol en personas con estrés crónico, mejorando su capacidad de adaptación.

- **Complejo B**: las vitaminas B son clave para la producción de neurotransmisores y la regulación del estrés. En particular, el ácido pantoténico (B5) es esencial para la producción de hormonas esteroideas en las suprarrenales. La dosis recomendada de complejo B es de entre 50 y 100 mg al día en forma metilada. Un estudio de Larsen *et al.*[24] demostró que la suplementación con vitaminas del complejo B disminuye significativamente la ansiedad y mejora el bienestar emocional en personas sometidas al estrés.
- **Magnesio**: el magnesio es fundamental para la relajación del sistema nervioso y la regulación del cortisol. Se recomienda una dosis de entre 200 y 400 mg al día en forma de bisglicinato, acetiltaurato o citrato para mejorar la respuesta al estrés. Un estudio de Zhao *et al.*[25] encontró que la suplementación con magnesio reduce significativamente los niveles de cortisol e incrementa la calidad del sueño en personas con ansiedad.

Restaurar el equilibrio de cortisol, DHEA y pregnenolona es un proceso de restauración global, que implica cuidar la suprarrenal, nutrir el cerebro y, lo más importante, regular el estrés de manera consciente. Sólo cuando devolvemos el ritmo natural del eje HPA podemos esperar recuperar nuestra resiliencia, claridad mental y vitalidad.

23. Poggioli, R., *et al.*, «The effect of vitamin C supplementation on cortisol and oxidative stress in chronic stress conditions», *Journal of Clinical Nutrition*, 15, 6 (2020), pp. 1234-1240.

24. Larsen, J. K., *et al.*, «B vitamins and stress: a systematic review of the evidence», *Journal of Clinical Psychopharmacology*, 38, 5 (2018), pp. 457-463.

25. Zhao, W., *et al.*, «Magnesium supplementation and its effects on cortisol and stress: a randomized controlled trial», *Stress and Health*, 35, 2 (2019), pp. 220-228.

16.3. La derrota social

Hay algo peor que estar solo, y es sentirse solo rodeado de personas. Según la neurociencia, la soledad no deseada es uno de los factores que más daña al cerebro. Sentirse invisible o aislado activa un estado de vigilancia constante que altera la homeostasis del sistema nervioso y dispara la neuroinflamación. A su vez, este tipo de estrés social eleva el cortisol y estimula la microglía, el sistema inmunitario del cerebro. El resultado es un estado inflamatorio que desequilibra los neurotransmisores, altera la función sináptica y perjudica nuestra claridad mental.

Como bien sabes, el cortisol es la hormona del estrés crónico, y si hay algo que dispara esta respuesta —y con ella la inflamación cerebral— es, sin duda, la sensación de incertidumbre. El estrés crónico es, en esencia, una incertidumbre mantenida en el tiempo. Sin embargo, nuestro cerebro odia la incertidumbre y, en cambio, necesita certezas absolutas —por esto existen las religiones—, así que hará todo lo posible por evitar lo incierto, incluso autoengañarse. Preferimos vestirnos con trajes a medida de nuestras creencias, aunque sean ficticios, elegimos la pastilla azul y permanecemos en Matrix: una mentira piadosa antes que una verdad incómoda. Cada cigarrillo que fumas te roba diez minutos de vida... Pero ¡qué demonios!, sólo se vive una vez. Aunque la verdad es que sólo se muere una vez.

La incertidumbre hace que el cerebro perciba que las demandas del entorno superan los recursos —físicos, emocionales o cognitivos— disponibles para hacerles frente. Esta percepción activa respuestas de alarma que, si se prolongan, alteran los sistemas nervioso, inmune y endocrino. En neurociencia y psiconeuroinmunología, a este fenómeno se lo conoce como *derrota social*. Hace referencia a situaciones en las que el individuo percibe una pérdida de estatus, apoyo o control social. Pero lo relevante no es la realidad objetiva, sino la percepción subjetiva de aislamiento, inferioridad o indefensión. La soledad no deseada, la incertidumbre prolongada, la vergüenza, el rechazo, la indefensión aprendida... Todos estos factores activan rutas inflamatorias y deterioran la salud mental y física.

Robert Sapolsky, uno de los mayores expertos en estrés y comportamiento social, lo resume con crudeza en el epílogo de *Behave*:[26] «La jerarquía social mata. Los individuos sometidos a un estatus bajo —aunque sea percibido— presentan más inflamación, peor inmunidad y mayor riesgo de enfermedad». Y estarás de acuerdo conmigo: vivimos en una sociedad que ha ido perdiendo los vínculos entre sus integrantes. La cultura del individualismo, el narcisismo de las pantallas y los tiempos convulsos nos han condenado a convivir con una incertidumbre casi permanente. La solución, como decían los estoicos, está en vivir conforme a nuestra naturaleza, y ésta es social. Lo social es fisiológico; el vínculo es neuroprotector.

Así pues, el cerebro humano no evolucionó para estar solo, ni para vivir en alerta constante. Nuestro sistema nervioso se regula en conexión con su tribu. Sentirse visto, comprendido, contenido, no juzgado... desactiva la alarma y cura. Por esto, cualquier estrategia para preservar la salud cerebral debe incluir el cuidado del entorno emocional, la calidad del vínculo y la sensación de pertenencia. En resumen: oxitocina en estado puro.

Por último, rechazar la soledad no deseada no significa despreciar la soledad elegida, sino que hay momentos en los que necesitamos estar solos para escucharnos, repararnos y volver a nosotros. Si el cuerpo te lo pide, regálate un rato contigo mismo. Recuerda que el silencio también es un nootrópico.

16.4. Vivir en el aquí y en el ahora

La meditación no es una técnica de relajación, aunque pueda inducir calma. Es, sobre todo, una práctica de entrenamiento mental que fortalece la resiliencia del cerebro. No se medita sólo para calmar los nervios, también para responder mejor cuando los nervios se disparan. Dicho de otro modo, meditas para que tu cerebro sea más resolutivo y menos reactivo ante el estrés.

Los estudios así lo confirman: la práctica regular de la meditación aumenta los niveles de BDNF, el factor neurotrófico derivado del cerebro. Esta molécula favorece la plasticidad neuronal y

26. Sapolsky, R., *Behave*, Arrow, Penguin Random House, Estados Unidos, 2017.

estimula la neurogénesis, actuando como un fertilizante para las neuronas. Además, la meditación fortalece el eje amígdala-corteza prefrontal ventromedial (VMPFC), es decir, ayuda a que las emociones reactivas —gestionadas inicialmente por la amígdala— puedan ser moduladas por el sistema más sabio y reflexivo de la corteza prefrontal. Así, se crea un espacio entre el estímulo y la respuesta, y cuanto más amplio sea, más libertad tendremos para elegir una respuesta adecuada en lugar de reaccionar en piloto automático.

Estímulo → emoción (amígdala) → pausa consciente (corteza prefrontal) → respuesta adecuada

La neuroimagen muestra que esta práctica cambia literalmente la arquitectura cerebral, aumenta la conectividad funcional y reduce la reactividad emocional. En palabras del neurocientífico Richard Davidson: «La meditación es una forma de ejercitar el cerebro». También en un estudio de Kral *et al.* demostraron que tanto el entrenamiento breve como el sostenido en meditación *mindfulness* reducen la reactividad de la amígdala frente a estímulos emocionales.[27]

El problema no es sentir emociones, sino quedarnos atrapados en ellas. El cerebro humano es una máquina de imaginar y, mediante palabras e imágenes, crea dos mundos ficticios llamados pasado y futuro. Nuestra calidad de vida es inversamente proporcional al tiempo que pasamos en ellos, puesto que habitar en exceso en el pasado nos llena de culpa y tristeza, y anticipar continuamente el futuro nos genera ansiedad e inquietud. Mientras tanto, el cerebro teje un instante alternativo tras otro: uno mejor que éste —que produce insatisfacción— y otro peor —que alimenta el miedo—. Siempre está comparando y proyectando, y es así como nos perdemos lo único que realmente existe: este instante. ¿La solución? Cultivar la atención y regresar al presente.

27. Kral, T. R. A., *et al.*, «Impact of short- and long-term mindfulness meditation training on amygdala reactivity to emotional stimuli», *NeuroImage*, 181 (2018), pp. 301-313.

16.5. *Mindfulness*: volver a casa

Meditar es llevar la mente a casa.

Sogyal Rimpoché

La meditación no busca eliminar las emociones ni dejar la mente en blanco. Tampoco es una lucha contra los pensamientos, sino un entrenamiento para estar presentes. Permite observar lo que sentimos sin juzgarlo, comprender nuestras emociones sin evitarlas, y asumirlas y asimilarlas sin necesidad de actuar sobre ellas. Por lo tanto, no es desconectarse, sino todo lo contrario: es conectar con lo que está ocurriendo aquí y ahora, con amabilidad y claridad. Por esto puede afirmarse que el *mindfulness* es un nootrópico emocional, que fortalece la regulación afectiva, afina la percepción y nos devuelve a lo esencial.

Puede que estés pensando: «La meditación está muy bien, pero ya me faltan horas en el día como para ponerme a no hacer nada». Lo entiendo, a muchos nos pasa, pero justo cuando más acelerados estamos, más necesitamos detenernos. Cuanto más ruido hay fuera, más imprescindible es el silencio interior. No se trata de añadir otra obligación a tu agenda, sino de recordar que tú deberías ser tu prioridad. Eso sí, como todo lo que vale la pena, meditar requiere práctica, constancia y una actitud abierta. Existen múltiples estilos —*mindfulness*, *vipassana*, meditación trascendental, con mantras, en movimiento...— y no hay un único camino correcto. Lo importante es empezar, probar y explorar.

Al principio, es más fácil meditar con una voz que te acompañe. Por ello te recomiendo una meditación guiada, ya sea con una aplicación, un vídeo o la ayuda de un profesional. Necesitarás a alguien que te indique en qué enfocarte y que te recuerde, con suavidad, que vuelvas cuando la mente se disperse. Asimismo, una práctica especialmente útil para empezar —y profundamente nootrópica— es el *body scan*, una meditación sencilla y poderosa basada en algo muy antiguo: volver al cuerpo. El *body scan* o 'escaneo corporal' consiste en mantener la atención plena y recorrer mentalmente el cuerpo, parte por parte, observando sensaciones sin juzgarlas. Dedica unos minutos a recorrer tu cuerpo con atención: nota cómo están los pies, las piernas, el abdomen, los hombros... sin cambiar nada, sólo sintiendo. Es una forma sencilla de calmar el sistema nervioso antes de dormir.

En definitiva, meditar no es, necesariamente, algo místico ni reservado a iniciados. Como ya hemos dicho, no se trata de dejar la mente en blanco ni de controlar los pensamientos, sino de observarlos con atención y sin juicio. De sentarse... y sentirse.

16.6. El nervio vago como puente de recuperación

Si el cerebro es el timonel de nuestra existencia, el nervio vago es el puente entre sus órdenes y el cuerpo que las ejecuta. Es el hilo invisible que conecta cerebro, corazón, intestino y pulmones, pero también une cuerpo y mente, fisiología y emoción, supervivencia y presencia. En el día a día, este nervio —el décimo par craneal, el más largo y ramificado— orquesta el sistema parasimpático, modulando funciones esenciales como la frecuencia cardíaca, la respiración, la digestión, la inflamación... y también el equilibrio emocional.

No obstante, quizá su papel más decisivo sea otro: el nervio vago es la vía de retorno tras la tormenta del estrés. Es el que nos saca del modo lucha-huida y nos devuelve al cuerpo. Y sólo cuando salimos de la supervivencia —de esa mente dispersa y desbordada— podemos hacer lo que el cerebro mejor sabe: crear, aprender, recordar, decidir.

Ahora bien, ¿cómo podemos estimular el nervio vago? Hace falta respiración, contacto, descanso, límites... Las prácticas vagotónicas no sólo calman, también protegen tu cerebro.

16.7. Respirar bien para pensar mejor

No hay herramienta más inmediata para regular el sistema nervioso que la respiración. Y no hablamos sólo de oxígeno: la forma en que respiras afecta a cómo piensas, sientes y decides. La respiración lenta, nasal y diafragmática activa el nervio vago, reduce el cortisol y permite que la corteza prefrontal —la parte más lúcida del cerebro— recupere el mando. Además, armoniza el ritmo del corazón con el de la respiración, lo que se conoce como **coherencia cardíaca**, un estado fisiológico de equilibrio que favorece la calma mental, el enfoque y la toma de decisiones.

Este patrón de respiración modula directamente el ritmo de estructuras cerebrales clave a través del bulbo olfatorio, una de las primeras estaciones que recibe el aire que inhalamos. Este centro nervioso, además de procesar olores, actúa como marcapasos rítmico, el cual sincroniza la actividad de regiones profundas del cerebro, como el hipocampo —el guardián de la memoria y la orientación espacial— y la amígdala —la consejera emocional de nuestro cerebro—, influyendo en la memoria, la orientación espacial y el procesamiento emocional. En otras palabras, cada vez que respiras por la nariz, estás estimulando directamente tu claridad mental y elevando tu tono vagal. El patrón más eficaz es entre cuatro y seis respiraciones por minuto, con las exhalaciones más largas que las inhalaciones. Este ritmo acciona la rama parasimpática del sistema nervioso y sincroniza el cerebro y el corazón.

La respiración nasal —frente a la oral— es especialmente poderosa porque:

- Filtra y humidifica el aire.
- Mejora la oxigenación cerebral.
- Impulsa la producción de óxido nítrico: vasodilatador natural y protector vascular.
- Reduce la activación simpática.
- Aumenta el foco, la serenidad y el rendimiento cognitivo.

Consejos para tu día a día

- Respira por la nariz siempre que puedas, incluso al caminar o hacer ejercicio suave.
- Haz pequeñas pausas de respiración consciente durante la jornada. Sólo dos o tres minutos son suficientes para resetear tu sistema nervioso. Prueba la **técnica 4-6**, que consiste en inspirar durante cuatro segundos y espirar durante seis —o incluso ocho—. Baja los hombros, inspira por la nariz y espira de modo lento y prolongado por la boca.
- Por la noche, túmbate con las manos sobre el abdomen y respira lento por la nariz, sintiendo simplemente el movimiento.

La respiración quizá sea la puerta de entrada más directa, sí, pero no la única. Existen otras estrategias sencillas y relevantes para activar el nervio vago y devolver al sistema nervioso su equilibrio. Muchas de ellas están —literalmente— al alcance de tu día a día. Aquí tienes diez formas de volver a la calma, proteger tu cerebro y restaurar tu energía mental:

1. **Respiración diafragmática lenta.** Se recomienda realizar idealmente entre cuatro y seis respiraciones por minuto, con exhalaciones prolongadas. Una simple práctica de cinco minutos al día es suficiente para cambiar tu tono fisiológico. Así, alarga la exhalación, relaja el diafragma y estimula el vago.
2. **Exposición al agua fría o contrastes térmicos.** El contacto breve con el frío —como una ducha fría o un baño en agua natural— potencia el nervio vago y entrena el sistema nervioso para tolerar mejor el estrés. Alternar calor y frío, como en una sauna caliente seguida de agua fría, favorece esta adaptación: te enseña a transitar de la activación a la calma con mayor agilidad.
3. **Canto, gárgaras o repetición de mantras.** Activan los músculos faríngeos, inervados por ramas del vago, lo que causa una estimulación directa.
4. **Contacto humano auténtico** (abrazos, masajes, piel con piel, etc.). El vínculo es vagotónico, y nos regula desde el afecto.
5. **Meditación, oración, estados contemplativos.** Ponen en marcha la corteza prefrontal e impiden la reactividad. Estar presente calma el sistema.
6. **Risa genuina y juego compartido.** El humor anula el miedo.
7. **Naturaleza viva** (caminar entre árboles, tocar tierra, etc.). El verde calma, mientras que la luz natural regula.
8. **Música emocionalmente significativa.** La música que emociona, calma o mueve también armoniza el vago.
9. **Movimiento fluido y consciente** (yoga, danza lenta, caminar sin prisa, etc.). El cuerpo en movimiento regula la mente en bucle.
10. **Sueño profundo y descanso reparador.** Sin descanso no hay regulación posible.

Bonus track: alimentación vagotónica y adaptógenos naturales

La alimentación puede —y debe— formar parte de las estrategias para estimular el tono vagal, porque:

- **El nervio vago inerva el tracto digestivo**, lo que convierte la alimentación en un diálogo directo con el cerebro.
- **Comer con atención plena** (*mindful eating*) es una práctica vagotónica en sí misma.
- **Ciertos nutrientes y prácticas alimentarias** favorecen el tono vagal y la resiliencia:
  - Ayuno intermitente.
  - Fermentados y probióticos.
  - Polifenoles de sabor amargo: cúrcuma, jengibre, té verde, etc.
  - Alimentos ricos en triptófano, el precursor de la serotonina.
  - Magnesio y omega-3.
  - Setas medicinales: *reishi*, *cordyceps*...
  - Adaptógenos como la *ashwagandha* o la *rhodiola*.

Si quieres profundizar en este fascinante sistema de autorregulación, te invito a leer *Estimula tu nervio vago*, donde exploro en detalle cómo este nervio actúa como puente entre el cuerpo y la mente, y cómo pequeñas prácticas cotidianas pueden transformar tu salud emocional, digestiva y cerebral. Pero ahora quédate con el mensaje de que no necesitas hacerlo todo, basta con crear un espacio diario donde recordarle a tu sistema nervioso que estás a salvo.

En el próximo capítulo exploraremos cómo las relaciones humanas actúan como auténticos nootrópicos afectivos: modulando nuestras emociones, reforzando la resiliencia del cerebro y devolviéndonos el sentimiento de pertenencia.

16.8. Adaptógenos: los aliados del equilibrio

Hay plantas que no sólo crecen, resisten. Florecen en condiciones extremas sin luchar contra la adversidad, sino adaptándose a ella. Así lo hacemos también nosotros: más que fuerza, necesitamos resiliencia. Si el estrés crónico ha invadido nuestras rutinas, es hora de mirar hacia estas plantas de poder que la naturaleza ha cultivado durante milenios. Los adaptógenos no son fármacos ni placebos, sino armonizadores del sistema nervioso, moduladores del eje del estrés, guardianes del tono vagal. No sobreestimulan ni aplanan, sino que centran y amortiguan. Y en este centro... florecen la energía serena y el pensamiento claro.

Un poco de historia

En 1947, el científico soviético Nikolái Lázarev acuñó el término *adaptógeno*. No buscaba excitantes, sino sustancias que ayudaran al cuerpo a resistir el estrés sin descompensarse. Inspirado por plantas que sobreviven en entornos extremos, identificó especies como eleuterococo, *rhodiola* o *schisandra*, utilizadas luego en protocolos del ejército y con los deportistas y astronautas soviéticos. Décadas después, Alexander Panossian y su equipo —con más de 200 artículos científicos al respecto— profundizaron en los mecanismos moleculares de los adaptógenos. Según sus estudios, estos compuestos aumentan la resistencia al estrés de forma global, normalizan funciones fisiológicas y no generan toxicidad ni dependencia.

Adaptógenos vs. nootrópicos

Mientras que los nootrópicos actúan directamente sobre la función cognitiva, como la memoria, el foco y la creatividad; los adaptógenos regulan el terreno fisiológico-emocional que la sostiene, en el que se incluye el estrés, la inflamación y el sistema nervioso. Sin embargo, muchos pueden ser ambos. Por ejemplo, la *rhodiola* o el hongo melena de león (*Hericium erinaceus*).

Los adaptógenos regulan tres ejes principales:

- **Sistema nervioso autónomo (SNA)**: ayudan a salir del secuestro simpático —alarma crónica— y a favorecer la actividad vagal.

- **Eje del estrés HPA (hipotálamo-hipófisis-suprarrenal)**: modulan el cortisol, evitando su exceso y sus efectos sobre el hipocampo o la corteza prefrontal.
- **Eje intestino-cerebro**: algunos adaptógenos actúan como prebióticos y mejoran la microbiota, impactando en neurotransmisores y tono vagal.

Además, reducen la inflamación sistémica y la neuroinflamación, equilibrando la inmunidad y protegiendo frente al daño oxidativo.

Guía práctica de adaptógenos

Las plantas adaptógenas han acompañado a la humanidad desde hace milenios. Fueron apreciadas por los antiguos griegos, los vikingos y, muy especialmente, las medicinas tradicionales de Asia —como la medicina china o el ayurveda—, que las consideraban tónicos del *qi*, capaces de aumentar la energía vital del organismo. Hoy, la sabiduría ancestral y la ciencia moderna coinciden en sus beneficios. Su efecto principal no es un golpe inmediato de energía, sino algo más valioso: la capacidad de sostenernos en el tiempo, fortalecer nuestra resiliencia y ayudar al cuerpo a recuperar el equilibrio.

Bajo el paraguas del término *adaptógeno* se agrupan plantas y hongos con propiedades únicas. Algunos, como el astrágalo, estimulan la telomerasa y protegen los telómeros, con un posible efecto sobre la longevidad. Otros, como el *cordyceps sinensis*, ejercen una potente acción inmunomoduladora. Aunque no profundicemos en ella aquí, la *bacopa monnieri* es otro gran adaptógeno, especialmente eficaz sobre el sistema nervioso y la función cognitiva. Pero quizás, los adaptógenos más respaldados por la evidencia científica —especialmente como reguladores del sistema nervioso— sean los que veremos a continuación.

Ashwagandha (Withania somnifera)

Equilibra el eje del estrés —hipotálamo-hipófisis-suprarrenal—, modula el exceso de cortisol y favorece un descanso profundo y reparador. Indicada para estrés crónico, ansiedad, insomnio y agotamiento nervioso, es una de las plantas más estudiadas para reducir los niveles elevados de cortisol sin sedar. En sánscrito significa 'olor a caballo', aludiendo a la fuerza vital que transmite. La dosis habitual es de entre 300 y 600 mg/día de extracto seco, y también está disponible en polvo para añadir a infusiones, bebidas vegetales o batidos —1-2 cucharaditas/día—, aunque en esta forma no siempre está estandarizada y su potencia es menor que la del extracto.

Rhodiola (Rhodiola rosea)

Aumenta la energía física y mental, y mejora el estado de ánimo y la resistencia frente a la fatiga. Es especialmente útil en episodios de niebla mental, depresión leve y sobrecarga cognitiva. Crece en suelos rocosos y climas extremos; y antiguamente era utilizada por soldados y astronautas soviéticos para mantener el rendimiento en condiciones extremas. La dosis habitual es de entre 200 y 400 mg/día de extracto seco.

Reishi (Ganoderma lucidum)

Conocido como el hongo de la inmortalidad, es un potente regulador del sistema inmune y del tono vagal. Contribuye a calmar el sistema nervioso y favorece la relajación profunda. Lo exploramos en detalle en el capítulo de las setas nootrópicas. La dosis habitual es de entre 1 y 3 g/día en polvo o entre 300 y 600 mg/día de extracto seco.

Schisandra (Schisandra chinensis)

Es vitalizante, antioxidante y protectora del hígado. Mejora la resistencia física, el enfoque mental y el equilibrio emocional. En China se la llama la planta de las cinco esencias, por reunir los sabores dulce, salado, ácido, amargo y picante. La dosis habitual es de entre 500 y 1.000 mg/día de extracto seco.

*Eleuterococo (*Eleutherococcus senticosus*)*

Aumenta la resistencia física y mental, acelera la recuperación después del esfuerzo y ayuda a modular la respuesta al estrés. Conocido como el *ginseng* siberiano, fue uno de los adaptógenos estrella en los protocolos del ejército soviético por su capacidad para mantener el rendimiento en situaciones prolongadas de tensión. La dosis habitual es de entre 300 y 1.200 mg/día de extracto seco o tintura (relación 1:1 a 1:3).

*Melena de león (*Hericium erinaceus*)*

Hongo adaptógeno que estimula la regeneración neuronal y la plasticidad sináptica, además de favorecer la salud digestiva. Es muy útil en episodios de niebla mental y en la prevención del deterioro cognitivo. Ya profundizamos en sus propiedades en el capítulo dedicado a las setas nootrópicas. La dosis habitual es de entre 1 y 3 g/día en polvo o de entre 500 y 1.000 mg/día de extracto.

Ginseng *asiático (*Panax ginseng*)*

Tónico general y estimulante suave que mejora el rendimiento físico y mental, fomenta el equilibrio hormonal y aumenta la resistencia al estrés. Contiene ginsenósidos, compuestos con efecto adaptógeno, antioxidante y neuroprotector. Está indicado en fatiga, baja vitalidad, recuperación tras una enfermedad y declive cognitivo leve. En la medicina tradicional china se considera un potente restaurador de la energía vital (*qi*). La dosis habitual es de entre 200 y 400 mg/día de extracto seco. También puede tomarse en decocción de raíz seca, entre 2 y 3 g/día, aunque su sabor es intenso y amargo.

Sinergias: cuando 1 + 1 > 2

En la naturaleza, nada actúa en soledad: las plantas conviven con otras, los hongos fermentan gracias a bacterias, y nuestras células se comunican en red. Del mismo modo, algunos adaptógenos se potencian al combinarse. No es sólo sumar efectos, sino amplificarlos de forma complementaria. Como decía Aristóteles, «el todo es mayor que la suma de sus partes». Estas sinergias crean resultados más profundos y equilibrados, y permiten usar dosis menores de cada uno de ellos cuando van acompañados, lo que aumenta su seguridad.

Errores comunes:

1. **Tomarlos sin criterio.** En cambio, define el objetivo y el terreno.
2. **Esperar efectos rápidos.** Todo lo contrario, actúan por acumulación.
3. **Aumentar la dosis sin sentido.** Puede causar efectos opuestos.
4. **Ignorar las interacciones.** Consulta a tu médico si tomas medicación.

Consejos prácticos:

- Empieza con una necesidad clara.
- Elige el adaptógeno más afinado a tu perfil.
- Comienza con dosis bajas.
- Cicla su uso: cinco días sí y dos no, o tres semanas sí y una no.
- Escucha a tu cuerpo y ajusta si hay efectos indeseados.

Adaptógenos en la cocina

Los adaptógenos no siempre llegan en forma de cápsula o extracto concentrado, también pueden formar parte de la cocina, en dosis pequeñas que aportan bienestar de forma deliciosa y segura. Un toque de *reishi* en polvo en un café, *ashwagandha* en un batido o setas medicinales en una sopa son ejemplos de combinaciones culinarias sencillas que nutren y equilibran sin necesidad de dosis terapéuticas. A continuación encontrarás algunos alimentos que bien podríamos considerar adaptógenos funcionales:

- **Romero**: tónico cerebral y antioxidante.
- **Ajo**: regulador intestinal-inmune-cortisol.
- **Cacao de más del 85 por ciento**: mejora el ánimo y estimula el BDNF.
- **Setas (*shiitake*, *maitake*, champiñón)**: inmunomoduladoras y prebióticas.
- **AOVE**: antiinflamatorio y protector metabólico.
- **Cebolla, puerro, ajo tierno**: apoyo hepático y microbiota.

Los adaptógenos son herramientas, pero el alquimista eres tú. Si después de leer sobre ellos sientes que los necesitas, tal vez lo que te haga falta no es una planta, sino una decisión. Como dice el título del libro de mi amigo David Vargas: «Si no quieres tomar pastillas, toma decisiones». Una vida nootrópica no empieza con un suplemento, sino con cómo comes y respiras, cuánto duermes y cómo eliges vivir.

17

El vínculo como medicina del cerebro

17.1. La neurobiología del vínculo

Las relaciones humanas son esenciales para la salud de nuestro cerebro, y la neurociencia afectiva así lo confirma. Allan Schore, uno de los grandes referentes en este campo, ha demostrado que la regulación emocional no se aprende de forma racional, sino que se modela a través del contacto humano afectivo y seguro. El reconocimiento —como decía Hegel— no es un lujo filosófico, sino una necesidad neurobiológica.

El ser humano debe sentirse visto, validado y reconocido para construir su identidad. Cuando esto falta —ya sea por rechazo, trauma o exclusión—, el sistema nervioso entra en un estado de hipervigilancia, se activa la producción masiva de cortisol y se cronifica un entorno de inflamación que daña estructuras clave como el hipocampo y la corteza prefrontal. Por otro lado, las relaciones humanas —cuando son seguras, presentes y auténticas— tienen un profundo poder reparador. Los vínculos genuinos son medicina y actúan como reguladores naturales del sistema nervioso, gracias a la acción de la oxitocina. A su vez, ésta, considerada la hormona del apego, del contacto y de la ternura, además de favorecer el afecto, también eleva el BDNF, estimula la neuroplasticidad, reduce el cortisol, regula la amígdala e incrementa el umbral de resiliencia.

Por esto, cuando sientas que tu mente se atasca o que el cuerpo se tensa, tómate un descanso y llama a un amigo o habla con alguien que te escuche de verdad. Las buenas relaciones son medicina: a veces una voz tranquila durante un minuto basta para ponerlo todo en perspectiva. O mejor aún, si tienes la oportunidad pide un abrazo, ya que puede más que mil consejos. De hecho, no hay sinapsis más potente que un abrazo sincero, ni nootrópico que iguale el poder de una mirada que nos comprende.

Por lo tanto, el ser humano no sólo necesita nutrientes, sueño y ejercicio, también ser visto, sentido y escuchado. Necesita un «aquí estoy, cuéntame» que lo ancle al presente y le devuelva el reflejo de su propia valía. Le hace falta apoyo incondicional, un «te querré cuando menos lo merezcas, porque será cuando más lo necesites». Más allá de las rutas neuroquímicas, hay algo más sutil: un tipo de conexión que nos repara desde dentro. Porque el amor —en todas sus formas— también es un nootrópico.

Asimismo, un estudio de Harvard sobre la longevidad —el más largo y completo jamás realizado, con más de ochenta años de seguimiento— concluyó que la calidad de nuestras relaciones personales es el mayor predictor de salud, felicidad y longevidad. Más que el colesterol, los genes o cualquier otro factor. Entre sus participantes estuvo incluso el joven John F. Kennedy, antes de ser presidente de Estados Unidos. La conclusión fue clara: una vida rodeada de vínculos significativos protege más que cualquier medicamento. Abrazos, conversaciones profundas, cooperación, juego, humor compartido..., todo esto no sólo da sentido, también estimula la neuroplasticidad y eleva el BDNF.

Las relaciones profundas nutren, pero las superficiales —esas pequeñas conexiones del día a día, como saludar al portero, sonreír a un extraño o compartir una risa en el ascensor— también regulan el sistema nervioso y mantienen viva la red social de la que dependemos. Como decía Hegel, «es en los ojos del otro donde nos reconocemos».

17.2. La gratitud: una forma silenciosa de volver al otro

A nivel cerebral, la gratitud no es sólo una sensación agradable, es una experiencia neuroquímica poderosa. Cuando das las gracias

—de verdad, no por cortesía—, se activan regiones del sistema **serotoninérgico**, implicadas en la regulación del ánimo, el dolor y el estrés. Pero esto no es todo: también se encienden áreas del circuito de recompensa, como el núcleo accumbens, liberando dopamina y generando un estado de motivación serena. Por esto, agradecer no es rendirse, sino reconocer que lo que hay tiene valor y que se puede construir desde ahí.

No obstante, lo más potente no es sólo dar las gracias, sino recibirlas, o incluso presenciar cómo otros se agradecen entre sí. Numerosos estudios de neuroimagen han demostrado que observar actos de gratitud también genera cambios positivos en el cerebro. Es una emoción contagiosa, reparadora y profundamente humana. Byung-Chul Han lo expresa con su habitual nitidez: «La gratitud no consiste tanto en devolver el favor como en experimentar confianza en el mundo».

Agradecer —y sentirse agradecido— no es un gesto superficial, sino un anclaje emocional que nos devuelve al vínculo, a la pertenencia, a la certeza de que no estamos solos. Pero esto no va sólo de escribir listas en un cuaderno, puesto que la gratitud no es un *checklist*, es una vivencia corporal, emocional y social. Así, practicarla implica evocar la emoción, sentirla en el cuerpo y revivir vívidamente la experiencia. Éste es su poder: no sólo recordar, sino rehabitar lo valioso.

Ahora te propongo un ejercicio, que puedes realizar tres veces por semana.

1. Busca un lugar tranquilo y cierra los ojos.
2. Evoca un momento en el que alguien hizo algo por ti sin esperar nada a cambio. No tiene que ser grandioso, y puede ser alguien que te escuchó, te sostuvo, te entendió, etc.
3. Revive la escena. ¿Qué sentiste? ¿Dónde lo sentiste? ¿Cómo fue ese gesto?
4. Quédate ahí unos segundos y permite que la emoción se instale.

Después, repite el proceso al revés: primero recuerda un momento en el que tú ofreciste ayuda genuina a alguien, y después siente lo que eso dejó en ti.

17.3. Vínculos que no hablan, pero transforman

Las personas no sólo nos vinculamos con otros humanos, también establecemos lazos profundos —emocionales, fisiológicos y, a veces, casi espirituales— con otros seres vivos. Perros, gatos y otros animales domésticos ofrecen tanto compañía como consuelo, por lo que son reguladores emocionales de pelo y pluma.

Así, la ciencia lo confirma: interactuar con animales reduce el cortisol, la hormona del estrés; eleva la oxitocina, la neurohormona del apego y la calma; disminuye la presión arterial y la frecuencia cardíaca, y mejora el estado de ánimo, incluso en cuadros de depresión, ansiedad y trauma.

Sin embargo, los efectos van más allá de lo emocional: diversos estudios recientes muestran que el contacto regular con mascotas también tiene impacto en la salud cognitiva:

- En personas mayores, mejora la memoria y la función ejecutiva.
- En pacientes con alzhéimer, disminuye la agitación y favorece la orientación.
- En niños y adultos, aumenta la atención, la motivación y la capacidad de aprendizaje.

Una mirada profunda, una caricia compartida, una presencia que no juzga... A veces, la mayor claridad mental viene de la ternura de una relación que no necesita palabras. Asimismo, más allá de lo emocional y cognitivo, tener un perro también es una medicina para el cuerpo. Nos invita —o más bien nos obliga— a movernos, a salir de casa, a caminar cada día, y es la excusa perfecta para escaparse al campo y volver al bosque, al río, al parque de siempre.

Pero hay una condición para que este paseo sea reparador: estar presente. Caminar con tu perro no debería ser sólo un trámite, sino una oportunidad diaria para reconectar con lo simple, con lo vivo, con lo verdadero. Un ritual diario de conexión con lo salvaje, una invitación a salir de la mente y volver al cuerpo a través de la alegría compartida.

A menudo, mientras camino por Granada, me fijo en escenas que se repiten con demasiada frecuencia: niños que, mientras juegan, buscan en vano la mirada de unos padres secuestrados por la pantalla; perritos que, mientras intentan hacer sus necesidades, son arrastrados por una correa guiada por una atención ausente... En mi caso, pasear junto al río, entre choperas, mientras uno de mis perros corre y el otro me observa... es mi terapia. Así como lo es jugar con ellos, dejarme llevar por su alegría, volver a sentirme niño. Porque lo esencial no siempre se habla; a veces, simplemente te acompaña.

18

Estimula tu cerebro, no con sudokus, sino con vida

Existe la creencia de que hacer sudokus o crucigramas es la mejor manera de mantener el cerebro joven a cualquier edad. Pero lo cierto es que, según los estudios, este tipo de actividades no tienen un efecto relevante en la salud del cerebro ni mejoran aspectos como la memoria, más allá de convertirte en un as en estos pasatiempos. La verdadera gimnasia cerebral está en vivir con curiosidad: aprender algo nuevo, explorar entornos distintos, vivir experiencias que involucren todos los sentidos, pasar tiempo en entornos naturales, meditar, escuchar música, conversar con personas que nos inspiran, bailar, escribir, crear arte... El cerebro necesita novedad y estímulos reales para expandirse, porque las neuronas no mueren por exceso de uso, sino por falta de actividad. Una vida nootrópica es, en el fondo, curiosa. Es una vida *flâneur*.

18.1. Neuroplasticidad: el arte de rehacerse

Siempre que abordo una patología en consulta, trato de responder el porqué de lo que le ocurre a mi paciente. Con el hipocampo —el guardián de los recuerdos y de la orientación— las preguntas de fondo son: ¿para qué fue diseñado?, ¿cuál es su propósito evolutivo?

Podríamos resumirlo en tres funciones clave:

- **Búsqueda de comida**: localizar alimentos en un entorno salvaje exigía memoria, intuición, aprendizaje y estrategia. Sin comida, no hay vida.
- **Orientación espacial**: sobrevivir implicaba recordar rutas, fuentes de agua, cuevas seguras o territorios hostiles. En cambio, perderse podía ser letal.
- **Socialización**: vivir en grupo fue nuestra mayor ventaja evolutiva, puesto que cooperar, comunicarse y leer las intenciones del otro fue tan importante como cazar o huir. Era vital recordar quién era de fiar.

¿Qué pasa en un mundo con exceso de comida y con Google Maps, y en el que nos sentimos solos, aunque estemos rodeados de personas? Que nuestro hipocampo languidece por desuso y falta de estímulos. El hipocampo —el centro de la memoria y el aprendizaje— es una de las regiones con mayor capacidad de neuroplasticidad. Cuanto más lo usamos, más conexiones crea. Por esto, aprender —no sólo desde lo intelectual, sino también desde lo experiencial y lo sensorial—es una forma de rejuvenecer el cerebro.

Por lo tanto, APRENDE. Éste quizá es el consejo más importante que puedan darte. El aprendizaje genera conexiones entre las diferentes zonas del cerebro, por lo que es clave para que éste se pueda anteponer a su deterioro. Pero ojo: no se trata únicamente de leer mucho —y eso que leer aumenta la capacidad de atención y la memoria de trabajo—, también hay que mantener una interacción social habitual, charlar con personas enriquecedoras, estudiar filosofía, tener estímulos constantes, explorar ciudades nuevas, elegir rutas distintas y, por supuesto, cultivar el mayor nootrópico que existe: el contacto con la naturaleza.

18.2. Estimula tus sentidos

Los sentidos son vías directas hacia el cerebro, y a éste el cuerpo le habla constantemente, mientras, a su vez, el otro responde cuando escucha. Si recuerdas, entre todos los sentidos, el **olfato** tiene un papel especial, ya que está directamente conectado con los circuitos cerebrales de la memoria. En cambio, los demás sentidos pasan primero por el tálamo, la estación central del cerebro. Por esto un aroma puede despertar recuerdos que creíamos olvidados, y el entrenamiento olfativo con aceites esenciales ha demostrado ser más eficaz para la memoria que hacer sudokus. Todos lo hemos vivido alguna vez: ese olor que, de pronto, nos devuelve una infancia entera.

Más allá del olfato, otros sentidos también cumplen un papel clave en la estimulación cerebral. El oído afina la mente igualmente: la música puede calmar el sistema nervioso, abrir la memoria e inspirar movimiento. No es lo mismo oír música que escucharla. Mientras que **oír** es una acción pasiva —el sonido está ahí, pero apenas lo registramos—, **escuchar** requiere atención, presencia y emoción. Es dejar que la música nos atraviese y nos modifique.

Cuando escuchamos música que nos emociona, se activan regiones cerebrales relacionadas con la memoria, el aprendizaje y la motivación. Se libera dopamina, oxitocina y endorfinas, y se modula la actividad del nervio vago. Si se hace con intención, escuchar música es una forma de reorganizar el sistema nervioso. En este sentido, se ha comprobado que la práctica musical o la escucha activa mejoran funciones como la memoria verbal, la atención sostenida, la velocidad de procesamiento y la flexibilidad cognitiva.[28]

La **vista**, por ejemplo, percibe el entorno; organiza la información espacial; detecta movimiento, color y contraste, y está directamente implicada en la atención, la memoria visual y la regulación del estado de alerta. Exponerse a ciertos patrones visuales —como paisajes naturales, geometría fractal o incluso arte— puede reducir el estrés, mejorar la concentración y activar redes cerebrales asociadas a la creatividad.

La geometría fractal —presente en ramas, hojas, nubes, costas... o incluso en el latir de tu corazón— repite patrones que se replican a distintas escalas. Por su parte, nuestro cerebro parece reconocer esta lógica profunda, y responde con estados de calma, atención sostenida y sensación de orden. Quizá por este motivo muchas de

28. Román-Caballero, R., *et al.*, «Musical practice as an enhancer of cognitive function in healthy aging - A systematic review and meta-analysis», *PLoS One*, 13, 11 (2018).

las grandes tradiciones artísticas han recurrido a formas fractales o simétricas: el arte gótico y sus vitrales, los mandalas tibetanos, los mosaicos islámicos... Todas ellas son estructuras complejas, pero coherentes, que invitan a contemplar, a centrar la mente y a detenerse.

El **tacto** es una de las formas más primitivas de comunicación entre el cuerpo y el cerebro. Sentir diferentes texturas, temperaturas y presiones pone en marcha zonas sensoriales de la corteza cerebral, mejora la conciencia corporal y potencia la integración sensoriomotora.

El contacto físico —como los abrazos o el masaje— tiene efectos directos sobre el sistema límbico, modulando el tono vagal, reduciendo el cortisol y mejorando el estado de ánimo.

Finalmente, el **gusto**, aunque está más ligado al placer inmediato y al sistema de recompensa, también estimula la corteza insular y estructuras asociadas a la memoria y la emoción. Sabores nuevos, combinaciones inesperadas o experiencias gustativas conscientes pueden tener un efecto estimulante sobre el cerebro, especialmente si se vinculan con atención plena o emoción.

Por lo tanto, potenciar los sentidos de forma variada, presente y consciente es una manera real de activar la neuroplasticidad. No hace falta esperar a que el cerebro se deteriore para empezar a cuidarlo, basta con escuchar, mirar, tocar, saborear... como si fuera la primera vez. Y si hay un entorno multisensorial por excelencia, éste es el bosque. Los baños de bosque —caminar, oler, escuchar, mirar— son uno de los mayores nootrópicos naturales conocidos.

18.3. Las palabras también construyen el cerebro

Aprender un idioma, leer filosofía, debatir con alguien que piensa distinto... son formas de expandir la reserva cognitiva, ese colchón mental que nos protege frente al deterioro. Uno de los hallazgos más bellos en este sentido no vino de un laboratorio, sino de un convento. A finales del siglo xx, un grupo de investigadoras lideradas por el epidemiólogo David Snowdon inició un estudio pionero con una congregación de monjas católicas estadounidenses, las Hermanas de Notre Dame. Estas religiosas, además de llevar una vida ordenada y sin hábitos tóxicos, habían escrito autobiografías en su juventud —ensayos personales que hablaban de su infancia, vocación y espiritualidad—. Décadas después, muchas comenzaron a mostrar signos de deterioro cognitivo, pero no todas.

Lo sorprendente fue que el contenido lingüístico de aquellos textos escritos sesenta años antes predecía su salud mental futura. Las monjas que, en su juventud, usaron frases más ricas, variadas y emocionalmente complejas presentaban una mayor resistencia al alzhéimer, incluso cuando sus cerebros —ya fallecidas— mostraban las mismas placas de beta-amiloide que los de las otras hermanas.

Por lo tanto, la forma en que pensamos y nos expresamos puede protegernos del deterioro, aunque el daño estructural esté presente. A esto se lo llama *reserva cognitiva* y consiste en una red de conexiones sinápticas tan fuerte y diversa que amortigua el impacto del envejecimiento. Esta reserva no se construye con suplementos, sino leyendo, escribiendo, conversando, pensando con profundidad y emoción. En palabras del propio Snowdon, el lenguaje complejo fue «una señal de un cerebro más resistente, conectado y vital». Y quizás, también, de una vida más plenamente vivida.

18.4. Lenguaje: el límite y la expansión del mundo

Como decía Wittgenstein: «Los límites de mi lenguaje son los límites de mi mundo».

El lenguaje no sólo expresa pensamientos, también los crea. Conversar, filosofar, escribir o incluso pensar en voz alta son maneras de esculpir el cerebro. El gen FOXP2, vinculado al habla y a la plasticidad sináptica, lo confirma: las conversaciones interesantes generan neuroplasticidad, por lo que nos hacen más flexibles, lúcidos y vivos.

Volviendo de nuevo a Hegel, él decía que la conciencia crece enfrentando contradicciones, y no evitando el conflicto, sino dialogando para atravesarlo y transformarlo. Esta lógica —la lógica dialéctica— no consiste en eliminar los opuestos, sino en trascenderlos incluyéndolos, generando una forma más completa. Pero nuestro cerebro no sólo se nutre de conversaciones profundas, también de las pequeñas interacciones cotidianas, como saludar, preguntar la hora o hablar del tiempo. En este sentido, los estudios demuestran que estas charlas de ascensor, estas interacciones humanas ligeras, también fortalecen nuestras conexiones neuronales.

18.5. Fomenta tu creatividad

La creatividad también cumple un rol clave en la salud cerebral: imaginar es una forma de recordar y crear, al fin y al cabo, consiste en conectar lo que nunca antes estuvo unido. Recordar implica imaginar y visualizar el pasado, requiere reconstruirlo activamente, como una obra inacabada. Del mismo modo, crear algo nuevo es establecer vínculos entre ideas o estímulos que, a simple vista, no parecían conectados. Es lo que hacen los grandes inventores, artistas o científicos: ver piezas de puzle donde otros sólo ven fragmentos.

Esta capacidad de formar nuevas conexiones —lo que algunos llaman pensamiento lateral— es uno de los motores más potentes de la neuroplasticidad. De hecho, se ha observado que las personas que practican disciplinas creativas muestran una mayor densidad sináptica y una mayor activación de las redes por defecto del cerebro, asociadas a la introspección, la imaginación y la resolución de problemas complejos. Y no hace falta pintar un cuadro ni escribir una novela. Cocinar sin receta, resolver acertijos, dibujar, inventar historias, improvisar una melodía o buscar caminos alternativos para ir al trabajo son también actos creativos. La clave está en romper la rutina mental y en activar esa parte del cerebro que se pregunta: ¿y si lo probamos de otra manera?

18.6. Orientarse es medicina

Perderse un poco es encontrar mucho. El cerebro evolucionó para buscar comida, orientarse en el espacio y socializar. Hoy tenemos comida de sobra, Google Maps nos priva de pensar rutas, y las redes sociales reemplazan el contacto humano. ¿El resultado? Un cerebro infraestimulado.

Ser un *flâneur* —ese paseante atento que decide a cada paso según lo que la ciudad le ofrece— es una forma de restaurar nuestro cerebro. Cada museo o cafetería por descubrir, cada cambio de trayecto es una sinapsis encendida.

Asimismo, los suplementos y los fármacos pueden ser útiles, puesto que son como el agua que reblandece la arcilla, pero los estímulos, las vivencias, la terapia, el arte, el ejercicio, la filosofía... son el alfarero que moldea un nuevo cerebro.

En conclusión, muévete, huele, ríe, aprende... Tu cerebro está vivo y necesita nutrientes y descanso, pero también vínculos, desafíos y belleza sensorial. Vivir con los sentidos despiertos y el alma curiosa es, quizá, la práctica más nootrópica de todas.

19

Tóxicos que apagan la mente

La vida moderna es tóxica: las ciudades nos enferman, respiramos aire alterado, comemos moléculas que no existían hace un siglo, dormimos entre radiaciones silenciosas y absorbemos sin querer los residuos de una civilización que avanzó más rápido que la biología. Además, nuestros cerebros nadan en un caldo de cultivo hostil: metales pesados, pesticidas, disruptores endocrinos, aditivos sintéticos, microplásticos, solventes industriales, fármacos de uso crónico... Y, más recientemente, una forma de toxicidad aún más sutil: la contaminación electromagnética. Son cargas pequeñas e invisibles, pero acumulativas. Frente a ellas, el cerebro, como una orquesta delicada, empieza a desafinar de lo lindo.

Así pues, el cerebro es un órgano privilegiado, pero también frágil. Consume entre el 20 y el 25 por ciento del oxígeno corporal, está altamente vascularizado y su arquitectura está compuesta en gran parte por lípidos: un entorno perfecto... y vulnerable. La mayoría de los tóxicos ambientales son lipofílicos, es decir, tienen afinidad por las grasas. Eso significa que, cuando logran atravesar la barrera hematoencefálica —y muchos lo hacen— tienden a acumularse justamente donde más daño pueden causar: en el tejido nervioso.

Estudios recientes han demostrado que incluso una exposición breve a contaminantes cotidianos, como las emisiones del tráfico o las partículas volátiles de las velas aromáticas sintéticas, puede alterar funciones cognitivas complejas en adultos sanos: atención, memoria operativa, reconocimiento emocional, etc. No es casual que muchos procesos neurodegenerativos estén hoy relacionados con una carga tóxica acumulada. Mercurio, plomo, aluminio, organofosforados, ftalatos, bifenilos policlorados (PCB)... son nombres complicados, pero sus efectos son cada vez más claros. A largo plazo, la exposición crónica a estos contaminantes se ha asociado con un mayor riesgo de sufrir enfermedades como el alzhéimer, el párkinson o el deterioro cognitivo leve.

19.1. Contaminación ambiental: respirar neuroinflamación

Todos sabemos que el aire contaminado daña los pulmones o el corazón, pero lo que empieza a confirmarse con contundencia es su efecto sobre el cerebro.

- Las **partículas ultrafinas** (PM2.5) acceden al sistema nervioso por vía olfatoria directa, atravesando el epitelio nasal y llegando al bulbo olfatorio, sin necesidad de cruzar la barrera hematoencefálica.
- Una vez allí, activan la **microglía**, desencadenando una respuesta inflamatoria que afecta a la plasticidad sináptica.
- Se relacionan con una mayor incidencia de ansiedad, depresión, deterioro cognitivo y enfermedades como alzhéimer y párkinson.

Por lo tanto, la neuroinflamación silenciosa muchas veces empieza por lo que respiras.

19.2. Metales pesados: memoria oxidada

Plomo, mercurio, cadmio, arsénico, aluminio... son neurotóxicos conocidos. Están en pescados grandes, amalgamas dentales antiguas, utensilios de cocina, aguas contaminadas, suelos agrícolas tratados con fertilizantes, y en ciertos medicamentos y cosméticos. En cuanto a su mecanismo, interfieren en las enzimas mitocondriales, reduciendo la producción de energía; inducen estrés oxidativo, degradando la membrana neuronal; alteran la neurotransmisión y comprometen la plasticidad sináptica.

A largo plazo, pueden mimetizar un envejecimiento prematuro del sistema nervioso. Algunos, como el aluminio, se han encontrado en mayores concentraciones en los cerebros de personas con alzhéimer. Por su parte, el mercurio reduce los niveles de glutatión —el principal antioxidante cerebral— y tiende a acumularse en el tejido nervioso, especialmente en cerebelo e hipocampo.

19.3. Xenobióticos: los enemigos no reconocidos

Un xenobiótico es, por definición, una sustancia ajena al cuerpo, y muchas de ellas tienen un impacto directo sobre el sistema nervioso. Actúan como disruptores endocrinos, alterando la señalización hormonal, interfieren en los neurotransmisores, activan la neuroinflamación, inducen estrés oxidativo, dañan las mitocondrias, generan disbiosis intestinal y perturban el delicado equilibrio del eje intestino-cerebro.

Entre los más comunes se encuentran:

- Ftalatos, parabenos y bisfenoles, presentes en plásticos, cosméticos y envases.
- Pesticidas, como el glifosato.
- Solventes, pinturas, cosméticos industriales, detergentes y productos de limpieza.

A este cóctel se suman hoy los microplásticos y nanoplásticos, ya detectados en sangre, placenta y tejido cerebral humano, capaces de transportar otros tóxicos, activar la neuroinflamación y alterar la función mitocondrial.

19.4. Radiaciones no ionizantes: la mente expuesta

El cerebro humano evolucionó en un mundo sin ondas artificiales. Hoy, en cambio, vivimos rodeados —y atravesados— por campos electromagnéticos de baja intensidad, las veinticuatro horas del día: teléfonos móviles, wifi, torres de telecomunicaciones, dispositivos inalámbricos, *routers* encendidos junto a la cama...

La controversia científica sigue abierta, pero cada vez más estudios apuntan a efectos sutiles pero relevantes sobre el sistema nervioso:

- Alteración de la barrera hematoencefálica.
- Modulación anómala de la melatonina.
- Disrupción del sueño profundo y del eje circadiano.
- Aumento del estrés oxidativo neuronal.

¿Significa esto que debamos vivir aislados en una cueva? Quizás sí, pero lo veo difícil. Por eso no nos queda otra que diseñar una vida más electroconsciente. Por ejemplo, apaga lo que no necesites, duerme sin el *router* y no lleves el móvil pegado al cuerpo.

19.5. Cuando te intoxicas voluntariamente

El alcohol y el tabaco como antinootrópicos sociales

No todos los tóxicos nos invaden sin permiso, algunos los dejamos entrar nosotros mismos. Les abrimos la puerta, les brindamos, les encendemos una cerilla. El alcohol y el tabaco son dos de los tóxicos más aceptados, normalizados y nocivos para el cerebro. Sin embargo, los seguimos consumiendo, a veces por hábito, otras por presión social, o simplemente por no saber qué poner en su lugar.

No obstante, debemos saber que:

- El **alcohol**, incluso en cantidades moderadas, reduce el volumen cerebral, perjudica la conectividad sináptica, altera los neurotransmisores, favorece la neuroinflamación y acelera el deterioro cognitivo.
- El **tabaco** daña la oxigenación cerebral, envejece las neuronas y multiplica el riesgo de padecer enfermedades neurodegenerativas. Su aparente efecto estimulante es sólo el alivio fugaz de una abstinencia que él mismo ha creado.

Además, tanto el alcohol como el tabaco tienen un gran impacto en el cerebro. Por un lado, el alcohol aumenta un 60 por ciento el riesgo de daño vascular cerebral con sólo cuatro copas por semana. También aumenta la neuroinflamación y la acumulación de nudos de tau, vinculados al alzhéimer, reduce el volumen cerebral y empeora el rendimiento cognitivo. Por último, está asociado a una menor esperanza de vida, de hasta trece años menos. Cuando se habla de copas o *drinks*, se refiere a unidades estándar de alcohol, teniendo en cuenta que una unidad son 14 g de alcohol puro, lo que equivale aproximadamente a 350 ml de cerveza, 150 ml de vino o 45 ml de alcohol destilado.[29]

Por otro lado, el tabaco hace disminuir hasta un 25 por ciento el flujo sanguíneo cerebral; incrementa el estrés oxidativo; acelera el envejecimiento neuronal; multiplica el riesgo de demencia, ictus y alzhéimer; y afecta a la memoria, a la atención y a la velocidad de procesamiento. Además, cada cigarrillo fumado reduce la esperanza de vida en unos once minutos. En fumadores habituales, eso se traduce en una media de diez años menos de vida.[30]

En definitiva, no hay dosis segura de neurointoxicación. Si tu objetivo es un cerebro lúcido, hay que empezar por no sabotearlo voluntariamente.

Una copa de vino... y una decisión personal

Durante años, mi relación con el alcohol fue leve. Nunca fui de licores ni de bebidas fuertes, pero rara vez decía que no a una copa de vino en una cena, una celebración o un brindis entre amigos. No era excesivo, pero sí frecuente. Sin embargo, no lo toleraba nada bien. Después de beber, aparecía un dolor de cabeza sutil pero persistente, una especie de niebla mental que entorpecía mis pensamientos y una mayor susceptibilidad al enfado, como si el filtro emocional se alterara con cada sorbo. El precio, aunque pequeño, era constante, y cada vez lo sentía más.

29. Justo, A. F. O., *et al.*, «Association between alcohol consumption, cognitive abilities, and neuropathologic changes», *Neurology*, 104, 9 (2025).

30. Doll, R., *et al.*, «Mortality in relation to smoking: 50 years' observations on male British doctors, *BMJ*, 328, 7455 (2004), p. 1519.

Por este motivo, hace ya un tiempo decidí dejar de beber salvo en momentos muy concretos, cuando de verdad me apetezca brindar por algo o por alguien. Pasé de ser un bebedor leve a un bebedor esporádico. No fue un sacrificio, sino una elección. Una forma de escuchar al cuerpo, cuidar mi energía y honrar a mis amadas neuronas. Ahora estoy profundamente contento con esta decisión, no desde la restricción, sino desde el respeto.

En mi caso, las opciones para beber sin alcohol —y sin rendirme al azúcar— han sido simples, sabrosas y funcionales: agua con gas, lima exprimida y una pizca de sal; zumo de tomate con limón, tabasco y pimienta negra, y *kombucha*.

19.6. Reducir la carga tóxica: estrategias para proteger tu lucidez

No podemos vivir en una burbuja, pero sí podemos transformar lo cotidiano en un terreno más seguro para nuestro cerebro. A continuación, tienes algunas claves prácticas, simples y poderosas para reducir la exposición a tóxicos y preservar tu claridad mental.

Evita productos innecesariamente tóxicos

Muchos artículos de uso diario —cosméticos, plásticos, ambientadores, detergentes o pinturas— contienen xenobióticos como ftalatos, parabenos, bisfenoles —como el BPA— o compuestos orgánicos volátiles (COV). Estas sustancias se comportan como disruptores endocrinos, alteran el metabolismo celular y pueden desencadenar una inflamación cerebral sutil, pero persistente.

¿Qué puedes hacer?

- Escoge cosméticos con certificación ecológica y con listas de ingredientes cortas y reconocibles.
- Evita calentar alimentos en recipientes de plástico, especialmente en el microondas.

- Reduce o elimina el uso de perfumes sintéticos, ambientadores industriales y productos de limpieza agresivos.
- Sustituye por opciones naturales: vinagre, bicarbonato, aceites esenciales, jabón de Castilla...

Estas acciones no sólo protegerán tu sistema nervioso, también reducirán la carga total que deben gestionar tu hígado, tus mitocondrias y tus mecanismos de defensa antioxidante.

Lo que llevas puesto también entra en ti

La ropa no sólo abriga, a veces, intoxica. Las prendas sintéticas —poliéster, nailon, acrílico— liberan microplásticos, ftalatos y retardantes de llama que pueden absorberse por la piel o inhalarse en forma de partículas suspendidas. Y no sólo la ropa, las sábanas, las cortinas, las alfombras, los sofás, los cojines..., todo lo que te rodea puede convertirse en una fuente silenciosa de exposición a tóxicos ambientales.

En un solo lavado, se han reportado hasta 700.000 microfibras liberadas al agua.[31] Estudios posteriores también han detectado microfibras plásticas en el aire y en el polvo de ambientes interiores, lo que implica una posible vía de exposición inhalatoria, aunque las concentraciones varían ampliamente según el entorno y todavía no existe un valor promedio universal bien establecido.[32]

¿Qué puedes hacer?

- Prioriza prendas y textiles naturales: algodón orgánico, lino, lana, cáñamo, bambú, etc.

31. Napper, I. E.; y Thompson, R. C., «Release of synthetic microplastic plastic fibres from domestic washing machines: Effects of fabric type and washing conditions», *Marine Pollution Bulletin*, 112, 1-2 (2016), pp. 39-45.

32. Vianello, A., *et al.*, «Simulating human exposure to indoor airborne microplastics using a breathing thermal manikin», *Scientific Reports*, 9, 1 (2019), p. 8670.

- Lava siempre las prendas nuevas antes de usarlas, especialmente si huelen a químico o están tratadas con suavizantes, perfumes o aprestos industriales.
- Ventila y aspira con regularidad alfombras, colchones y tejidos del hogar.
- Reduce el uso de suavizantes, detergentes agresivos y ambientadores artificiales: todos son fuentes de compuestos orgánicos volátiles (COV) y fragancias sintéticas.

Ventila tu casa cada día

El aire interior puede estar más contaminado que el exterior, y aún más si vives en una ciudad. En espacios cerrados se acumulan partículas finas, formaldehído, radón, compuestos volátiles procedentes de pinturas, muebles, ambientadores, humo de velas sintéticas o de cocinas mal ventiladas. En consecuencia, respirar este aire —día tras día, durante horas— puede inflamar el cerebro, alterar el sueño profundo y provocar fatiga mental.

¿Qué puedes hacer?

- Abre las ventanas al menos quince minutos cada mañana y cada noche.
- Si vives en zona urbana, elige momentos de menor tráfico para ventilar.
- Introduce plantas purificadoras como *sansevieria*, *potus* o *espatifilo*.
- Si hay factores de riesgo, como zonas de tráfico, considera usar un purificador de aire con filtro HEPA.

Filtra el agua que bebes

El agua del grifo, aunque sea apta para el consumo, puede contener residuos invisibles que a largo plazo afectan a tu salud cerebral: metales pesados, cloro, pesticidas, microplásticos, restos de medicamentos o compuestos disruptores endocrinos. Que algo esté dentro de los márgenes legales no significa que sea óptimo para un cerebro que queremos lúcido durante décadas.

¿Qué puedes hacer?

- Instala un filtro de carbón activado o, si puedes permitírtelo, un sistema de ósmosis inversa; como alternativa sencilla, utiliza jarras filtrantes con carbón activado y/o zeolitas. Recuerda remineralizar el agua filtrada con una pizca de sal marina.
- Evita el uso diario de botellas de plástico, sobre todo si se calientan o se reutilizan.
- Si compras agua embotellada, prioriza envases de vidrio o, al menos, plásticos libres de BPA.

Minimiza la exposición a radiación electromagnética mientras duermes

Vivimos inmersos en campos electromagnéticos de baja intensidad: wifi, móviles, torres, dispositivos inalámbricos... Aunque su impacto aún genera debate, cada vez más estudios los relacionan con alteraciones del sueño, disrupciones del ritmo circadiano y estrés oxidativo a nivel neuronal.

¿Qué puedes hacer?

- Apaga el wifi por la noche o utiliza temporizadores automáticos.
- Mantén el móvil fuera del dormitorio o en modo avión, y evita dormir con él bajo la almohada o en la mesilla.
- Siempre que puedas, sustituye el wifi por conexiones por cable (Ethernet).
- Si usas despertador, elige uno analógico o sin bluetooth ni luz azul.

La noche es el momento más sagrado para restaurar el sistema nervioso, así que regálale silencio y oscuridad electromagnética.

Busca la naturaleza: respira donde haya árboles

Pasar tiempo en espacios verdes no sólo despeja la mente, también reduce los niveles de cortisol, mejora el estado de ánimo, estimula la neurogénesis y favorece la regulación inmunitaria. Pero hay más: los árboles filtran el aire, hacen disminuir la densidad de partículas contaminantes y, además, devuelven la luz transformada, puesto que reflejan radiación infrarroja de onda larga, que activa tus mitocondrias neuronales y potencia la claridad mental.

¿Qué puedes hacer?

- Camina cada día entre quince y treinta minutos por zonas con vegetación.
- Si vives en una ciudad, identifica los parques, las avenidas arboladas o los jardines comunitarios.
- Durante los fines de semana, prioriza escapadas al campo, al bosque o al mar.

Sudar: una vía olvidada de desintoxicación cerebral

Reducir la entrada de tóxicos es esencial, pero igual de importante es facilitar su salida. Nuestro cuerpo cuenta con vías naturales de eliminación, como el hígado, los riñones, los intestinos, la piel y los pulmones. No obstante, en el mundo moderno estas rutas están saturadas. Por esto, además de minimizar la exposición, necesitamos activar conscientemente las rutas de eliminación. Y aquí es donde entra en juego el sudor, la piel... y hasta la ropa que usamos.

Durante mucho tiempo se subestimó el valor del sudor como vía depurativa. Actualmente, sabemos que sudar —de forma regular, profunda y natural— no sólo libera agua y sal, sino también xenobióticos, metales pesados y compuestos lipofílicos que el cuerpo almacena en el tejido graso. De hecho, estudios comparativos revelan que estos contaminantes se excretan en mayores concentraciones a través del sudor que en la orina o la sangre.[33]

Además, la sudoración inducida por el ejercicio físico parece ser más eficaz que la provocada por la sauna pasiva, debido a su mayor activación lipolítica y a su profundidad metabólica.

¿Qué puedes hacer?

- Realiza ejercicio físico regular e intenso, hasta sudar bien, al menos tres veces por semana.
- Incorpora, si lo deseas y puedes, sesiones de sauna —finlandesa o infrarroja— o baños calientes con sales de Epsom.
- Hidrátate adecuadamente y repón minerales —sodio, potasio, magnesio— para apoyar los sistemas de eliminación.
- Cepilla tu piel en seco antes de la ducha para estimular el sistema linfático y mejorar la circulación superficial.

Aliméntate para nutrir y limpiar

La alimentación debe tanto aportar energía como nutrir los sistemas de defensa que protegen el cuerpo —y en especial el cerebro— del entorno tóxico en el que vivimos. El sistema nervioso es particularmente sensible a nutrientes que refuerzan la función mitocondrial, combaten el daño oxidativo y promueven la detoxificación hepática: antioxidantes, polifenoles, flavonoides, grasas saludables, azufrados y micronutrientes esenciales.

33. Genuis, S. J., *et al.*, «Arsenic, cadmium, lead and mercury in sweat: a systematic review», *J Environ Public Health*, 2012.

Sears, M. E., *et al.*, «Excretion of Ni, Pb, Cu, As and Hg in sweat under two sweating methods», *J Toxicol Environ Health A*, 84, 1 (2021), pp. 1-8.

¿Qué puedes hacer?

- Incorpora alimentos ricos en glutatión o precursores: espárragos, brócoli, coles, ajo, cebolla, aguacate, cúrcuma, etc.
- Prioriza frutas silvestres como arándanos, moras o granada, además de té verde, cacao puro y hierbas como el romero.
- Usa especias antiinflamatorias: cúrcuma, jengibre, canela, comino, pimienta negra, etc.
- Añade cilantro y *chlorella* si buscas eliminar metales pesados.
- Elimina o reduce los ultraprocesados, como aceites refinados, bebidas azucaradas, frituras industriales y harinas blancas.

19.7. Glutatión: el escudo interior de tus neuronas

El glutatión es el principal antioxidante intracelular del cuerpo. Actúa como una molécula maestra en la defensa frente al estrés oxidativo, los tóxicos ambientales y la inflamación crónica. Además, es clave para neutralizar radicales libres y metales pesados, proteger la función mitocondrial, apoyar la detoxificación hepática —fase II— y preservar la integridad neuronal.

Sin embargo, el glutatión no se produce solo: su síntesis está controlada por la vía **Nrf2**, un interruptor maestro que activa genes antioxidantes y detoxificantes. Cuando el Nrf2 se enciende, se multiplican las defensas internas del cerebro. El problema es que el glutatión se agota fácilmente, por lo que el estrés crónico, las infecciones, el alcohol, el envejecimiento, los fármacos, los pesticidas, los metales pesados y una dieta deficitaria pueden reducir su síntesis y dejar el cerebro más expuesto.

Existen modos de apoyarlo, como:

- **NAC (N-acetilcisteína)**: precursor directo que ayuda a restaurar los niveles de glutatión y tiene un efecto neuroprotector propio.
- **Glicina**: es antiinflamatoria, favorece el sueño y contribuye a la síntesis de glutatión.
- **Taurina**: según estudios preclínicos y clínicos exploratorios,

protege el cerebro frente al daño oxidativo inducido por toxinas, con efectos prometedores en la longevidad celular.
- **Cofactores esenciales**: vitamina C, B6, B12, folato, zinc, selenio, magnesio.

Además de los precursores y cofactores, necesitamos activar los mecanismos naturales que aumentan el glutatión y potencian la autofagia, como el proceso de reciclaje celular, que elimina las proteínas dañadas, los desechos y las mitocondrias disfuncionales, lo cual es esencial para la salud neuronal. Las mismas estrategias estimulan ambas rutas: ayuno intermitente, ejercicio regular y exposición al calor —sauna— y al frío controlados. Estas prácticas no sólo limpian, sino que reprograman el metabolismo hacia la resiliencia.

Más adelante hablaremos del GlyNAC+Tau, un cóctel detoxificante cerebral que combina estos tres compuestos fundamentales —glicina, NAC y taurina— con un potente efecto protector sobre las mitocondrias, el glutatión y la función cognitiva.

20

Fomentar el pensamiento mágico

El asombro, la gratitud, los símbolos, los sueños, los rituales, las señales que a veces parecen hablarnos... también nutren el cerebro. No todo lo que transforma puede medirse, hay algo profundamente humano en la necesidad de encontrar sentido, de crear historias, de abrirnos al misterio. El **pensamiento mágico** —lejos de la superstición— es una forma de sensibilidad profunda hacia lo invisible, lo simbólico y lo numinoso. Una puerta hacia la espiritualidad auténtica; una manera poética de estar en el mundo, de mirar con ojos amplios y conectar con aquello que no se ve, pero se siente.

La espiritualidad, entendida no como dogma, sino como experiencia, es esa sensación de formar parte de algo más grande, de que la vida es más que bioquímica. Puede expresarse en la contemplación de la naturaleza, en una ceremonia, en un momento de presencia profunda, en una conversación sincera, en la escucha del cuerpo, en una práctica de gratitud... o en el susurro de un sueño que nos guía. No hace falta creer en hadas, sino que basta con no perder la capacidad de maravillarse, de sentir lo sagrado en lo cotidiano, de intuir que hay una inteligencia más allá del cálculo.

Por lo tanto, el pensamiento mágico es la raíz emocional y simbólica de una espiritualidad libre, no intelectualizada; es lo que nos permite encontrar significado en un atardecer, ver mensajes en una sincronicidad, hablar con el río o reconocer en un gesto cotidiano un acto sagrado. Y esto lo hace profundamente nootrópico. Porque lo simbólico moldea la mente, estimula la imaginación, activa el sistema límbico, moviliza neurotransmisores como la dopamina, la oxitocina y la serotonina..., y genera una percepción más rica, conectada y amplia.

El neurocientífico Peter Sterling, coautor del concepto de *alostasis*, ha planteado una idea tan revolucionaria como humana: el ser humano moderno sufre un déficit de prácticas sagradas. Durante milenios, nuestra especie necesitó rituales, cantos, símbolos y relatos míticos para ordenar el caos, compartir el asombro o habitar lo invisible. En ellos se activaban circuitos neurológicos profundos relacionados con el vínculo, el sentido, la regulación emocional y la plasticidad. En cambio, actualmente, en nuestra sociedad secularizada, fragmentada y acelerada, este ecosistema simbólico se ha empobrecido y, aunque tengamos nuestras necesidades básicas cubiertas, algo esencial parece haberse perdido por el camino. Este planteamiento lo desarrolla con su habitual maestría, en *¿Envejeces o rejuveneces?*,[34] mi querida amiga, la gran sabia de Karelia, la doctora Sari Arponen, tras escuchar en directo al propio Sterling en una de sus formaciones.

Sterling lo compara con un déficit de micronutrientes, ya que, sin experiencias que despierten asombro, pertenencia, trascendencia y belleza compartida, el sistema nervioso entra en estados de hiperalerta, alienación y vacío existencial. Nuestro cerebro no sólo necesita descanso y magnesio, también misterio. Por ello, reintroducir prácticas que den sentido activa la oxitocina, la dopamina y el BDNF, así como nutre lo más humano del cerebro: su capacidad de trascender lo inmediato y vivir con asombro.

De hecho, el ser humano está diseñado para creer en algo. Como dijo David Foster Wallace en su ya mítico discurso *Esto es agua*:

> He aquí otra de esas cosas que son extrañas pero ciertas: en las trincheras del día a día de la vida adulta, no existe el ateísmo. No es posible no adorar. Todo el mundo adora. La única elección que tienes es qué adorar. Y la razón más convincente para elegir algún tipo de dios o de cosa espiritual que adorar —ya sea Jesucristo o Alá, ya sea Yahvé o la Diosa Madre Wicca, o las cuatro nobles verdades, o algún conjunto

34. Arponen, S., *¿Envejeces o rejuveneces?*, Alienta Editorial, Barcelona, 2025.

inviolable de principios éticos— es que prácticamente cualquier otra cosa que adores te comerá vivo.

Si adoras el dinero y las posesiones, si es de donde sacas el significado de tu vida, entonces nunca tendrás suficiente, nunca sentirás que tienes suficiente. Es la verdad.

Adora tu cuerpo y tu belleza y tu atractivo sexual y siempre te sentirás feo. Y cuando el tiempo y la edad empiecen a aparecer, morirás un millón de muertes antes de que otros te lloren.

A cierto nivel, todos sabemos todo esto ya. Lo hemos registrado en mitos, proverbios, clichés, epigramas, parábolas; en el esqueleto de cualquier gran historia. Todo el truco está en mantener esta verdad presente en nuestra consciencia diaria.[35]

Lo que adoramos —o en lo que depositamos nuestro sentido— moldea nuestra mente, y puede elevarnos o devorarnos. Así que elige bien, y cree en algo. Pero cree. Como afirmó Lennon en su *God*:

No creo en Jesús...
no creo en Buda...
no creo en el Gita...
no creo en los Beatles...
sólo creo en mí...
Yoko y yo...
y eso es la realidad.

Creer en el pensamiento mágico fue lo que nos impulsó a pintar las cuevas de Altamira, a levantar pirámides en distintos continentes, a construir el Taj Mahal o la Alhambra. Pero también es lo que hoy nos lleva a ver la melatonina como la molécula de la espiritualidad, o a imaginar que las mitocondrias podrían ser la sede de la conciencia.

El pensamiento mágico no niega la ciencia, sino que la inspira. Y quizás por eso... nunca ha dejado de ser verdad.

35. Foster Wallace, David, *Esto es agua*, Penguin Random House, Barcelona, 2014.

Cuarta parte

LOS NEUROTRANSMISORES

21

Neurotransmisores: los mensajeros químicos

Cada pensamiento que tienes, cada emoción que sientes, cada decisión que tomas... no surgen del azar. Detrás de todo hay un susurro químico, un impulso eléctrico que cruza un abismo microscópico entre neuronas: la sinapsis. Por su parte, quienes llevan los mensajes a través de este abismo son los neurotransmisores, a los que podemos considerar pequeños mensajeros químicos que dan forma a nuestra experiencia humana. No son sólo moléculas, también arquitectos de tu estado de ánimo, curadores de tu atención, puentes entre la memoria y la emoción.

En las próximas páginas vamos a adentrarnos en su universo. Exploraremos los pilares principales de la neuroquímica que te permiten motivarte, activarte, concentrarte, relajarte o dormir mejor, según lo que tu cuerpo y tu mente necesiten en cada momento. Todo ello con un propósito claro: darte herramientas prácticas para comprender, modular y optimizar tu química cerebral. Porque conocer tus neurotransmisores no es un ejercicio académico, sino una forma de mejorar tu salud mental, tu bienestar y tu rendimiento cognitivo. ¿Estás preparado?

21.1. ¿Qué son los neurotransmisores?

Ya hemos mencionado que entre una neurona y otra hay un espacio llamado *sinapsis*. Ahora vamos un paso más allá. Este espacio no es un vacío pasivo, sino un escenario dinámico donde ocurre algo extraordinario. Para cruzarlo, las neuronas liberan mensajeros químicos, los neurotransmisores, que son pura alquimia biológica y se encargan de convertir la química en electricidad y permitir que el impulso nervioso continúe su viaje. Actúan sobre receptores específicos y, una vez que han cumplido su misión, son degradados o captados para mantener el equilibrio.

Lo más fascinante es que el mensaje no depende sólo del neurotransmisor, sino del contexto, del tipo de receptor y de la danza sutil con otros mensajeros químicos. Es aquí donde la neuroquímica se convierte en posibilidad infinita.

21.2. Glutamato, GABA y los neuromoduladores que tejen tu experiencia

Hay miles de millones de neuronas en tu cerebro comunicándose entre sí: algunas se activan, otras se apagan. Esta coreografía eléctrica genera los llamados *circuitos neuronales*, y cada uno de ellos conduce a un estado mental específico que da lugar a emociones, conductas y pensamientos concretos. Tu experiencia humana —lo que haces, sientes o piensas— no es azarosa: es una danza de conexiones sinápticas, moldeadas por sustancias químicas invisibles. Así, podríamos decir que dos grandes familias químicas regulan esta sinfonía: las **hormonas** y los **neurotransmisores**. Y entre ellas, los neurotransmisores son los más importantes, porque son los más rápidos y también los más modificables. Podemos aprender a influir en ellos.

Glutamato y GABA: el motor básico de tu cerebro

Éstos son los dos grandes reguladores del tono sináptico, y forman la base de toda la actividad cerebral:

Tabla 21.1. El yin y el yang de la señal neuronal

NEUROTRANSMISOR	FUNCIÓN PRINCIPAL	EFECTO SINÁPTICO
Glutamato	Neurotransmisor excitador	Activa la señal neuronal (dispara)
GABA	Neurotransmisor inhibidor	Frena la señal neuronal (calma)

En resumen, piénsalo así: el glutamato pisa el acelerador, mientras que el GABA frena, bajando las revoluciones al cerebro. No obstante, ambos están presentes en todas las áreas del cerebro. Las neuronas glutamatérgicas estimulan, activan y encienden. Sin glutamato, el cerebro está en silencio. Las neuronas gabaérgicas, por su parte, calman, estabilizan y evitan que la actividad neuronal se descontrole. Cuando esto falla, pueden aparecer crisis epilépticas, ansiedad, insomnio o agitación mental crónica.

En términos generales, nuestro equilibrio emocional depende de esta tensión dinámica entre excitación e inhibición. De hecho, muchas personas viven con un déficit crónico de GABA, lo que les impide centrarse, calmarse o dormir profundamente. Sin GABA, nos falta centro y pausa. Por esto, elevar el GABA en la vida —con hábitos, nutrientes o prácticas— es una de las mejores decisiones que puedes tomar para tu cerebro.

Elevar el GABA: pequeñas prácticas con gran impacto

Algunas prácticas sencillas —y científicamente respaldadas— para elevar tus niveles de GABA y restaurar tu centro serían:

- **Respirar por la nariz, lenta y conscientemente.** La respiración es una de las formas más directas de activar el nervio vago y favorecer la liberación de GABA. Cuanto más tranquila sea, más silenciosa será también tu mente.
- **Naturaleza.** Pasear entre árboles, tocar la tierra, mojarse los pies en un río. La naturaleza desactiva la alarma simpática y nutre el tono vagal.
- **Música, danza y canto.** Actividades que integran cuerpo,

emoción y ritmo aumentan el GABA y despiertan un estado de flujo.
- **Vínculos afectivos.** Abrazos sostenidos, caricias, estar con animales o personas queridas: el contacto físico seguro eleva el GABA, la oxitocina y otras moléculas de calma y conexión.

También desde la alimentación podemos apoyar la función gabaérgica:

- **Ayuno intermitente.** El ayuno, bien planteado, favorece la actividad del GABA y reduce el exceso de glutamato, el neurotransmisor excitador.
- **Grasas saludables.** Una dieta rica en grasas de calidad y baja en azúcares rápidos puede favorecer un entorno neuroquímico más equilibrado.
- **Frutas ricas en GABA.** Una dieta baja en azúcar no significa demonizar la fruta. Algunas como el mango, las cerezas o las uvas, así como la piel de ciertos cítricos como la mandarina y el *kumquat* (*Fortunella spp.*) contienen pequeñas cantidades de GABA de forma natural.

Nutrientes clave e infusiones

- **Magnesio** (200 mg): cofactor de la síntesis de GABA y relajante neuromuscular.
- **Myo-inositol** (1-3 g): compuesto relacionado con el complejo B que mejora la sensibilidad de los receptores GABA y serotonina. Se ha estudiado para la ansiedad, la migraña, el TDAH y la bipolaridad.
- **Glicina** (2-3 g): aminoácido con efecto inhibidor que mejora el sueño y la calma nocturna. De ella hablaremos más adelante.

Este combo tomado entre treinta y sesenta minutos antes de ir a dormir puede ayudarte a elevar el GABA, mejorar tu descanso y centrarte durante el día.

En cuanto a las infusiones, es recomendable el té verde y *matcha*. La L-teanina, presente en el té verde, aumenta los niveles de

GABA, dopamina y serotonina, favoreciendo la calma sin sedación. Otras plantas como la valeriana, pasiflora, melisa, manzanilla, tila y lavanda también son beneficiosas, ya que contienen compuestos que actúan sobre los receptores GABA-A, imitando su efecto y potenciando su acción calmante. De hecho, son las plantas más estudiadas para la ansiedad y el insomnio.

Ahora bien, cuidado con el glutamato alimentario, ya que éste no sólo es un neurotransmisor, también es un potenciador del sabor que la industria alimentaria añade a productos ultraprocesados para intensificar la señal de recompensa. En exceso, puede sobreestimular ciertas vías, generar neuroexcitabilidad crónica y contribuir a provocar dolores de cabeza, insomnio o adicción alimentaria.

Neuromoduladores: los directores de orquesta

A diferencia del GABA y el glutamato, que actúan de forma rápida y directa, los neuromoduladores no disparan ni frenan una señal, sino que modulan cómo responde todo el circuito. Son más lentos, sutiles y contextuales, pero profundamente influyentes. Así, actúan como reguladores del clima cerebral, pero no cambian las piezas de posición, sino que deciden cuáles se mueven y con qué intensidad.

Tabla 21.2. Principales neuromoduladores y su función

NEUROMODULADOR	ROL PRINCIPAL
Dopamina: la molécula del más	Deseo, motivación, recompensa, enfoque
Serotonina: la molécula del suficiente	Estado de ánimo, bienestar, regulación emocional
Noradrenalina: la molécula de la alerta	Alerta, estrés, vigilancia, respuesta rápida
Acetilcolina: la molécula del *flow*	Atención, memoria, aprendizaje, plasticidad

Neuroquímica en sinfonía: cómo interactúan entre sí

Los neurotransmisores no trabajan en compartimentos estancos, sino que interactúan, se modulan y se potencian entre sí. Algunos son rápidos —como el glutamato y el GABA—, que forman el motor básico de la transmisión neuronal, mientras que los neuromoduladores —como la dopamina, la serotonina, la acetilcolina o la noradrenalina— dirigen la melodía, afinan el volumen, determinan el ritmo y dan sentido a la experiencia.

Asimismo, existen sinergias entre neurotransmisores:

- El glutamato excita, pero sin el GABA que lo module se produce ansiedad, hiperactividad, excitotoxicidad o insomnio.
- Dopamina y noradrenalina son primas hermanas, y colaboran en la creación de estados de concentración, motivación y energía. Están emparentadas tanto química como funcionalmente: ambas derivan del aminoácido tirosina y discurren por circuitos neuronales que se solapan.
- La dopamina empuja, mientras que la serotonina modula. Sin serotonina que regule, la dopamina puede volverse impulsiva, adictiva e insaciable.
- La serotonina calma la excitación excesiva, mejora la resiliencia emocional y colabora con el GABA para inducir descanso, regulación y sueño. También actúa en sinergia con la oxitocina, creando esa sensación de conexión, vínculo y bienestar social. Y, por si fuera poco, es precursora de la melatonina. El buen ánimo diurno construye el buen sueño nocturno.
- Si la dopamina y la noradrenalina encienden el foco, la acetilcolina permite que este foco se traduzca en aprendizaje. Es esencial para la plasticidad sináptica, el *flow*, la atención sostenida y la consolidación de nuevas rutas neuronales. Pero la acetilcolina también da un impulso creativo a la serotonina.

La **plasticidad sináptica**, que es la capacidad del cerebro para aprender, adaptarse y cambiar, depende del equilibrio entre excitación, inhibición y modulación. Cuando este equilibrio se rompe —por ejemplo, mucho glutamato y poca regulación gabaérgica o serotoninérgica—, surgen los síntomas de ansiedad, insomnio, irritabilidad, fatiga mental o deterioro cognitivo.

22

La acetilcolina: el neurotransmisor del foco y del *flow*

La acetilcolina es esa brisa fresca que recorre el sistema nervioso, afinando nuestra percepción, calmando el cuerpo y despertando la mente. Es el principal neurotransmisor utilizado por el nervio vago y, gracias a ella, el cuerpo entra en modo reparación, la inflamación se atenúa y el sistema parasimpático toma el timón relajando nuestro cuerpo. Sin embargo, su poder no termina ahí. En el cerebro, la acetilcolina es una alquimista del foco. Nos permite entrar en estados de atención profunda y sostenida, esos momentos en los que el tiempo se diluye y surge una calma enfocada y productiva. Mihaly Csikszentmihalyi lo llamó *flow*, mientras que los estoicos, ataraxia, una serenidad interior que no depende de lo exterior.

22.1. Funciones clave de la acetilcolina en el cerebro

La acetilcolina cumple múltiples papeles esenciales para nuestra salud mental y cognitiva:

- **Concentración**: agudiza el foco y reduce la distracción.
- **Memoria**: facilita el aprendizaje y la consolidación de recuerdos.

- **Neuroplasticidad**: estimula la capacidad del cerebro para adaptarse.
- **Regulación emocional**: suaviza las oscilaciones del ánimo.
- **Función ejecutiva**: mejora la toma de decisiones, la planificación y el autocontrol.
- **Antiinflamatoria**: protege frente al deterioro neurodegenerativo.

Por todo ello, muchos fármacos usados contra la demencia buscan potenciar sus niveles en el cerebro. No obstante, hay caminos más sutiles —y naturales— para elevar esta molécula vital.

22.2. Estrategias para elevar la acetilcolina

Aquí tienes algunas formas probadas de estimular la producción y el metabolismo de la acetilcolina, de un modo seguro y natural:

Nutrientes colinérgicos

- **Colina.** Para que la acetilcolina pueda liberarse, primero debe poder producirse. Para ello necesitamos a su precursora esencial: la colina. Anteriormente ya hemos hablado de su importancia, pero conviene recordarla. Está presente en alimentos como la yema de huevo, el hígado, los pescados grasos, el brócoli o la soja fermentada... y, por supuesto, en nuestra vieja conocida: la citicolina.
- **Acetil-L-carnitina (ALCAR).** Es una de mis moléculas favoritas. Participa en la síntesis y el transporte de acetilcolina, con efectos nootrópicos reconocidos y un potente impacto sobre la función mitocondrial.
- **Vitamina B5 (ácido pantoténico).** Imprescindible para la síntesis de acetilcolina. Se encuentra especialmente en aguacates, champiñones y semillas.
- **Nicotina.** El neurocientífico Andrew Huberman, profesor de neurobiología en la Universidad Stanford, comentó en su pódcast *Huberman Lab* —concretamente en el episodio «Nicoti-

> ne's effects on the brain & body & how to quit smoking or vaping»—[36] que la nicotina es una de las sustancias más potentes para mejorar la atención, la motivación y la claridad mental, gracias a su acción sobre los receptores nicotínicos de acetilcolina y dopamina en la corteza prefrontal.

Ahora bien, esto no supone una razón para fumar: cada cigarrillo, además de destruir neuronas, te roba once minutos de vida. Huberman subraya que el potencial cognitivo de la nicotina depende por completo de su forma de administración. En microdosis —por ejemplo, mediante chicles de nicotina de 1 a 2 mg— puede aumentar la concentración de forma puntual y reducir la fatiga mental, sin los daños asociados al tabaco o al vapeo.

Aun así, advierte que la nicotina es altamente adictiva, incluso en microdosis. Él mismo afirma que «usar nicotina como nootrópico debería hacerse con extrema precaución, idealmente en contextos experimentales y no de forma cotidiana». También recuerda que los efectos cognitivos se atenúan con el uso continuado, a causa de la tolerancia, y que su utilización con fines de mejora mental está muy poco estudiada en personas sanas. Los riesgos a largo plazo —dependencia, alteraciones cardiovasculares y adaptación neuronal— siguen siendo motivo de seria preocupación.

Plantas y nootrópicos naturales

Bacopa monnieri

A continuación te presento una de mis plantas favoritas. Conocida como *brahmi* en medicina ayurvédica —en honor a Brahma, el dios de la creación y la conciencia—, la *bacopa* ha sido utilizada durante más de tres mil años para calmar la mente, potenciar la lucidez y reforzar la memoria. En la tradición india no era sólo una planta, también una puerta a un estado mental más elevado. Hoy, la ciencia moderna confirma lo que la sabiduría ancestral ya intuía. La *bacopa*

36. «Nicotine's effects on the brain & body & how to quit smoking or vaping» [pódcast], *Huberman Lab Podcast*, 24 de septiembre de 2022.

monnieri es uno de los nootrópicos naturales más completos, puesto que favorece la liberación de acetilcolina y mejora la memoria, el aprendizaje, la fluidez verbal y la claridad mental. Pero su efecto va mucho más allá.

Los bacósidos —sus compuestos activos más estudiados— estimulan el BDNF, promueven la neurogénesis y fortalecen la neuroplasticidad. Esto se traduce en una mayor capacidad para formar nuevas conexiones neuronales, adaptarse al cambio y protegerse del deterioro cognitivo. Además, la *bacopa* reduce la ansiedad, modula el estrés oxidativo y mejora la resiliencia mental, sin alterar el equilibrio interno.

La dosis más estudiada se sitúa entre los 150 y los 600 mg al día, siendo 300 mg una cantidad funcional ampliamente utilizada. Es ideal para estados de saturación cognitiva, ansiedad o fatiga mental. Por lo tanto, se trata de una planta que no sólo calma, sino que también despierta.

Huperzina A

Hup A es uno de los nootrópicos naturales más interesantes y potentes a la hora de preservar la acetilcolina. Deriva del musgo chino *Huperzia serrata* y se utilizaba en la medicina tradicional china para mejorar la memoria y la claridad mental. Por lo tanto, combina tradición milenaria y evidencia moderna. Estimula la producción de acetilcolina, pero sobre todo inhibe la acetilcolinesterasa —enzima que la degrada—, aumentando su disponibilidad.

En cuanto a sus beneficios destacados, mejora la memoria y la concentración, puede inducir estados de *flow* al favorecer la atención sostenida y tiene actividad neuroprotectora. Además, se está investigando en el contexto del alzhéimer y otras demencias.

La dosis habitual es de entre 50 y 200 mcg al día —microgramos, no miligramos—. Se recomienda comenzar con dosis bajas y, si es necesario, aumentar gradualmente. Asimismo, se suele tomar en ciclos: entre dos y cuatro semanas de uso, y entre una y dos semanas de descanso.

No obstante, cabe considerar las siguientes precauciones:

- Está contraindicada en personas con epilepsia, trastornos del ritmo cardíaco, asma grave o si se toman anticolinérgicos.
- Puede provocar efectos secundarios como insomnio vívido, náuseas o bradicardia si se excede la dosis.
- No está indicada durante el embarazo, la lactancia ni en menores de edad.

Inhibir la acetilcolinesterasa: prolongar el foco, la calma y la memoria

Una vez que la acetilcolina ha cumplido su misión —estimular el foco, calmar la inflamación y fortalecer la memoria—, una enzima llamada acetilcolinesterasa se encarga de descomponerla. Pero cuando esta enzima actúa demasiado rápido —algo común bajo estrés crónico—, la acetilcolina se esfuma antes de tiempo.

Inhibir sutilmente esta enzima permite que la acetilcolina permanezca activa durante más tiempo, amplificando sus beneficios. Existen fármacos con este objetivo, especialmente en contextos de deterioro cognitivo o ansiedad, pero la naturaleza también ofrece alternativas suaves y poderosas.

Plantas con efecto inhibidor natural

Entre las más conocidas están el *ginkgo biloba*, la melisa, la lavanda, la pasiflora, el romero, la albahaca sagrada (*tulsi*) o la cúrcuma. Puedes incorporarlas en infusiones, platos, extractos o rituales aromáticos. Son plantas que calman el nerviosismo, favorecen el sueño y suavizan la ansiedad, y lo hacen, en parte, gracias a su acción sobre esta enzima clave. Y dentro de este grupo, la salvia destaca como la más poderosa.

La salvia (*Salvia officinalis* y *Salvia sclarea*) es una planta maestra con efectos nootrópicos sorprendentes. Inhibe suavemente la acetilcolinesterasa, favoreciendo la memoria, la concentración y el buen ánimo sin provocar somnolencia. Puedes tomarla en infusión —una cucharadita de hojas secas por taza, hasta tres o cuatro al día—, en extracto estandarizado de entre 300 y 600 mg, o incluso beneficiarte de su aroma, puesto que oler salvia mejora la memoria y el estado de ánimo, según varios estudios.

Entre sus precauciones básicas, cabe tener en cuenta:

- Evita el uso interno del aceite esencial, especialmente si sufres epilepsia u otros trastornos neurológicos.
- No se recomienda en embarazo, en lactancia ni en cánceres hormonodependientes.
- Si la utilizas a diario, haz pausas: tres semanas de uso y una de descanso.

Aromaterapia colinérgica: el poder del olfato

No necesitas ingerir nada para activar la acetilcolina. El olfato está íntimamente conectado con el nervio vago, por lo que los aceites esenciales pueden tener un efecto casi inmediato sobre el sistema nervioso autónomo. Algunos de los más eficaces para inhibir la acetilcolinesterasa y calmar el sistema son de salvia, lavanda, romero, *copaiba*, o *boswellia* —incienso—. Puedes inhalarlos directamente, poniéndote una o dos gotas en las manos y respirando profundamente; usarlos en masajes vagales en el cuello y el pecho; o difundirlos en el ambiente con un humidificador. Bastan diez respiraciones conscientes con aceite esencial en la palma para notar el efecto, como un botón de reinicio del sistema.

Cabe considerar que la lavanda y la salvia son muy interesantes en personas muy dopaminérgicas, para que no se pasen de vueltas sin quitarles el brío.

23

Serotonina y dopamina: dos arquitectos de la mente

La dopamina nos empuja a explorar galaxias, mientras que la serotonina nos invita a contemplar una flor. Hay dos formas de caminar por la vida: avanzando por la carretera del deseo con hambre de futuro, o reposando en el jardín del contentamiento con gratitud por el presente. Una nos impulsa, y la otra nos arraiga. Una nos proyecta hacia lo que aún no tenemos, y la otra nos reconcilia con lo que ya somos.

Imagina que dentro de tu cerebro conviven dos fuerzas arquetípicas:

- El **explorador incansable**, con la mirada al frente, adicto a las metas, movido por la promesa de una recompensa futura. Es la dopamina.
- El **cuidador abnegado**, con los pies en la tierra, agradecido por el ahora, calmado por la simple presencia. Es la serotonina.

Ambas son necesarias, pero en exceso una puede volverte un adicto al *más*, incapaz de descansar; y la otra, un habitante pasivo del *suficiente*, sin poder actuar. La salud del cerebro —y quizás también la del alma— reside en la capacidad de orquestar estas dos melodías sin que una acalle por completo a la otra. Transitar el conflicto humano entre el anhelo —dopamina— y la satisfacción —serotonina.

Vamos a sumergirnos en las profundidades de estos dos grandes neuromoduladores; a entender su biología, sus personalidades, sus excesos y sus carencias; y sobre todo a descubrir qué hábitos, nutrientes y rituales pueden ayudarte a domarlos o a potenciarlos, si es lo que necesitas.

23.1. Dos tendencias, no dos destinos

En términos bioquímicos, la dopamina y la serotonina son neurotransmisores, es decir, mensajeros químicos que permiten que las neuronas se comuniquen entre sí. Pero más allá de ser simples moléculas, son como dos arquitectos que moldean la forma en que experimentamos el mundo, y nos relacionamos con él y con nosotros mismos.

Quizás sean las moléculas que más inciden en el carácter de una persona. De ahí que hablemos de un cerebro más dopaminérgico y de uno más serotoninérgico. No obstante, es importante tener en cuenta que, en ningún caso, determinan tu personalidad, sino que simplemente marcarán tu *tendencia a...* No es destino, pero sí una melodía de fondo que, si aprendemos a escuchar, nos ayudará a entendernos mejor. Podríamos decir que son dos temperamentos químicos en el teatro del yo.

23.2. El cerebro dopaminérgico

Una persona dopaminérgica tiene un pie puesto en el futuro y siempre está en búsqueda de nuevos desafíos, ideas inspiradoras, historias divertidas. Cuando algo le estimula, se despierta su entusiasmo y tiene un comportamiento invariablemente impulsivo. Le motiva la novedad, el reto y el cambio. Tiende a pensar en lo que viene después, más que en lo que ya está, y lo mueve la expectativa de lo que podría ser.

Nada le parece imposible, pero este luchador sin par también tiene su talón de Aquiles. Su interés puede desaparecer con la misma rapidez con la que nació, sobre todo cuando algo exige mucha paciencia y atención. Esto hace que algunos carguen con toda una serie de proyectos dispersos, estudios no terminados y relaciones rotas. La inquietud y los muchos estímulos pueden dejar una pesada huella en su estilo de vida. Además, hay personas que viven atrapadas en una búsqueda constante, de modo que lo que ayer parecía suficiente hoy ya no lo es. Siempre hay una meta más, una notificación más, un logro pendiente. Les cuesta detenerse y sentir que basta.

Por lo tanto, está orientado al logro, al futuro y a la recompensa, pero es vulnerable al *burnout*, la dispersión y las adicciones.

Rasgos frecuentes:

- Alta motivación y energía (hasta el agotamiento).
- Búsqueda de estimulación constante.
- Tendencia a la multitarea y a la hiperactividad mental.
- Mayor propensión a adicciones: digitales, alimentarias, laborales.
- Alta tolerancia al estrés hasta que colapsan.

Necesidades:

- Aprender a parar, no por debilidad, sino por equilibrio.
- Cultivar hábitos de descanso, atención corporal y desconexión.
- Reorientar el circuito de recompensa hacia logros con sentido.

Dopamina: la molécula del deseo

La dopamina no es el placer en sí, sino la anticipación a ello. Es lo que sentimos antes de abrir un regalo, al planear un viaje, al imaginar lo que puede pasar. Este neurotransmisor es el combustible de los sueños, y se dispara ante la posibilidad de obtener algo que aún no tenemos. Por esto, está tan ligada a la motivación, la búsqueda de objetivos, la iniciativa. Pero una vez alcanzada la meta, la dopamina desciende y aparece la adaptación. Entonces, vuelve la necesidad de otro estímulo.

Los alemanes tienen una palabra para describir este estado, *Vorfreude*, que significa 'la alegría por algo bueno que está por venir'. Incluso hay un dicho: *Vorfreude ist die schönste Freude*, 'la anticipación es la alegría más hermosa'.

Desde un punto de vista fisiológico:

- Se produce en tres áreas cerebrales: el tegmental ventral (VTA), la sustancia nigra y el hipotálamo.
- Actúa sobre estructuras como el núcleo accumbens y el córtex prefrontal, que tienen que ver con el placer y la motivación.
- Mejora la motivación, la energía, la atención y el rendimiento físico e intelectual.

La dopamina es lo que impulsó la humanidad a salir de la cueva y llegar a la luna. Pero también puede convertirse en una trampa, ya que cuando se sobreestimula, sin pausa, dirección ni descanso, el sistema colapsa. La dopamina barata —la que se obtiene con azúcar, notificaciones o recompensas artificiales— acaba agotando su efecto. En consecuencia, aparecen el desánimo, la ansiedad, la impulsividad o la adicción.

Sobre la noradrenalina

La dopamina y la noradrenalina van de la mano: la segunda se fabrica a partir de la primera. Así, la noradrenalina es activación, alerta y energía. Cuando sus niveles están bajos, tenemos menos energía física y menor agilidad mental.

Noradrenalina (activación) + dopamina (motivación) = éxito
Noradrenalina sin dopamina = problema

23.3. El cerebro serotoninérgico

Alguien serotoninérgico tiene los pies firmes sobre la tierra. La seguridad y la lealtad son los pilares de su existencia, pero soltar le es difícil. Por ejemplo, lo sería la madre que está excesivamente preocupada al ver partir a sus hijos. Su comportamiento pasivo y el hecho de evitar los estímulos pueden convertirse en un obstáculo real para su crecimiento personal y social. El pesimismo, el miedo, la vergüenza y la falta de automotivación se dan con mucha frecuencia. Les cuesta arrancar, a veces procrastinan, dudan demasiado o se aíslan. Su zona de confort puede volverse una jaula cómoda.

Asimismo, quien tiene una dominancia serotoninérgica vive más en el ahora, disfruta de lo que tiene y valora la paz sobre la intensidad. Por lo tanto, está orientado a la seguridad, al vínculo y a lo estable, pero es vulnerable a la parálisis, la rumiación y la inflamación.

Rasgos frecuentes:

- Gran capacidad para cuidar, escuchar y empatizar.
- Tendencia a evitar el conflicto.
- Mayor necesidad de seguridad y hábitos predecibles.
- Propensión a la rumiación o al insomnio si la serotonina baja.
- Alta sensibilidad emocional, digestiva e inmunitaria.

Necesidades:

- Activarse con propósito: movimiento, retos, contacto humano.
- Estimular la serotonina con vínculos, naturaleza y exposición solar.
- Despertar su lado dopaminérgico cuando hace falta.

Serotonina: la molécula de lo suficiente

La serotonina no empuja ni anticipa, sino que sostiene y reconoce. Está relacionada con la sensación de seguridad, la regulación emocional, el vínculo afectivo, el sueño y la estabilidad. El escritor Joseph Heller —autor de *Trampa 22*— contaba que, en una fiesta organizada por un multimillonario, su amigo Kurt Vonnegut le comentó en tono provocador algo como: «Ese hombre gana más en una semana que tú en toda tu vida». A lo que Heller respondió: «Sí, pero yo tengo algo que él nunca tendrá: suficiente». Ésta es la función de la serotonina: permitir sentir que lo que hay... basta por ahora.

Producción y funciones fisiológicas:

- Se produce en los núcleos del rafe del tronco cerebral.
- El 90 por ciento se sintetiza en el intestino, y también en la piel.
- Mejora el estado de ánimo y la regulación emocional.
- Modula el dolor y la sensibilidad corporal.
- Regula el tránsito intestinal.
- Participa en el sueño, el apetito y el equilibrio inmunológico.

Cuando hay inflamación, disbiosis o estrés crónico, el cuerpo desvía el triptófano —precursor de la serotonina— hacia rutas neurotóxicas como la del ácido quinolínico. Esto puede favorecer estados depresivos, irritabilidad o hipersensibilidad. Por esto, cuidar la serotonina es también cuidar el intestino, el descanso, los vínculos y la conexión con el entorno.

23.4. Conócete para cuidarte

Este capítulo no es sólo una comparación bioquímica, también es una invitación a conocerte. Te invito a que te preguntes:

- ¿Te mueve el deseo o te sostiene la gratitud?
- ¿Tu combustible es la búsqueda o el vínculo?
- ¿Tu cerebro investiga o contempla?

Conocerte es el primer paso para cuidarte. Como decía uno de mis grandes maestros, Manuel Palomo: «La felicidad está en conocerse a uno mismo. Si eres una tortuga o un caballo de carreras, compórtate como tal». Debe haber coherencia en tus valores, tu propósito y tus acciones. El problema está cuando actuamos por obligación, necesidad de cariño, aprobación externa, llenar otros vacíos, etc. Por supuesto, debes tener presente que en esta película no hay ni buenos ni malos. Pero si hay demasiada dopamina perderemos el presente, mientras que si la serotonina es excesiva malgastaremos el futuro.

El sistema nervioso necesita ambos lenguajes: el que nos proyecta hacia lo que viene, y el que nos permite agradecer lo que ya está. La clave no reside en elegir uno, sino en integrarlos.

Avanzar con determinación; parar con intención. Buscar cuando es momento de crecer; permanecer cuando es momento de estar. Las personalidades serotoninérgicas y dopaminérgicas no son extremos, ya que nadie es totalmente lo uno o lo otro; es la tendencia. Asimismo, la dopamina y la serotonina no son rivales, sino aliados. Sólo juntas escriben una vida con dirección y con profundidad.

Aquí tienes un resumen de los dos perfiles:

Tabla 23.1. Serotonina y dopamina: dos modos de habitar el mundo

SEROTONINÉRGICO	DOPAMINÉRGICO
Aquí y ahora: el futuro puede generar ansiedad	Allí y mañana: viven en el futuro y les cuesta centrarse en el ahora
Protectores	Liberales
Suficiencia	Motivación, deseo, impulso
Son más de abrazos	Son más de chocar las manos
Beatles	Rolling Stones
Cuidadores	Exploradores
Dulce	Salado
Reposar, reflexión	Actividad
Recordar	Soñar
Escuchar	Hablar
Inhibidos e introvertidos	Extrovertidos e impulsivos
Más tendentes a la tristeza	Más tendentes al nerviosismo

23.5. Cuatro puentes entre el deseo y la calma

A lo largo de estas páginas hemos visto que no todo se resume en suplementos ni moléculas. Hay intervenciones sencillas, ancestrales, profundamente humanas, que regulan tanto la serotonina como la dopamina de forma natural y sostenible.

- La **exposición solar**: con su orquesta circadiana de neurotransmisores.
- El **movimiento corporal**: ese acto de liberar energía y reencontrar claridad.

- La **conexión con la naturaleza**: que calma, enfoca y devuelve pertenencia.
- La **gratitud**: capaz de reconciliar presente y deseo.

A continuación exploraremos intervenciones que activan, con precisión, estos dos grandes reguladores del ánimo.

23.6. Estrategias para elevar y regular la dopamina

Para quienes necesitan volver a encender el fuego interior y para los que han perdido la motivación o la dirección.

Estilo de vida

- **Propósito**: lo primero es sentir que lo que hacemos tiene un porqué y un para qué. El cambio debe venir desde dentro. Cuando crees de verdad en algo, tu cerebro genera dopamina para lograrlo. No lo hagas porque se supone que se tiene que hacer.
- **Objetivos con sentido**: establece metas pequeñas, claras y alcanzables cada día. La dopamina ama las recompensas que implican esfuerzo. Cada logro, por mínimo que sea, es un refuerzo para seguir avanzando.
- **Reto, juego y aprendizaje**: aprender algo nuevo, enfrentarse a un reto o simplemente jugar —sin expectativas de rendimiento— son formas directas de activar la dopamina, ya que se eleva cuando salimos de la zona de confort.
- **Exposición a la luz solar por la mañana**: lo ideal es exponerse al sol en la primera hora tras despertar, y siempre dentro de las tres primeras horas del día, preferentemente entre las siete y las diez. La duración oscilará entre cinco y treinta minutos, dependiendo de la nubosidad —menos tiempo si está despejado, más si está nublado—. Debe hacerse al aire libre, ya que el cristal de las ventanas reduce la eficacia de la luz, y siempre que sea posible sin gafas de sol, a menos que haya sensibilidad ocular.

- **Ejercicio de alta intensidad** (HIIT, pesas, *sprints*): basta con un minuto de ejercicio vigoroso para elevar los niveles de dopamina. Por esto, los *snacks* de movimiento —pequeñas dosis de actividad intensa a lo largo del día— pueden ser una gran herramienta para desbloquear la mente.
- **Exposición deliberada al frío**: duchas frías o baños breves, de uno a tres minutos, estimulan la dopamina, la noradrenalina y la adrenalina, lo cual puede durar horas. El agua debe resultar incómoda, pero tolerable, a una temperatura que te cueste mantener mentalmente, pero que no sea peligrosa. Si el agua te acelera la respiración y te hace dudar antes de sumergirte probablemente es la adecuada.
- **Técnicas respiratorias de hiperventilación cíclica con retención** (como el método Wim Hof o la respiración *tummo*): estas prácticas combinan fases de respiración acelerada, normalmente por la boca, con apneas.
- **Alcanza tu estado pico**: elevar los brazos en forma de V, con las palmas abiertas, mirar hacia arriba, sonreír y dar pequeños saltos puede parecer simple, pero activa circuitos de dopamina y libera endorfinas. Es un truco neurobiológico, usado por muchos oradores motivacionales, al alcance de cualquiera. El cuerpo influye en la mente.
- **Ayuno de dopamina**: se trata de reducir al mínimo los estímulos artificiales que sobrecargan el sistema —como las redes sociales, el azúcar o las pantallas— para reequilibrar los circuitos de recompensa. Más adelante lo abordaremos con mayor profundidad.

Alimentación dopaminérgica

L-tirosina

El aminoácido tirosina es uno de los principales ladrillos bioquímicos que utiliza el cerebro para producir dopamina. Está en la vía directa de su síntesis, y su presencia en la dieta puede marcar una diferencia en los niveles de energía, atención y propósito. Las fuentes esenciales de L-tirosina son los quesos curados —parmesano, gouda viejo y manchego añejo—, el pescado azul, los huevos, el tofu, el tempeh y las semillas de sésamo.

En este sentido, el queso curado, como el parmesano o el grana padano, contiene tanta tirosina que ésta se hace visible en forma de pequeños cristales blancos. A veces se confunden con la sal, pero en realidad son depósitos de este aminoácido convertido en arte comestible. Algunos los llaman lágrimas de felicidad o cristales del umami, por la textura y el sabor que aportan. Y no les falta razón: esos cristales son literalmente la chispa de la dopamina solidificada.

Fenilalanina

La fenilalanina es otro aminoácido esencial que puede transformarse en tirosina y, desde ahí, en dopamina. Se encuentra sobre todo en carnes magras, legumbres, almendras y otros frutos secos.

Cafeína

En dosis moderadas —entre 100 y 250 mg, el equivalente a uno o dos cafés *espresso*—, la cafeína puede aumentar la disponibilidad de los receptores dopaminérgicos, potenciando la respuesta cerebral a la dopamina. Por este motivo, una taza de café bien tomada puede convertirse en un auténtico ritual de enfoque. Eso sí, conviene no tomar café más allá de las dos de la tarde —o de las cuatro si eres especialmente tolerante—. Más tarde puede interferir en el sueño y, con ello, sabotear la regeneración dopaminérgica que ocurre durante la noche.

Otra fuente de cafeína más allá del café es la yerba mate (*Ilex paraguariensis*). Se trata de una planta originaria del Cono Sur de América, consumida desde hace siglos por los pueblos guaraníes, y que hoy se toma usualmente en Argentina, Uruguay, Paraguay, el sur de Brasil y partes de Chile. Se prepara infusionando sus hojas secas y molidas en agua caliente —nunca hirviendo— y se comparte tradicionalmente en un recipiente —el mate— con una bombilla metálica. Más que una bebida, es un ritual social y contemplativo, símbolo de conversación, pausa y comunidad.

Desde el punto de vista bioactivo, la yerba mate contiene cafeína, teobromina y polifenoles, compuestos que estimulan el sistema dopaminérgico y pueden mejorar la sensibilidad y densidad de los receptores de dopamina, además de ejercer efectos neuroprotectores sobre las neuronas dopaminérgicas. Además, se ha observado que puede mejorar la sensibilidad a la leptina, la hormona de la saciedad, ayudando así a regular el apetito y el equilibrio metabólico.

Azúcar

Los azúcares simples —como el azúcar blanco, los refrescos, los zumos industriales o los dulces— disparan la dopamina, de modo similar a una recompensa inmediata. Pero es un préstamo con intereses: a medio plazo agotan las reservas y distorsionan la sensibilidad de los receptores. Lo urgente secuestra a lo importante, por lo que mejor evitarlo.

Suplementos y plantas dopaminérgicas

L-tirosina

Como hemos comentado, la tirosina es el ladrillo precursor de la dopamina, la noradrenalina y la adrenalina. También es necesaria para producir las hormonas tiroideas T3 y T4, lo que la convierte en un activador dual, tanto del sistema nervioso como del metabólico.

Entre sus funciones, aumenta la motivación, el enfoque y el rendimiento cognitivo; potencia los entrenamientos físicos, y apoya la función tiroidea en personas con hipotiroidismo o fatiga crónica.

Además de obtenerla a través de la alimentación, la L-tirosina también puede emplearse como suplemento. La dosis recomendada es comenzar con 300-500 mg, idealmente en ayunas o antes de una sesión de alta demanda mental o física. Sin embargo, cabe ajustarla según la sensibilidad. Algunas personas responden bien con 150 mg, mientras que otras pueden necesitar hasta 1-2 g, siempre con cautela.

Como guía general, la toma debería ser de entre 5 y 10 mg por kilo de peso corporal, y mejor en ciclos cortos, o días alternos, para evitar acomodación. En cuanto a su inicio y duración, el efecto comienza entre los quince y los cuarenta y cinco minutos después de la toma y dura entre treinta minutos y dos horas, seguido de una bajada progresiva.

Ten en cuenta que no es para uso continuado diario, sino que es mejor como herramienta estratégica, no como muleta permanente. Demasiada dopamina sin integración puede llevar al desgaste. No se recomienda su uso sin supervisión profesional en personas con hipertensión no controlada, hipertiroidismo o trastornos de ansiedad severa.

Mucuna pruriens

Conocida como frijol terciopelo, esta planta tropical contiene L-DOPA real, por lo que es el paso inmediatamente anterior a la dopamina en la vía biosintética. Es poderosa, demasiado a veces. Eleva la dopamina de forma directa y aguda, por lo que puede ser útil en casos de fatiga severa, depresión resistente o agotamiento nervioso, pero conviene tratarla con respeto.

La dosis sugerida es de 250 a 500 mg diarios de extracto estandarizado —15 por ciento de L-DOPA—, lo que equivale a unos 5 g de semilla entera molida. Algunas personas toleran hasta un gramo, pero debe ser supervisado. En cuanto a sus efectos secundarios, puedes sufrir náuseas, ansiedad, bajón posterior e interacciones con antidepresivos, antipsicóticos o inhibidores de la MAO.

Como consejo práctico, usarla sólo bajo supervisión profesional y nunca como primera opción. Es una herramienta de emergencia, no de mantenimiento. Para usarla, hay que tener claro cuándo bajarse.

Adaptógenos prodopaminérgicos

No estimulan directamente, pero mejoran la señal dopaminérgica, equilibran el eje HPA —hipotálamo-hipófisis-suprarrenales—

y aumentan la resiliencia física y mental. Son excelentes aliados a medio y largo plazo, sin riesgo de agotamiento. Se incluyen los dos siguientes:

- ***Rhodiola rosea***: aumenta la sensibilidad a la dopamina en el cerebro, mejora la resistencia al estrés sin sobreexcitar y es ideal en momentos de fatiga con apatía.
- **Eleuterococo (*Ginseng* siberiano)**: mejora el rendimiento físico y mental y ayuda a modular la respuesta dopaminérgica ante el estrés.

23.7. Estrategias para elevar la serotonina

Para quienes necesitan volver al cuerpo y para quienes buscan paz, regulación y conexión.

Estilo de vida

- **Contacto con la naturaleza**: pasear entre árboles, cuidar plantas, observar el amanecer o el atardecer... son formas simples y poderosas de estimular la serotonina.
- **Movimiento suave y regular**: el ejercicio aeróbico sostenido —como caminar, nadar, bailar o hacer yoga— favorece la liberación natural de serotonina. Si es en grupo, mejor, ya que la dimensión social potencia el efecto.
- **Contacto físico y social**: la serotonina se estimula desde la piel, por ejemplo, con abrazos, caricias, masajes, el trato cercano con animales o seres queridos, etc. Además, el contacto físico genera oxitocina, que a su vez estimula la serotonina. También disminuye el cortisol, ayudando a restaurar el equilibrio emocional.
- **Respiración**: la respiración lenta —como el 4-7-8 o el suspiro fisiológico— calma el sistema nervioso y facilita la regulación emocional.
- **Gratitud corporizada**: practicar la gratitud —no sólo pensarla, sino evocarla con el cuerpo y la emoción— activa las redes

serotoninérgicas implicadas en el bienestar. Recibir o presenciar actos de gratitud puede tener efectos incluso más profundos que expresarla.

- **Luz solar en la piel**: la exposición diaria al sol, especialmente al amanecer y al atardecer —momentos ricos en luz roja e infrarroja, responsables del característico tono del cielo—, estimula la relajación y favorece la producción de serotonina en la piel. Siempre que sea posible, deja algo de piel al descubierto para potenciar este efecto.
- **Otros estímulos positivos**: dormir bien, escuchar música tranquila, reír, disfrutar de un baño caliente o una sauna de infrarrojos.

Alimentación serotoninérgica

Triptófano

Es el primer paso en la síntesis de serotonina. Se trata de un aminoácido esencial, lo que significa que tu cuerpo no puede producirlo por sí solo, así que dependemos por completo de la dieta para obtenerlo. Se encuentra en el plátano, el aguacate, el pavo, el pescado azul, el tofu, el tempeh, el kiwi, los huevos, los pistachos, las nueces, el chocolate negro de más del 85 por ciento o los lácteos.

Cacao

El cacao puro es una joya neuroquímica, ya que es rico en triptófano y magnesio —cofactor calmante—, contiene anandamida —un endocannabinoide asociado a la calma, el placer y la conexión— y aporta flavonoides, que aumentan el flujo sanguíneo cerebral y la sensibilidad a neurotransmisores. Todas estas cualidades lo convierten en un potente estimulador de la serotonina. Además, no es casualidad que siempre nos apetezca en momentos de bajón, ni que una onza por la tarde pueda cambiar el tono emocional de una jornada. Es ideal en dosis pequeñas, de menos de 10 g, y por la tarde-noche, combinado con un entorno relajante. Se aconseja el chocolate de más del 85 por ciento o el cacao puro en polvo.

Carbohidratos complejos

Los carbohidratos mejoran la absorción cerebral de triptófano. Este mecanismo explica por qué muchas personas sienten bienestar después de una comida rica en hidratos de carbono: es el cerebro generando serotonina.

En cuanto a la estrategia nutricional, es mejor incluir una ración de carbohidratos complejos por la tarde-noche, como tubérculos —la batata es muy interesante—, calabaza, avena, arroz y, por supuesto, fruta. Puedes acompañarla de proteína rica en triptófano. Por su parte, el kiwi es una fuente natural de carbohidratos, contiene triptófano y aporta serotonina y melatonina de forma directa. Tomado por la tarde-noche, mejora la calidad del sueño y el estado de ánimo, razón por la que algunos lo consideran el alimento serotoninérgico por excelencia.

También cabe tener en cuenta que este efecto es beneficioso en contexto de una dieta regulada, así que hay que evitar el abuso de harinas refinadas o atracones de dulces «para sentirse mejor». Es una herramienta fisiológica, no una vía de escape.

Microbiota

La mayor parte de la serotonina del cuerpo no se produce en el cerebro, sino en el intestino. Y aunque esta serotonina no cruza directamente la barrera hematoencefálica, influye en su regulación a través de señales nerviosas, inmunológicas y bioquímicas. Uno de los canales clave es el nervio vago, que conecta el intestino con el tronco encefálico. Cuando se activa, envía mensajes de calma y seguridad al sistema nervioso central. Un ejemplo tan cotidiano como revelador es la sensación de alivio y bienestar que sentimos después de defecar, la cual se debe, en parte, a una descarga de serotonina en el intestino, que facilita la evacuación y regula el tono vagal.

Además, para fabricar serotonina necesitamos un intestino funcional, que sea capaz de absorber bien el triptófano, su aminoácido precursor. Y aquí es donde la microbiota entra en juego. Algunas bacterias transforman ese triptófano en metabolitos neuroactivos —como los indoles—, algunos de los cuales sí que atraviesan la barrera hematoencefálica y actúan directamente sobre el cerebro. Es decir, aunque la serotonina intestinal no sube al cerebro, sí que condiciona profundamente su equilibrio.

Fermentados

Dentro de las estrategias más eficaces para modular el eje serotonina-intestino-cerebro, pocas resultan tan seguras, accesibles y antiguas como el consumo regular de fermentados. Su efecto sobre la microbiota no es superficial: mejora la diversidad bacteriana, refuerza la integridad intestinal y reduce la inflamación sistémica, una tríada esencial para el equilibrio emocional.

Se ha demostrado que ingerir entre dos y cuatro porciones semanales de alimentos fermentados —como ya vimos en capítulos anteriores— puede mejorar marcadores de ansiedad, el bienestar subjetivo y la respuesta al estrés. Su acción es lenta, pero profunda, porque los fermentados no alteran un síntoma, sino que cultivan un terreno. Por lo tanto, cuidar el intestino es cuidar el ánimo, y en ese viaje los fermentados son unos excelentes compañeros.

Una combinación perfecta: yogur, kiwi y nibs de cacao

Si buscamos una forma sencilla, sabrosa y efectiva de estimular la serotonina desde la alimentación, ésta lo tiene casi todo: yogur natural o kéfir, kiwi y nibs de cacao —pequeños fragmentos de la semilla de cacao crudo, sin azúcar ni aditivos—. Esta combinación crea una sinergia serotoninérgica real, porque aporta triptófano, mejora su absorción, nutre la microbiota, activa el nervio vago y calma desde el intestino. Y, además, está deliciosa.

Suplementos y plantas: apoyos naturales con criterio

Suplementos

- **5-HTP**
  - El 5-hidroxitriptófano (5-HTP) es el paso metabólico intermedio entre el triptófano y la serotonina. Se absorbe rápidamente, cruza con facilidad la barrera hematoencefálica y puede elevar los niveles de serotonina de forma eficiente y perceptible. Las semillas de la *Griffonia simplicifolia*, una planta africana, contienen naturalmente altos niveles de 5-HTP. Por esto, muchos prefieren el extracto de la planta frente al compuesto aislado en laboratorio, ya que su perfil es más sinérgico.
  - **Funcionamiento**: El 5-HTP no compite con otros aminoácidos para cruzar al cerebro, se convierte en serotonina con ayuda de la vitamina B6. Su efecto se inicia entre treinta y noventa minutos tras la ingesta oral, y puede mejorar el estado de ánimo, la calidad del sueño y la respuesta emocional, especialmente en personas con bajo tono serotoninérgico.
  - La **dosis habitual** es entre 250 y 500 mg de extracto de *Griffonia simplicifolia*, lo que equivale, según la estandarización del suplemento, a 50-100 mg de 5-HTP, preferiblemente antes de dormir. Se recomienda tomarlo con el estómago vacío para evitar su conversión periférica en serotonina digestiva. También puede combinarse con melatonina, magnesio o L-teanina para potenciar su efecto ansiolítico y favorecedor del sueño.
  - Sin embargo, es importante tener en cuenta que un exceso de serotonina puede provocar apatía, somnolencia o, en casos extremos, síndrome serotoninérgico, sobre todo si se combina con antidepresivos. Así pues, siempre se debe comenzar con la dosis más baja efectiva y observar la respuesta. Es especialmente útil en perfiles de hiperactividad mental dopaminérgica con bajo fondo serotoninérgico, como pueden ser personas activas pero ansiosas, insomnes, irritables o con dificultad para bajar el ritmo.

- **Otros cofactores y aliados**
  - **Vitamina B6** (piridoxina): cofactor esencial en la conversión de triptófano en serotonina. Sin embargo, las deficiencias leves son frecuentes y pueden afectar al ánimo.
  - **Magnesio**: tranquilizante natural del sistema nervioso. Favorece el sueño y modula receptores GABA y serotonina.
  - **Zinc**: participa en la síntesis de neurotransmisores y en la regulación del eje HPA, el estrés.

Plantas de calma: aliadas naturales de la serotonina

- **Melisa** (*Melissa officinalis*): conocida desde la antigüedad como la hierba del corazón alegre, la melisa calma tanto el estómago como la mente. Relaja la digestión, aquieta la agitación interna y ayuda al sistema nervioso a bajar revoluciones, creando un terreno más propicio para la serotonina. Una infusión por la noche, con su aroma fresco a limón, puede ser un ritual sencillo para invitar a la calma.
- **Pasiflora** (*Passiflora incarnata*): la flor de la pasión, con su geometría sagrada, siempre ha estado ligada al descanso y a la serenidad. Es la planta de las noches inquietas y de los pensamientos que no se apagan. Ayuda a calmar la agitación mental, suaviza la ansiedad y favorece un sueño reparador. Tomada en infusión, sola o junto con la melisa, se convierte en una aliada suave y natural para quienes buscan cerrar el día en silencio y paz.
- **Té verde** (*Camellia sinensis*, L-teanina): la L-teanina, el aminoácido natural del té verde, estimula las ondas cerebrales alfa, asociadas a la calma. Mejora la concentración sin sobreexcitar, y potencia la actividad de GABA y serotonina. La dosis habitual es de entre 100 y 200 mg de L-teanina aislada, o entre dos y tres tazas de té verde al día, idealmente bajo en cafeína si es por la tarde.
- **Hipérico** (*Hypericum perforatum*): llamada hierba de San Juan, florece en los días más luminosos del año, y quizá por eso se la asocia con devolver la claridad al ánimo. Durante siglos, se ha usado para suavizar la tristeza y el abatimiento, y hoy sabemos que actúa elevando los niveles de serotonina. Es eficaz, pero

no inocente, puesto que puede interferir en distintos fármacos, por lo que conviene usarla sólo con el criterio de un profesional.

- **Azafrán** (*Crocus sativus*): se conoce como el oro en hebras. No sólo da color y aroma a la cocina mediterránea, también alimenta el ánimo. Existen estudios modernos que demuestran que ayuda a mitigar la ansiedad y la tristeza, con una efectividad similar a los antidepresivos, pero con un perfil más seguro y bien tolerado. Bastan dosis pequeñas de su extracto para notar su efecto y, además, hay estudios que avalan su uso en dosis de 15-30 mg/día de extracto estandarizado.

23.8. Serotonina y dopamina: el yin y el yang

El ritmo del día: dopamina por la mañana, serotonina por la tarde

El cerebro también tiene su ritmo, y entenderlo —más que intentar forzarlo— es una de las claves para vivir con más energía, foco y bienestar. Por la mañana, domina la **dopamina**, por lo que es el momento de la acción y la dirección. Antiguamente, eran las horas de cazar, explorar y recolectar, hoy son las de decidir, crear, resolver. La dopamina —sintetizada a partir de la tirosina, presente en proteínas como el huevo, el pescado azul o los lácteos curados— nos da foco, motivación y capacidad ejecutiva.

Si quieres tener un buen día, empieza por nutrir tu sistema dopaminérgico: un desayuno rico en proteínas marcará la diferencia. De hecho, lo que desayunas influye de forma determinante en tu claridad mental, tu motivación y tu capacidad de tomar buenas decisiones a lo largo del día. Un estudio publicado en *Proceedings of the National Academy of Sciences* mostró que quienes desayunan más proteína presentan niveles plasmáticos más altos de tirosina y toman decisiones más racionales y menos impulsivas frente a situaciones sociales complejas, respecto a quienes optan por desayunos cargados de carbohidratos simples.[37] Como afirmaban los autores: «Desayunos ricos

37. Strang, S., *et al.*, «Impact of nutrition on social decision making», *Proceedings of the National Academy of Sciences*, 114, 25 (2017), pp. 6510-6514.

en proteína favorecen el metabolismo de la tirosina y la dopamina, optimizando nuestra capacidad de decidir con serenidad y eficacia».

Alimentos como los huevos, el queso curado o el yogur griego son excelentes fuentes de tirosina. En el caso concreto del huevo, además, encontramos colina, precursora de la acetilcolina, otro neurotransmisor esencial para la atención y el aprendizaje. Es decir, un desayuno bien diseñado —con el huevo como aliado clave— es un auténtico nootrópico natural.

Por la tarde, en cambio, baja la velocidad y sube la **serotonina**. El cerebro entra en una fase más introspectiva, calmada y social, así que es la hora del vínculo, del descanso y de la digestión emocional. En la antigüedad era cuando volvían a la tribu, a la hoguera, y compartían lo vivido. En este momento del día, alimentos ricos en triptófano —como el plátano, el aguacate o el pavo— y una pequeña porción de hidratos complejos ayudan a favorecer la síntesis de serotonina y preparar la transición hacia la noche.

A diferencia de la tirosina, el triptófano tiene más dificultades para cruzar la barrera hematoencefálica. Por esto, su acceso al cerebro depende en gran medida del contexto metabólico: cuando ingerimos carbohidratos, se libera insulina, que favorece su entrada en el sistema nervioso central. Es en este momento cuando puede convertirse en serotonina. No es casual que al final del día nos apetezcan comidas más reconfortantes. Un pequeño aporte de hidratos de carbono complejos —como boniato, arroz integral, avena o legumbres— favorece la entrada de triptófano al cerebro, estimula la producción de serotonina y allana el camino hacia la melatonina y el descanso.

Llegados a este punto, conviene desmontar un mito: los hidratos por la noche no engordan más, salvo que lleves todo el día comiéndolos, los tomes muy tarde, en exceso, o en un contexto de sedentarismo y desregulación metabólica. En condiciones normales, y especialmente si eliges fuentes de calidad, los carbohidratos por la tarde-noche pueden ser una ayuda valiosa para el bienestar emocional, el sueño y la regulación hormonal.

Por su parte, la noche es el momento en el que la serotonina da paso a la **melatonina**. El descanso toma el relevo, y todo el ciclo vuelve a empezar.

En resumen, proteína por la mañana para activar la dopamina; y carbohidratos complejos por la tarde para favorecer la serotonina.

Así, acompañas el ritmo natural de tu cerebro, en lugar de ir a contracorriente. Este equilibrio no es sólo bioquímico, sino simbólico. Dopamina y serotonina son el yin y el yang del sistema nervioso: el deseo y el contentamiento, la conquista y el vínculo, el cielo azul del amanecer y el rojizo del atardecer. Una no puede funcionar sin la otra: exceso de dopamina sin serotonina es agitación sin paz; exceso de serotonina sin dopamina, calma sin dirección.

Nuestras acciones deben acompañar este ritmo. Por la mañana, actividades exigentes, físicas o mentales: movimiento vigoroso, luz solar, decisiones importantes. Por la tarde, contacto social, respiración, gratitud, música suave. Incluso la alimentación debería respetar este patrón: proteína al comenzar el día e hidratos al terminarlo. La salud mental y cognitiva no sólo depende de lo que haces, sino de cuándo lo haces. Sincronizar tu vida con el ritmo natural de tus neurotransmisores es un gesto de sabiduría fisiológica.

Tabla 23.2. Tabla comparativa entre dopamina y serotonina

	DOPAMINA	SEROTONINA
Esencia	Deseo, impulso, futuro	Presencia, calma, contentamiento
Aporta	Motivación, dirección, foco	Bienestar, estabilidad emocional, sueño
Carencia	Apatía, desgana, anhedonia	Ansiedad, insomnio, tristeza
Estilo de vida	Luz solar matutina, metas, ejercicio HIIT, ayuno de dopamina	Naturaleza, gratitud, vínculo, masaje, risa, música, deporte en grupo, luz del atardecer
Alimentos	Tirosina: pescado, huevos, quesos curados	Triptófano: pavo, plátano, kiwi, aguacate
Suplementos	L-tirosina, mucuna, *rhodiola*, eleuterococo	5-HTP, azafrán, pasiflora, melisa
Riesgo del exceso	Agitación, adicción, insomnio	Pasividad, apatía, inhibición

Pequeños consejos según tu tendencia dominante

- **Si eres más serotoninérico...** tu virtud es la calma, pero tu reto es el impulso. Debes aumentar tu sed de búsqueda. Empieza por marcarte objetivos pequeños, alcanzables y con plazos definidos. Cada logro genera inercia positiva. Haz listas, escríbelas, táchalas. Esto te dará estructura y una sensación de avance. Y, sobre todo, actúa, aunque no te apetezca. A veces, la motivación no precede al movimiento, sino que lo sigue.

- **Si eres más dopaminérgico...** tu virtud es la acción, pero tu reto es el descanso. Reduce la exposición a estímulos que disparan tu dopamina: redes sociales, multitarea, consumo compulsivo. Deja de saltar de un objetivo a otro sin celebrar nada. Detente y celebra. Practica actividades de vida lenta: leer sin prisa, pintar, pasear sin destino, cocinar como ritual. Y recuerda: no todo logro se mide en productividad, a veces, respirar profundo es suficiente.

El arte de regular presente y futuro

En el fondo, no se trata de elegir entre dopamina o serotonina. La clave está en saber orquestarlas, es decir, en equilibrar el neurotransmisor del deseo con el de la calma, el del futuro con el del presente. Tu cerebro no es un algoritmo, sino una sinfonía; y como en toda melodía, no hay ritmo sin pausa. Hay momentos en los que necesitas la chispa dopaminérgica del reto, de la acción y de la conquista, mientras que en otros lo más sabio es entregarte a la serotonina del vínculo, del agradecimiento y de la suficiencia.

- **Dopamina**: es el cielo azul de la mañana, la respiración acelerada, el ejercicio vigoroso, el agua fría, el choque de manos.
- **Serotonina**: es el cielo rojizo del atardecer, la respiración calmada, el baño caliente, el abrazo sentido.

La dopamina potencia la memoria de trabajo, la motivación, la toma de decisiones; es un nootrópico en toda regla. En cambio, la serotonina nos lleva tan adentro de nosotros mismos que puede abrirnos la puerta a estados de conciencia expandida.

Tal vez te estés preguntando si existe una forma de saber cuánta dopamina o serotonina tienes. Sería ideal, ¿verdad? Pero lo cierto es que aún no contamos con una prueba directa y fiable para medir su actividad real en el cerebro. Algunas pruebas, como los ácidos orgánicos en orina, ofrecen pistas, pero no nos aseguran con precisión cómo se comportan estos neurotransmisores a nivel sináptico. Por lo tanto, más allá de los datos, hay que aprender a observarse, a escuchar el cuerpo, a sentir cuándo falta dirección y cuándo presencia. Vivir bien no es elegir un bando, sino saber moverse entre ambos.

El café es dopamina; el cacao, serotonina, y el té, fluir entre ambas. Justo de todo esto vamos a hablar en los próximos capítulos.

24

Café: un estimulante inteligente para tu cerebro

La vida es demasiado corta para un mal café.

ANÓNIMO

Antes de que fuera rutina, el café fue ritual. En las tierras altas de Etiopía, los ancestros molían sus granos como quien prepara un conjuro; y en los monasterios sufíes, lo usaban para sostener la vigilia durante largas noches de oración. Hoy, sigue siendo muchas cosas: refugio emocional, combustible de artistas, excusa para conversar... El sonido de la cafetera, el aroma envolvente, el primer sorbo caliente... Ese momento íntimo y sagrado, el *hygge* de los daneses, la felicidad de las pequeñas cosas... Pero más allá del rito y la cultura, hay una alquimia silenciosa que se desencadena en el cerebro cada vez que sorbes un café. Y es ahí donde empieza nuestro viaje.

El café no sólo reconforta, también estimula y mejora la atención, la memoria y el estado de ánimo. Es dopamina líquida. Durante décadas se pensó que era una amenaza para la salud y fue acusado injustamente de causar deshidratación, hipertensión, descalcificación de los huesos, insomnio, etc. Como si el café fuera un veneno disfrazado. Sin embargo, la ciencia, una vez más, ha tenido que rectificar, y actualmente sabemos que, en dosis adecuadas y con buena calidad, es beneficioso.

24.1. Café y cerebro: cómo funciona la magia

Cada pensamiento, cada decisión, cada emoción... cuesta energía. Y este gasto energético deja un rastro: la adenosina. Esta molécula, como un metrónomo interno, va acumulándose y te indica cuándo debes parar y descansar. Es el lenguaje molecular del cansancio. Por su parte, la cafeína —el componente estrella del café— tiene un talento único: engañar. Se parece tanto a la adenosina que el cerebro no nota la diferencia y se acopla a sus receptores sin activarlos, silenciando su mensaje de fatiga. Por lo tanto, no te da energía, sino que simplemente borra por un rato la señal de agotamiento y te devuelve la sensación de estar despierto, lúcido y capaz.

A esto se suma otro efecto clave: la estimulación de la dopamina. La cafeína potencia la actividad dopaminérgica en el cerebro, especialmente en el sistema mesolímbico, el circuito de la motivación y la acción. En palabras simples, te ayuda a ponerte en marcha, concentrarte y actuar. También activa otros sistemas: aumenta la noradrenalina, intensifica la acción del glutamato y mejora el entorno neuroquímico para aprender, recordar y decidir. Por esto no sorprende que múltiples estudios confirmen sus beneficios cognitivos, ni que aseguren que mejora el tiempo de reacción, la memoria de trabajo y la resistencia mental en tareas prolongadas. Incluso en contextos exigentes —como turnos nocturnos o tareas repetitivas— el café reduce la fatiga mental y mejora el rendimiento.

No obstante, el café no es sólo cafeína, sino una mezcla de más de mil compuestos bioactivos, entre los cuales se encuentran polifenoles como el ácido clorogénico, con efectos antioxidantes, antiinflamatorios y neuroprotectores. Se ha observado que el consumo habitual de café se asocia con un menor riesgo de desarrollar enfermedades neurodegenerativas como alzhéimer y párkinson.

Además, estimula rutas moleculares como PGC-1α y AMPK, que promueven la biogénesis mitocondrial y la eficiencia energética cerebral. En consecuencia, tu cerebro funciona mejor y es más eficiente y resistente, especialmente si lo combinas con ejercicio y ayuno.

24.2. Cuándo tomarlo: el arte del *timing*

Durante años se ha dicho que tomar café justo al despertar no era buena idea. La razón era simple: si el cuerpo ya está produciendo cortisol —la hormona que nos activa por la mañana—, añadir cafeína podría suponer una sobreactivación innecesaria. Algunos incluso aseguraban que este hábito generaba un bajón energético más acusado por la tarde. Pero la ciencia ha matizado esta visión. El cortisol, como otras hormonas, sigue un ritmo circadiano. Su pico natural aparece entre treinta y cuarenta y cinco minutos después de despertarse, independientemente de si tomamos café o no. Es este empujón interno el que nos ayuda a ponernos en marcha. Y lo cierto es que, en personas sanas y descansadas, tomar café en esa primera franja del día no parece perjudicial.

Estudios recientes —como uno publicado en *European Heart Journal*—[38] han revelado que quienes consumen café por la mañana, lejos de verse afectados negativamente, presentan un menor riesgo cardiovascular y menor mortalidad general. En un seguimiento de más de 40.000 personas durante casi una década, se vio que el momento del café influye, así que el cuándo también importa.

Ahora bien, hay matices que merecen atención. El hecho de que el café no interfiera en el pico natural de cortisol no significa que debamos depender de él para despertar. Si necesitas tu taza nada más abrir los ojos, es posible que el problema no sea el café, sino tu estado interno. Quizá tu cuerpo no esté produciendo suficiente cortisol por sí solo, o arrastres fatiga, desajuste o estrés crónico. En estos casos, tiene sentido esperar y dejar que sea el cuerpo el que active su maquinaria sin ayuda externa. Muchos expertos sugieren retrasar la primera taza al menos una hora después de despertarse, porque, así, la cafeína no perturba tu reloj biológico, sino que lo acompaña.

Además, como su efecto tarda entre veinte y cuarenta minutos en percibirse, tomar café justo antes del segundo tramo de la mañana puede ser más eficaz. No para arrancar, sino para mantener el foco, la energía y la claridad. Por otro lado, una estrategia intere-

38. Lüscher, T. F., «Start your day with a morning coffee!», *European Heart Journal*, 46, 8 (2025), pp. 760-762.

sante es la llamada *coffee nap*, que consiste en tomar una taza y, acto seguido, acostarse para hacer una siesta breve de entre quince y veinte minutos. Al despertar, la cafeína estará en su punto álgido, por lo que el resultado es una especie de reinicio: más alerta, lúcido y enérgico.

No obstante, nunca olvides que el café no debe ser un disfraz del agotamiento. Si lo usas para enmascarar una deuda de sueño, un estilo de vida desincronizado o una desconexión profunda del ritmo natural... tarde o temprano lo pagarás. Y no será culpa del café.

24.3. Cantidad y calidad

La mayoría de las personas tolera entre 100 y 400 mg de cafeína al día, lo que corresponde a entre una y cuatro tazas. Pero hay variabilidad genética: quienes tienen una versión lenta del gen CYP1A2 metabolizan peor la cafeína y pueden experimentar ansiedad o insomnio con dosis bajas. También la tolerancia es una realidad. Con el tiempo, el cerebro genera más receptores de adenosina para compensar el bloqueo. Por esto, a veces, ya no sientes el efecto de tu café matutino. En estos casos conviene hacer descansos de varios días o alternar con el descafeinado. Además, deberías evitar el café si tienes hipertensión no controlada, insomnio, ansiedad o estás embarazada. Asimismo, la cafeína puede afectar el sueño hasta seis horas después de su ingesta. Por esta razón, lo ideal es no consumirla a partir de las tres de la tarde. No sólo por la dificultad de dormir, sino porque retrasa la producción de melatonina, alterando tus ritmos circadianos.

Existen algunos mitos infundados alrededor del café:

- ¿Deshidrata? No, aunque la cafeína es un diurético suave, el agua que contiene el café compensa con creces la pérdida.
- ¿Descalcifica los huesos? Sólo con consumos excesivos y, aun así, la evidencia no es concluyente.
- ¿Sube la tensión? Apenas unos milímetros de mercurio en personas no habituadas y su efecto es transitorio.
- ¿Tiene micotoxinas o acrilamidas? Sí, como muchos otros alimentos, pero en niveles muy mínimos, por debajo del umbral de riesgo. Basta con elegir un café de calidad.

No todos los cafés son iguales

Beber café no es lo mismo que beber cualquier café. Si lo que buscas es un efecto nootrópico real y una experiencia sensorial, la calidad importa, y mucho. Así pues, deberías priorizar el café que sea:

- **Ecológico**: libre de pesticidas y con menor riesgo de micotoxinas.
- **De tueste natural suave o medio**: más antioxidantes, menos acrilamidas.
- **De origen único o con trazabilidad**: saber de dónde viene lo que tomas es una forma de respeto.
- **Molido al momento**: para conservar intactos sus aceites volátiles y principios activos.
- **Preparación artesanal**: cafetera italiana, prensa francesa, V60 o Chemex son los métodos que honran el ritual.

En cambio, evita cafés torrefactos —con azúcar quemado añadido—, instantáneos o cargados de aditivos. Tampoco optes por siropes, leche condensada o sabores artificiales, sino sólo buena materia prima y presencia. Si necesitas un toque dulce, usa canela. Aunque no es lo ideal, también puedes añadir estevia, eritritol o xilitol. Pero recuerda que cuanto más puro sea el café, más clara será su alquimia. El azúcar distorsiona su curva energética y anula parte de sus beneficios cognitivos.

Café de especialidad

El café de especialidad no es una moda, sino un regreso al origen y un acto de conciencia. Cultivado con mimo, cosechado a mano, puntuado por su sabor, aroma y acidez, y preparado con respeto por la química y el arte. Beber un café de especialidad es muy diferente a tomarte un simple café. Entre sus cualidades, destacan:

- Su perfil sensorial es más limpio, complejo y estable.
- Su contenido en antioxidantes suele ser mayor, y su contenido en cafeína, menor.

- Su impacto en el cuerpo es más sutil: menos agitación y más claridad.
- Su trazabilidad lo convierte en una elección ética, no sólo saludable.

¿Café con leche?

Si tomas café por sus beneficios nootrópicos —claridad, foco y energía limpia—, la forma en que lo preparas importa. Añadir leche o bebidas vegetales altas en azúcares, como la de avena, puede reducir su efecto.

- La **caseína** de la leche se une a los polifenoles del café, disminuyendo su poder antioxidante.
- La **bebida de avena** tiene una alta carga glucémica y puede generar picos de insulina.

En cambio, tomarlo solo o con aliados como la canela, el aceite de coco o leches vegetales bajas en azúcares y sin aditivos —almendra o coco— mantiene su efecto limpio y sostenido. De todas formas, si decides cortar tu café con un poco de leche o bebida de avena, tampoco será un drama nutricional. Si te apetece un buen *latte*, disfrútalo. Sólo ten en cuenta que sus beneficios nootrópicos serán menores.

24.4. Sinergias inteligentes cómo potenciar el café como nootrópico

El café, bien acompañado, puede convertirse en una herramienta aún más precisa. Estas combinaciones permiten modular su efecto, potenciar sus beneficios y adaptarlo a distintos contextos: foco, ejercicio, claridad o estado de ánimo.

- **Cafeína + L-teanina (100-200 mg).** La L-teanina, un aminoácido presente en el té verde, calma la agitación, pero mantiene el foco. Actúa sobre las ondas alfa cerebrales, contrarrestando la posible agitación que pueda causar la cafeína sin reducir su claridad mental. Es ideal para personas sensibles a la cafeína, con ansiedad o que necesitan foco sostenido sin nerviosismo. Hoy existen suplementos que combinan ambos ingredientes; se los conoce como cafeína inteligente.

- **Cafeína + tirosina (300 mg-1 g).** La L-tirosina es precursora directa de la dopamina y la noradrenalina, unos neurotransmisores clave para la motivación, la atención y la resistencia al estrés. Tomada junto con cafeína, potencia la motivación, mejora la tolerancia al esfuerzo y activa nuestras mitocondrias. Una combinación especialmente eficaz antes del ejercicio en ayunas.
- **Cafeína + MCT (aceite de coco).** Los triglicéridos de cadena media (MCT), presentes en el aceite de coco, actúan como un combustible rápido para el cerebro, de modo que penetran fácilmente en la mitocondria y generan energía limpia, similar a los cuerpos cetónicos. Así, añadir unas gotas a tu café potencia su efecto metabólico, especialmente en contexto de ayuno o durante picos de exigencia cognitiva. Si lo tomas justo antes de moverte —caminar, entrenar, pensar intensamente—, los beneficios mitocondriales se amplifican.
- **Cafeína + especias nootrópicas.** En el Magreb, el *qahwa* se infusiona con cardamomo y canela, mientras que en el sur de la India el *kaapi* puede llevar jengibre, clavo o cúrcuma. Desde el norte de África hasta Asia, el café ha sido mucho más que una bebida, y se ha considerado un ritual, una medicina y una forma de compañía. En muchas de esas culturas se acompaña de especias que no sólo realzan su sabor, sino que modulan su efecto sobre el cuerpo y la mente. Actualmente, la ciencia empieza a confirmar lo que estas tradiciones intuían: algunas especias —como la canela, la cúrcuma, el jengibre o la nuez moscada— tienen un auténtico potencial nootrópico.
- **Cafeína + hongos funcionales.** Cada vez más, las personas combinan el café con hongos medicinales como la melena de león, el *reishi* o el *cordyceps*, creando una bebida que no sólo estimula, sino que también nutre el sistema nervioso y modula la respuesta al estrés.
    - La melena de león favorece la neurogénesis y la memoria.
    - El *reishi* equilibra el sistema inmune y calma la mente.

- ○ El *cordyceps* mejora la energía mitocondrial y la resistencia física.

El resultado es menos agitación, más claridad y un fondo adaptógeno que cuida el cerebro a largo plazo.

Mi receta de café energético matinal

Ésta es una de esas combinaciones que reservo para los días en los que quiero empezar con fuerza, claridad y enfoque sostenido.

Ingredientes:

- Un café *espresso* recién hecho.
- De cinco a diez gotas de aceite de coco virgen, rico en MCT (lo justo para activar la mitocondria sin romper el equilibrio).
- Una cucharadita de cacao puro en polvo.
- Una pizca de canela de Ceilán.

Beneficios combinados:

- Estimula el rendimiento cognitivo y físico.
- Mejora la motivación y la claridad mental.
- Aporta saciedad sin alterar la glucemia.
- Favorece la quema de grasa y la activación mitocondrial.
- Eleva el ánimo de forma natural.

Si no te gusta el café, no hay motivo para forzarlo. Pero, si lo disfrutas, hazlo sin culpa y con conciencia. Más que un estimulante, el café es un nootrópico ancestral, y más allá de su bioquímica, puede convertirse en un ritual de presencia. Yo, por ejemplo, disfruto del proceso de preparar mi café. Me detengo en el aroma del grano recién molido, en el rumor del agua subiendo por la cafetera italiana, en ese vapor que anuncia el inicio del día... y saboreo cada sorbo como si fuera un regalo de los cielos. Más que un simple chute de cafeína, esa taza me ayuda a sintonizarme con la vida, a entrar en el día desde el lugar correcto.

Sin embargo, el café no es una obligación ni debería ser una necesidad, sino una elección. Y, como todo lo poderoso, merece tomarse con conciencia, no con dependencia. En mi caso, el café también es gratitud. Gracias de corazón a mis cafeterías de cabecera: Barrio, La Finca y Despiertoo, entre otras. Vuestro café caliente y la calidez de vuestra gente son energía pura para mi mente. Las cafeterías son el hogar de los escritores; buena parte de mis libros han sido escritos desde vuestras mesas.

25

Cacao: el alimento de los dioses

Desde hace más de cuatro mil años, culturas mesoamericanas como la olmeca, la maya o la mexica consideraron el cacao un regalo sagrado. Una planta maestra. Lo usaban en ceremonias religiosas, rituales de iniciación, acuerdos de paz e incluso como moneda. Literalmente, valía más que el oro. De sus semillas se elaboraba el *xocolatl*, una bebida espesa, amarga y vibrante, mezclada con agua, chile y vainilla. Abría el corazón, agudizaba los sentidos y preparaba el espíritu para conectar con lo divino. Más que una simple fuente de sustento físico, el cacao tenía un profundo significado espiritual. De hecho, *Theobroma cacao* significa literalmente 'el alimento de los dioses'.

Sin embargo, cuando el cacao cruzó el Atlántico —¡ay, Occidente!— y cayó en manos de los monjes europeos, su destino cambió. Para poder tomarlo durante los ayunos decidieron endulzarlo —qué duro es ayunar así—. Más tarde, los pasteleros belgas le añadieron leche, pasta de cacao —y un poco de culpa—, convirtiendo el ritual sagrado en una verdadera adicción: el chocolate. Así, pasó de abrir corazones... a abrir envoltorios de papel dorado.

Pero, por suerte, algo está cambiando. Hoy, el cacao ceremonial vuelve a sus raíces. Ya no se trata sólo de sabor o moda, sino de recordar lo esencial: que el verdadero alimento —el que transforma— no siempre es dulce, pero sí profundo.

25.1. Bioquímica del cacao

El cacao no es sólo sabor, también es un verdadero cóctel neurosensorial que activa neurotransmisores clave, aporta nutrientes esenciales para el cerebro y facilita estados profundos de conexión emocional. No estimula como el café, más bien despierta, nos centra, nos ablanda y nos vuelve más receptivos. En definitiva, nos prepara para estar presentes.

Cacao y serotonina

- **Triptófano**: el cacao contiene este aminoácido que es precursor directo de la serotonina, facilitando su síntesis cerebral. Esto se traduce en mayor bienestar, resiliencia al estrés y una percepción más amable del mundo.
- **Inhibidores de la MAO**: también incluye compuestos que ralentizan la recaptación de serotonina y dopamina, prolongando su efecto y amplificando su disponibilidad cerebral.
- **Magnesio**: mineral esencial para el sistema nervioso que ayuda a modular el eje del estrés y participa en la síntesis de serotonina. Calma, equilibra y favorece el sueño reparador.

Otros neuromoduladores del cacao

- **Anandamida**: conocida como la molécula de la dicha, es un endocannabinoide natural que regula el humor, el dolor y la percepción. Su presencia en el cacao explica por qué muchas personas lo sienten como una medicina emocional.
- **Feniletilamina**: neuromodulador relacionado con la atención plena, el enamoramiento y la percepción del tiempo. Aumenta la lucidez y la sensación de presencia.
- **Flavonoides** (como la epicatequina): potencian el flujo sanguíneo cerebral, estimulan la plasticidad neuronal, reducen el cortisol y elevan las neurotrofinas como el BDNF.

Todo esto favorece la memoria, el aprendizaje y la adaptación.

- **Teobromina**: estimulante suave y sostenido, sin agitación ni taquicardia, que proporciona energía estable, foco tranquilo y sensación de vitalidad.

Esta sinfonía bioquímica no busca excitación, sino conexión. Promueve la apertura emocional, la claridad mental y una sensación profunda de bienestar integrativo. Por lo tanto, el cacao ceremonial —consumido con intención— prepara el sistema nervioso para entrar en un estado de seguridad, apertura y presencia. Desde ahí, la transformación no sólo es posible, sino inevitable.

25.2. Beneficios nootrópicos

Diversos estudios han demostrado que los flavonoides del cacao mejoran el flujo sanguíneo cerebral y su perfusión efectiva, especialmente en regiones clave como el hipocampo y la corteza prefrontal. Esto se traduce en una mayor oxigenación y nutrición cerebral; un aumento de la neuroplasticidad; una mejora de la memoria, la concentración y el aprendizaje, y un mayor rendimiento cognitivo en situaciones de fatiga o estrés.

Asimismo, se ha observado que el cacao puede modular procesos inflamatorios en el sistema nervioso central, reducir la activación microglial y proteger frente a la neuroinflamación, una de las grandes enemigas del rendimiento mental, el equilibrio emocional y la longevidad cerebral.

Por otro lado, influye en el estado de ánimo, puesto que eleva los niveles de serotonina y endorfinas, regulando el estado de ánimo, y disminuye la ansiedad, el estrés crónico y los síntomas depresivos leves. Además, su efecto antioxidante y antiinflamatorio estabiliza el sistema nervioso autónomo, y es rico en magnesio, un mineral clave para el equilibrio emocional y la relajación.

En un estudio clínico reciente, en mujeres menopáusicas, el consumo diario de 12 gramos de chocolate negro del 78 por ciento durante ocho semanas redujo significativamente los síntomas depresivos en comparación con el grupo de control, sin alterar el peso corporal ni la calidad del sueño.[39]

Por último, consumido en un contexto ritual o ceremonial, el cacao puede facilitar estados de introspección, claridad mental y apertura emocional. Así, la atención plena durante la ceremonia ayuda a crear neuroplasticidad dirigida, reforzando estados mentales positivos a largo plazo. El rol del ritual es mostrar cómo el contexto potencia efectos terapéuticos y nootrópicos, especialmente cuando se acompaña de respiración, música o escritura reflexiva.

25.3. La ceremonia del cacao

En la penumbra cálida de un espacio sagrado, una taza de cacao se convierte en algo más que una bebida. Es un umbral, una medicina del corazón, una llave para abrir el alma. Inspirada en los rituales mesoamericanos, donde el cacao era una planta sagrada, la ceremonia moderna entrelaza lo ancestral con nuestras necesidades actuales de conexión, introspección y sanación emocional. No se trata sólo de beber chocolate caliente, sino de participar en un acto ritual: un encuentro consciente con uno mismo o con otros, guiado por la respiración, el sonido, la presencia y la intención. Se emplea cacao de grado ceremonial —puro, sin refinar, cargado de historia— y se prepara en un entorno que invita al recogimiento con luces suaves, aromas, silencio o música medicinal.

No obstante, lo esencial ocurre dentro: el cacao actúa como un modulador neuroemocional, suavemente activador y afectivamente expansivo. Su riqueza en teobromina, triptófano, flavonoides, anandamida y magnesio favorece la presencia, la apertura emocional y la conexión interpersonal. Por esto se lo llama *medicina del corazón*. La ceremonia puede vivirse en comunidad o en soledad. En grupo, se convierte en una experiencia compartida de resonancia, canto, respiración y vínculo; mientras que en soledad toma un

39. González-Aragón Pineda, A. E., *et al.*, «Effect of chocolate intake on depression in postmenopausal women: a randomized controlled trial», *Nutrients*, 16, 2 (2024), p. 217.

tono íntimo y contemplativo, ideal para acompañar momentos de escritura, meditación o escucha interior.

En encuentros de expansión de conciencia —como sesiones de *breathwork*, respiración holotrópica o prácticas somáticas—, el cacao cumple una doble función: prepara el terreno y sostiene el proceso. Ralentiza, centra, enraíza, estimula la sensibilidad sin abrumar, abre el cuerpo, estabiliza el sistema nervioso y acompaña el viaje interior. No te lanza al abismo, sino que te acompaña hacia dentro. No te lleva más allá, sino que te permite estar más aquí.

Asimismo, muchos facilitadores lo integran en sus prácticas, porque suaviza las resistencias, despierta la conexión emocional y espiritual, y crea un espacio ritual donde cada gesto tiene intención. En estos estados de conciencia ampliada —en los que se busca trascender el yo habitual—, la serotonina ejerce un papel clave, especialmente a través de receptores como el 5-HT2A, implicados en percepción y conexión profundas. El cacao, al elevar suavemente los niveles de serotonina, puede potenciar y profundizar este viaje. De todo ello hablaremos con más detalle en los próximos capítulos.

También al caer la noche, la ceremonia encuentra su lugar. Una taza de cacao tomada con presencia puede convertirse en una forma de cerrar el día con consciencia. Aliado de la melatonina —molécula del descanso y, como veremos, también de la espiritualidad—, el cacao actúa como medicina focalizadora. Su efecto se amplifica al combinarlo con prácticas suaves: respiración consciente, escritura reflexiva, movimiento lento o sonido envolvente. Además, basta con una intención clara y unos minutos de silencio para que el ritual tenga lugar, porque el cacao ceremonial no se bebe con la boca, sino con el corazón.

¿El cacao nocturno no me quitará el sueño?

Ésta es una de las preguntas más frecuentes, y como casi todo en neurociencia, la respuesta es: depende. El cacao contiene teobromina, sí, pero también triptófano, magnesio, anandamida y flavonoides, que favorecen el bienestar emocional y la calma interior. Por este motivo, cuando se toma en su forma más pura, sin azúcares añadidos y con la intención adecuada, el cacao puede ser más un aliado que un enemigo del descanso. Especialmente, si se consume una o dos horas antes de dormir, dando tiempo a que su ligera estimulación inicial se disipe y quede sólo el efecto envolvente y reconfortante.

Muchas personas creen que el cacao las activa o les quita el sueño, pero en realidad el problema no suele ser el cacao, sino el chute de azúcar que acompaña la irrisoria cantidad de cacao del chocolate que comen. Según los estudios, tomar cacao puro por la noche, en pequeñas cantidades y en un entorno relajado, no parece perjudicial para el sueño, e incluso podría favorecerlo en ciertas personas. Eso sí, hablamos de un cacao ceremonial, amargo, preparado con mimo, en una dosis moderada —unos diez gramos— y en un contexto de calma, no de una tableta entera de chocolate con leche y galletas a medianoche.

Recomendación práctica: si eres muy sensible a los estimulantes, tómalo temprano por la noche, en un ambiente tranquilo, y observa cómo responde tu cuerpo. Puedes combinarlo con especias como la canela, el cardamomo, o incluso con adaptógenos suaves como la *ashwagandha* o el *reishi*, para acentuar su efecto apaciguador.

25.4. Tipos, cantidades y formas conscientes de tomar cacao

No todo el cacao es igual. Como ocurre con muchas sustancias que se han vuelto industriales, la calidad lo es todo, y en el caso del cacao, también menos es más. Para disfrutar de sus beneficios cognitivos, emocionales y metabólicos, lo ideal es optar por formas mínimamente procesadas y libres de azúcar añadido:

- **Cacao ceremonial**: puro, no alcalinizado, tradicionalmente cultivado y fermentado. Es el más rico en flavonoides, minerales y compuestos bioactivos, y perfecto para rituales o momentos de conexión.
- **Cacao *bean to bar***: elaborado desde la semilla hasta la tableta por artesanos que cuidan el origen, la variedad y el proceso. Suelen indicar el país de procedencia y tienen porcentajes superiores al 70 por ciento.

- **Nibs de cacao**: trozos de la semilla de cacao fermentada, secada y tostada. Son crujientes, amargos y potentes. Una opción sin procesar, rica en antioxidantes.
- **Cacao en polvo**: mejor si es orgánico, puro y no alcalinizado, ya que el proceso de alcalinización reduce sus beneficios. Es ideal para bebidas calientes, batidos o combinaciones funcionales.

Por otro lado, no hace falta tomar mucho para obtener sus beneficios. Si el cacao es en polvo o ceremonial, entre 5 y 15 gramos al día son más que suficientes. En cambio, si es chocolate de alta pureza (>85 por ciento), un par de onzas —10-15 g— bastan.

Combinaciones funcionales

El cacao es un excelente vehículo para potenciar otras sustancias naturales, tanto adaptógenas como nootrópicas:

- **Cacao + *reishi* o *ashwagandha***: sinergia adaptógena. Es ideal por la tarde o en momentos de fatiga emocional, y estabiliza el sistema nervioso.
- **Cacao + melena de león**: neurorregeneración y claridad. Estimula el BDNF y la plasticidad sin agitar.
- **Cacao + *cordyceps***: energía física y mental sostenida. Es excelente antes de entrenar o para días de alta demanda cognitiva.

Aunque no hagas una ceremonia cada vez, puedes convertir cada toma de cacao en un momento de consciencia, como una especie de meditación informal. Así, disfrútalo con calma y sin distracciones, notando el aroma, la temperatura y el sabor amargo que se despliega en la boca y se transforma en calma en el pecho. Comer conscientemente también es nootrópico, porque la atención plena es el verdadero potenciador cognitivo.

26

El arte del equilibrio: té verde para un cerebro lúcido y un alma en calma

Hay bebidas que empujan, y otras que abrazan. El té verde hace ambas cosas. No irrumpe como el café ni sacude, pero envuelve. Tiene la capacidad de aclarar la mente sin agitar el corazón y de traer foco sin tensión. Beberlo no es sólo una práctica, sino un ritual que nos devuelve al cuerpo y al instante. En Japón, preparar té verde es una ceremonia; en Occidente, puede convertirse en un acto íntimo de reconexión.

Ésta es la promesa del té verde: equilibrio. En una vida marcada por los extremos —hiperestimulación y fatiga, hiperactividad y ansiedad— esta bebida milenaria ofrece una síntesis única: calma alerta, lucidez serena, energía contenida. No es casual que haya sido considerada durante siglos como la bebida de la longevidad. De hecho, hay varios metaanálisis recientes que han encontrado que el consumo regular de té verde —especialmente a partir de tres tazas por semana— se asocia con una reducción significativa de la mortalidad por todas las causas, incluidas las de origen cardiovascular y neurodegenerativo. Ahora sabemos que también lo es de la neuroprotección y la claridad mental.

26.1. El yin y el yang líquido

Pocas sustancias reflejan con tanta precisión el principio del yin y el yang como el té verde. En él conviven dos compuestos clave que actúan en direcciones opuestas y complementarias: la **teína** —un estimulante suave— y la **teanina** —un calmante natural—. Dos letras que lo cambian todo.

La teína del té —análoga a la cafeína, pero más suave— activa la dopamina y la noradrenalina, los neurotransmisores vinculados con la motivación, el foco y la memoria de trabajo. Pero su efecto no es nervioso ni ansioso, gracias a la acción moduladora de la L-teanina, que estimula el GABA y la producción de ondas alfa, generando un estado de atención calmada. Es el mismo patrón eléctrico cerebral que aparece durante la meditación profunda.

Este equilibrio produce una experiencia única: el té verde no despierta como un sobresalto, sino como una inspiración lenta. No genera hiperactividad, sino *flow*. Equilibra los sistemas simpático y parasimpático como si entrenara el sistema nervioso autónomo con cada sorbo.

L-teanina: su secreto bioquímico

La teanina o L-teanina es un aminoácido exclusivo del té verde, derivado de la glutamina, y probablemente la clave del efecto tan característico de esta bebida milenaria: la combinación de foco y serenidad. Así, este compuesto modula de forma simultánea dos grandes pilares del ánimo. Por un lado, aumenta el GABA, el neurotransmisor del sosiego, reduciendo el ruido mental y la ansiedad. Por el otro, eleva la dopamina, que impulsa la motivación, el placer y el aprendizaje. El resultado es un estado mental peculiar y precioso: una mente tranquila, pero lúcida; presente, pero despierta. Un nootrópico natural en toda regla.

Además, esta molécula, al aumentar la actividad de GABA y modular la dopamina, crea un entorno neuroquímico favorable para la acción de la serotonina. La teanina no actúa como liberadora directa de serotonina, pero sí puede potenciar su función a nivel central, especialmente cuando se combina con prácticas relajantes. Pero hay algo aún más fascinante: la L-teanina induce un aumento significativo de las ondas alfa cerebrales, asociadas a la relajación consciente, la creatividad y el rendimiento sin tensión. No es casualidad que muchos la consideren el suplemento de la meditación.

En un ensayo publicado en *Neurology and Therapy*, con participantes que tomaron 200 mg de L-teanina, se demostró un aumento de estas ondas y una mejora de la atención sin generar somnolencia.[40] Según estudios con resonancia magnética funcional, incluso una simple taza de té verde mejora la conectividad cerebral en áreas relacionadas con la memoria de trabajo, la regulación emocional y el autocontrol.[41] Por lo tanto, el cerebro se reorganiza y se ordena.

El pico de concentración cerebral de la L-teanina suele alcanzarse entre los 30 y los 50 minutos tras su ingesta, y la dosis efectiva está entre 100 y 200 mg. Puede encontrarse como suplemento aislado, pero pocos rituales son tan placenteros y completos como beberla en su forma ancestral, acompañada de todos los compuestos sinérgicos del té.

Té verde como práctica creativa

El escritor Francesc Miralles, autor de *Ikigai*, cuenta que siempre tiene una tetera de té verde cerca mientras escribe. Para él, no es sólo una bebida, sino parte del entorno creativo, un anclaje, una forma de acceder a un estado mental propicio para la claridad, la inspiración y la creación. Y no es únicamente una percepción personal: estudios han mostrado que quienes beben té durante una tarea cognitiva mantienen mejor el estado de alerta, reducen la fatiga y entran antes en *flow*. En pruebas de creatividad convergente y divergente, los participantes que bebieron té obtuvieron mejores resultados que quienes sólo tomaron agua, y fueron más resolutivos e imaginativos.

La explicación vuelve a llevarnos a la L-teanina: esa molécula que reduce el cortisol, eleva la dopamina y crea un entorno neuroló-

40. Evans, M., *et al.*, «A randomized, triple-blind, placebo-controlled, crossover study to investigate the efficacy of a single dose of AlphaWave® L-theanine on stress in a healthy adult population», *Neurology and Therapy*, 10, 2 (2021), pp. 1061-1078.

41. Wang, H., *et al.*, «Effect of green tea consumption on human brain function in resting-state functional MRI», *Asia Pacific Journal of Clinical Nutrition*, 28, 4 (2019), pp. 740-746.

gico ideal para pensar, escribir o crear. Beber té verde, en este contexto, es abrir una puerta hacia ese estado en el que las ideas fluyen, el juicio se disuelve y las palabras encuentran su cauce.

26.2. EGCG: EL ESCUDO VERDE DEL CEREBRO

El otro gran protagonista del té verde es la epigalocatequina-3-galata (EGCG), una catequina con potentes efectos antioxidantes, antiinflamatorios y neuroprotectores. Se ha estudiado por su capacidad para reducir la neuroinflamación y proteger frente al deterioro cognitivo asociado a la edad.

Así, la EGCG no sólo protege, sino que repara, potencia la plasticidad cerebral y favorece la longevidad cognitiva. Sin embargo, su absorción intestinal es limitada. Para mejorar su biodisponibilidad, se recomienda añadir al té un poco de limón —ácido cítrico— o especias como la pimienta —piperina—, la cúrcuma o el cardamomo. De esta forma, el té verde se convierte en una infusión sinérgica de salud.

También se ha demostrado que la EGCG actúa como activador mitocondrial. Estimula el nacimiento de nuevas mitocondrias —biogénesis mitocondrial— y aumenta su capacidad de producir energía (ATP), lo que contribuye a mejorar el rendimiento cognitivo y a retrasar la fatiga. Pero lo más fascinante es su relación con la luz. La EGCG es capaz de absorber radiación infrarroja cercana, amplificando los efectos bioestimulantes que esta luz tiene sobre nuestras mitocondrias. Es como si convirtiera la luz en energía vital: más ATP, más biogénesis y resiliencia celular.

Por esto, uno de los mejores momentos para tomar un té verde es bajo la luz del sol anaranjado de la mañana. La combinación de la EGCG y la luz roja no es sólo hedónica, sino medicina mitocondrial. Y aún hay más. Como potente antioxidante polifenólico, la EGCG ejerce también una acción fotoprotectora frente a la radiación UV: neutraliza los radicales libres generados por los rayos ultravioleta, protege el ADN y reduce la inflamación inducida por el sol. En otras palabras, no sólo transforma la luz en energía, sino que también amortigua su exceso cuando daña.

26.3. Té verde y nervio vago: una conexión líquida

El té verde activa el nervio vago a través de varios mecanismos:

- Estimula receptores gustativos amargos, que tienen conexión vagal.
- Mejora la hidratación celular, favoreciendo el equilibrio autónomo.
- Aumenta la variabilidad de la frecuencia cardíaca (VFC), indicador de salud vagal.
- Alterna activación —cafeína— y calma —teanina—, creando una especie de reseteo del sistema nervioso.

Por todo ello, podemos afirmar que el té verde es un tonificante del sistema nervioso.

26.4. *Matcha*, *sencha* y otras joyas verdes

No todos los tés verdes son iguales. El *matcha*, al ser té pulverizado de hoja entera, contiene mayores concentraciones de L-teanina, EGCG y clorofila. Pero para que conserve sus efectos es fundamental que sea de calidad ceremonial. Muchas versiones comerciales pierden su poder por la oxidación, el procesamiento excesivo o los acompañamientos inadecuados. Por ejemplo, los *matcha lattes* con leche de vaca pueden inhibir la absorción de sus catequinas, debido a la unión de éstas con las proteínas lácteas. Si quieres prepararlo en versión *latte*, opta por bebidas vegetales sin aditivos, aunque la mejor versión siempre es en agua.

Entre las variedades más ricas en L-teanina encontramos el *gyokuro* y el *matcha* ceremonial. Para personas sensibles a la teína —cafeína del té—, es preferible optar por el *sencha*, muy consumido en Japón, o el *bancha*, que conservan su potencial sin sobreestimular. También es importante evitar el té en bolsitas convencionales, no sólo por su baja calidad nutricional, sino por la liberación de microplásticos al contacto con el agua caliente. Por el contrario, apuesta por hojas sueltas ecológicas, en infusión breve y con una dosis generosa. Lo ideal es usar entre dos y tres gramos, lo que corresponde a una cucharadita, por taza para garantizar un contenido terapéutico.

Si eres sensible a la teína o a los compuestos amargos, puedes hacer un lavado rápido de las hojas antes de infusionarlas. Para ello, vierte agua caliente sobre ellas durante 5-10 segundos y deséchala. Así reduces el efecto estimulante y el amargor sin perder sus beneficios. Luego, en la segunda infusión, permite que el agua —a unos 75-80 °C— abrace las hojas durante 3-5 minutos. Sólo así extraerás todo su potencial terapéutico: L-teanina, EGCG y otros fitoquímicos con efectos neuroprotectores.

Asimismo, si te apetece algo dulce, aquí tienes un truco: añade unas hojas de estevia natural a la infusión. No sólo endulza sin afectar la glucemia, sino que además potencia el sabor herbal del té verde sin enmascararlo.

26.5. Té verde y aceite de coco

En el Tíbet, los monjes beben té con mantequilla de *yak* para resistir el frío, la altitud y el desgaste de los días. Ésta es una estrategia energética ancestral: unir la teína con grasa para mantener el cuerpo despierto y la mente firme. Inspirado en esta lógica, añadir unas gotas de aceite de coco virgen al té verde es una versión moderna y sutilmente nootrópica. La teína activa, la L-teanina inspira y la EGCG, principal catequina del té, estimula la función mitocondrial, mientras que los triglicéridos de cadena media (MCT) del coco ofrecen un combustible rápido y limpio para las mitocondrias del cerebro. Esta sinergia no sólo aporta claridad mental, sino que contribuye a combatir la fatiga. De hecho, en pacientes con esclerosis múltiple —una de las enfermedades en las que la fatiga es más incapacitante—, esta combinación ha demostrado beneficios prometedores. Si funcionan en este extremo, imaginemos lo que pueden hacer frente al cansancio cotidiano.

26.6. La ceremonia personal: preparar el momento

Más allá de sus compuestos, el té verde invita a crear un espacio y a hacer una pausa. Una pequeña ceremonia diaria. Aquí van algunas claves:

- Tómalo por la mañana o a media tarde, lejos de comidas copiosas.
- Añade cúrcuma, pimienta, canela o cardamomo para potenciar su efecto.
- Hazlo con intención: respira, huele, saborea y conviértelo en ritual.

En un mundo que grita, el té verde susurra. No tiene prisa, no impone, sino que acompaña. Nos recuerda que la claridad y la calma no son opuestas, sino complementarias, así como que el foco no necesita nervios, y que la energía más poderosa es la que fluye sin tensión. Beber té verde es una forma de pensar con el cuerpo, de regularse sin esfuerzo, de cuidar el cerebro y el alma al mismo tiempo. Es una alquimia ancestral que hoy, más que nunca, necesitamos. ¿Te tomas uno conmigo?

27

El ayuno de dopamina

Vivimos sobrealimentados de estímulos, pero desnutridos de sentido. Saltamos de una notificación a otra, de una serie a un *scroll* infinito, buscando el próximo *chute* que active nuestra dopamina y nos devuelva, por un instante, esa chispa de sentirnos vivos. Pero cuanto más buscamos ese pico, menos nos satisface. Nos volvemos adictos a la novedad y, al mismo tiempo, cada vez más insensibles a ella. ¿Y si no estamos agotados por hacer demasiado, sino por sentir demasiado sin propósito?

Recuerda que la dopamina no es la molécula del placer, sino del deseo, la anticipación y la búsqueda. Es lo que nos impulsa a actuar, explorar y perseguir metas. Sin ella, no hay motivación ni movimiento. No obstante, en un entorno moderno saturado de estímulos —pantallas, notificaciones y comida ultrapalatable—, este sistema se sobrecarga, y el cerebro pierde sensibilidad, lo que nos lleva a necesitar cada vez más para sentir lo mismo. Los ayunos de dopamina buscan justamente esto: reducir la sobreestimulación para restaurar la sensibilidad natural del sistema, y así recuperar el foco, la motivación y el equilibrio.

27.1. Los superestímulos

En los años cincuenta, el etólogo Nikolaas Tinbergen —premio Nobel de Medicina en 1973— demostró algo que cambiaría para siempre la forma en que entendemos el comportamiento: los animales prefieren una versión exagerada de un estímulo natural, incluso si es inútil o absurdo. En un experimento, una gallina intentaba incubar un huevo artificial del tamaño de una pelota de fútbol, ignorando por completo sus propios huevos. Su instinto había sido secuestrado por el exceso. Tinbergen llamó a estos estímulos deformados superestímulos. De ellos los humanos... tampoco nos libramos. Nuestra biología también responde a la lógica ancestral: preferimos lo que brilla, lo que impacta, lo que se intensifica.

A su vez, el mundo moderno ha llevado esto al extremo. Por ejemplo:

- Preferimos una hamburguesa triple con cinco salsas a un plato sencillo de comida real.
- Elegimos series con ritmo acelerado, giros constantes y escenas impactantes frente al silencio o una conversación tranquila.
- Consumimos helados *king size* con *toppings*, sirope y barquillo doble en lugar de una fruta fresca.
- Optamos por el porno visualmente explícito antes que por el contacto humano real, imperfecto y vivo.

Vivimos rodeados de versiones exageradas de lo que una vez fue adaptativo y, aunque el contexto cambió, nuestro cerebro sigue respondiendo igual: generando dopamina a raudales.

27.2. Adaptación hedónica: el vacío de tenerlo todo

Cuanto más repetimos un estímulo, menos efecto nos produce. Es la ley de la adaptación hedónica: el cerebro se acostumbra, reduce la respuesta dopaminérgica y pide más para sentir lo mismo. Esto explica por qué lo que ayer nos emocionaba hoy nos resulta indiferente. Un teléfono móvil nuevo, un viaje increíble, el coche soñado... La primera vez fue mágica; la quinta, apenas nos mueve. El futuro se vuelve presente, y el presente... insípido. Entonces buscamos más: más azúcar, más capítulos, más estímulos, más dopamina. Pero lo que encontramos no es más satisfacción, sino más vacío.

A la dopamina le interesa perseguir, no alcanzar. No procesa realidades, sino expectativas. Le encanta la promesa, la posibilidad y la anticipación, pero una vez que alcanzamos lo deseado, el sistema dopaminérgico se apaga. Y esto nos deja, una y otra vez, buscando algo nuevo. Como dijo Dan Bilzerian, millonario rodeado de lujos, en el pódcast de Joe Rogan: «Tenía tanto de todo que me generó apatía por vivir».

El deseo promete lo que el placer no puede sostener. A menudo, lo que anhelamos es más intenso que lo que obtenemos. El deseo es persistente, pero la satisfacción, fugaz. Si no ponemos conciencia, entramos en una espiral en la que sacrificamos el presente por la ilusión de un futuro mejor, y el deseo se convierte en condena. Pero no importa lo que logres, compres o alcances..., la dopamina siempre querrá más.

Superestímulo → hiperdopaminización → adaptación hedónica → vacío → nueva búsqueda

27.3. Dopamina fácil vs. dopamina real

La dopamina real necesita esfuerzo, energía y presencia. Por esto, las cosas que cuestan más saben mejor. No es casualidad: la comida que cocinamos nos sabe mejor porque nuestro sistema de recompensa valora lo que se gana, no lo que se recibe sin lucha. En cambio, las recompensas sin coste tienen consecuencias profundas. En un estudio publicado en *Scientific Reports* de Hoch *et al.*,[42] se observó que la combinación de grasa, azúcar y sal activa las áreas de recompensa del cerebro con más intensidad que cualquiera de estos nutrientes por separado. El resultado es una bomba de dopamina fácil diseñada para hackear tu sistema y convertirte en un adicto a los ultraprocesados.

Lo mismo ocurre con las redes sociales. Cada notificación, cada *me gusta*, cada vídeo corto... es un microestímulo social que promete mucho si entrega poco. Son inofensivos y nos llegan de forma ais-

42. Hoch, T., *et al.*, «Fat/carbohydrate ratio but not energy density determines snack food intake and activates brain reward areas», *Sci Rep*, 5, 10041 (2015).

lada, pero se vuelven devastadores cuando se acumulan. Son verdaderos ladrones de dopamina: negocios creados para secuestrar tu atención, agotar tu sistema de recompensa y dejarte desmotivado, cansado y sin propósito. Como señalaron Krach y colaboradores,[43] los smartphones ofrecen un bufet ilimitado de estímulos sociales dopaminérgicos, pero sin contenido real.

El problema no es la dopamina en sí, sino fabricarla a cambio de nada. Muchos negocios modernos —desde aplicaciones hasta comida ultraprocesada— se construyen sobre esta lógica: te atrapan con estímulos fáciles, agotan tu dopamina y te dejan buscando más. Y cuando esta dopamina se termina, no queda motivación para lo que realmente importa: mejorar tu salud, aprender, emprender, amar, crecer.

Así pues, la dopamina barata nos sobreexcita y luego nos vacía, mientras que la dopamina real nos nutre, nos centra y nos sostiene.

Tabla 27.1. Dopamina barata vs. dopamina real

DOPAMINA QUE VACÍA	DOPAMINA QUE LLENA
Scroll, porno, dulces, ultraprocesados	Cocinar, crear, aprender, compartir, amar
Recompensa inmediata	Recompensa con sentido
Estimula	Transforma
Se obtiene sin esfuerzo	Requiere presencia y energía

27.4. El ayuno de dopamina: una pausa para volver a sentir

Los ladrones de dopamina agotan nuestro sistema de recompensa, enturbian la motivación profunda y nos dejan con una sensación extraña: cansancio sin movimiento. Es una fatiga que opera en la mente, fruto del agotamiento de neurotransmisores, pero que se nota, sobre todo en el cuerpo. El llamado ayuno de dopamina no busca eliminar este neurotransmisor —lo cual es imposible—, sino liberarlo de sus secuestradores, para que pueda volver

43. Krach, S., *et al.*, «The rewarding nature of social interactions», *Front Behav Neurosci*, 28, 4 (2010), p. 22.

a cumplir su función evolutiva: motivarte hacia lo que de verdad importa.

No se trata de castigar el placer, sino de dejar espacio para volver a disfrutarlo. No se soluciona eliminando esas actividades para siempre, sino interrumpiendo el uso automático e impulsivo, y así devolverle al cerebro su capacidad de atención, esfuerzo y recompensa real. Por ello, ayunar dopaminérgicamente es:

- Caminar sin auriculares.
- Comer sin pantallas.
- Hacer una sola cosa a la vez.
- Aburrirse sin miedo.
- Quitar las notificaciones del móvil.
- No mirar el teléfono cada vez que sientas un vacío.
- Eliminar los ultraprocesados que hackean tu sistema de recompensa.
- Pasar más tiempo en la naturaleza y menos en las tiendas y los bares.
- Huir de los ladrones de dopamina que parasitan tu energía.

27.5. Estrategias para aplicarlo

Diario

- Define horarios acotados para lo que más te engancha. Por ejemplo, mirar las redes sólo de 11.00 a 11.30 y de 18.00 a 18.30.
- Evita mirar el móvil al despertar.
- Desactiva las notificaciones.
- Crea momentos sin estímulo: un paseo lento, un café en silencio, una conversación sin pantalla, etc.

Semanal

- Dedica un día entero sin esa actividad (redes, azúcar, pantallas, compras, etc.).
- Recupera el domingo como espacio mental de limpieza.

Mensual

- Elige 2-3 días de desconexión total del estímulo más dominante. Por ejemplo, tres días sin café, sin Instagram, sin series o sin ultraprocesados.

Según la experiencia de Noelia Romero —escritora, *coach* experta en liderazgo y la mitad de nuestro pódcast *Metanoia*, que puedes escuchar en Spotify—, la gestión consciente de la dopamina se ha convertido en una de las claves del alto rendimiento profesional y del bienestar emocional.

La clave no está en eliminar la dopamina, sino en volver a ganarla. Esto es lo que proponemos con los ayunos: un descanso estratégico de los estímulos artificiales para recalibrar tu sensibilidad natural al esfuerzo, al vínculo y al propósito. Alejarse del ruido, volver al cuerpo y reconectar con lo que verdaderamente nutre, porque si no eliges tú dónde va tu dopamina... alguien más lo hará por ti.

28

Neuroinflamación: el fuego que apaga tu mente

¿Sabías que patologías como la esclerosis múltiple, el alzhéimer, el párkinson, la esquizofrenia, el autismo, el trastorno bipolar y muchos otros trastornos psicológicos —como la depresión y la ansiedad—, la fibromialgia o el síndrome de fatiga crónica comparten algo en común? Todas ellas están vinculadas por un proceso subyacente, a menudo poco conocido: la neuroinflamación.

28.1. ¿Qué es la neuroinflamación?

Imagina que tus neuronas viven en un vecindario cerebral tranquilo, donde todo está en orden. Las células de la microglía —el sistema inmunitario propio del cerebro— actúan como los vigilantes del barrio: limpian los residuos mientras duermes, protegen, patrullan y aseguran que todo funcione correctamente. En su caso, ayudan a esculpir sinapsis, favorecen el aprendizaje y mantienen la memoria.

Sin embargo, si algo interrumpe este equilibrio —una mala alimentación, la falta de sueño, el estrés crónico o un desequilibrio intestinal—, las microglías se alertan y entran en *modo guerra*. Este estado de alarma se conoce como neuroinflamación. Por lo tanto, es un proceso inflamatorio que afecta al cerebro y a la médula espinal. Puede ser útil en situaciones agudas como respuesta defensiva temporal, como una infección o un traumatismo, pero cuando se prolonga —debido a los estímulos constantes de la vida moderna— puede dañarnos: perjudica las neuronas y altera el equilibrio del sistema nervioso. Esto se traduce en dificultades con la memoria, el estado de ánimo, la concentración y la salud mental en general.

Tal vez pienses que esto no va contigo, que eres una persona sana, que tu cerebro está bien. Pero si te menciono síntomas como la niebla mental, la irritabilidad, la falta de foco, la dificultad para concentrarte, el cansancio mental, la somnolencia, los antojos o la desmotivación..., seguramente empieces a reconocerte. Son síntomas comunes, sí. Pero cuando se cronifican, pueden estar diciéndote algo más profundo. Porque el síntoma no es el enemigo, sino una llamada de auxilio del cuerpo. Y conviene escucharla.

La neuroinflamación es un tema que interesa —aunque muchas personas no conozcan el término—. De hecho, mi primer vídeo que se viralizó en YouTube fue una conversación con mi querida Núria Coll, en su pódcast *Soy como como*. Hablamos de neuroinflamación en un lenguaje accesible, y el vídeo alcanzó el millón de reproducciones en muy poco tiempo. Este fenómeno me confirmó lo que ya intuía: la neuroinflamación está muy presente en la sociedad moderna.

28.2. ¿El cerebro se puede inflamar?

Cuando pensamos en inflamación, a menudo nos viene a la mente un tobillo hinchado tras un esguince. Pero el cerebro juega con reglas diferentes: no duele y no tiene nociceptores —los receptores especializados en detectar el dolor—, lo que significa que, aunque el cerebro se inflama, no lo percibimos como un dolor directo, pero sí experimentamos una serie de síntomas como niebla mental, fatiga o dificultad para concentrarnos.

Un concepto importante para tener en cuenta es que el cerebro puede inflamarse sin que haya dolor físico. Y, sin embargo, esta inflamación puede generar un impacto profundo en nuestras capacidades cognitivas y emocionales. De hecho, es posible operar una lesión cerebral con el paciente despierto y hablando. Basta con anestesiar los huesos, los músculos, la piel y los tejidos circundantes, inyectando un anestésico alrededor del cráneo, mientras se mantiene el paciente ligeramente sedado para que permanezca tranquilo. Esta técnica, popularizada por el neurocirujano Wilder Penfield en los años treinta, permite a los cirujanos mapear en tiempo real las zonas cerebrales y asegurar que las funciones cognitivas y lingüísticas no se vean comprometidas. Durante la intervención, el paciente puede hablar, mover una mano e identificar palabras. Es asombroso, pero, al no haber nociceptores en el cerebro, el dolor no se percibe como en otras partes del cuerpo. Ahora bien, cuando la neuroinflamación ocurre, no hay dolor, pero sí esta serie de síntomas que nos hacen ver la vida bajo un velo gris.

28.3. Las células glía

Durante mucho tiempo se pensó que las neuronas eran las únicas protagonistas del cerebro, pero hoy sabemos que las células glía —como la microglía, los astrocitos y los oligodendrocitos— son fundamentales para el buen funcionamiento cerebral. Estas células no sólo acompañan a las neuronas, sino que las cuidan y las nutren, y mantienen el equilibrio del entorno cerebral. No obstante, cuando el cerebro detecta una amenaza, estas células pueden cambiar su función y activarse para defenderse. La microglía, en particular, se transforma en una célula inflamatoria. Y aquí comienza el incendio cerebral. Este proceso se conoce como *activación glial*.

Como el doctor Jekyll y Mr. Hyde, la microglía tiene dos caras. En su versión angelical, que es el modo M2, protege, limpia desechos, secreta factores neurotróficos como el BDNF y promueve la reparación cerebral. Pero, al detectar peligro, bebe su propia pócima y se transforma en el modo M1. Entonces libera citoquinas inflamatorias —TNF-α, IL-1β e IL-6—, radicales libres —ROS— y compuestos neurotóxicos como el ácido quinolínico. Lo más inquietante es que puede arrastrar consigo al resto de las células glía, propagando el caos como una inflamación sináptica en cadena.

28.4. ¿Cómo afecta la neuroinflamación a tu salud cerebral?

Los niveles elevados de citoquinas, como TNF-α, IL-6 o IL-1β, se asocian con el deterioro cognitivo, la fatiga crónica, la pérdida de plasticidad y un envejecimiento cerebral acelerado. Las consecuencias pueden ser sutiles al principio, pero profundas a largo plazo:

- **Déficits cognitivos**: lentitud mental, niebla cerebral, dificultades en la memoria a corto plazo.
- **Cambios de humor**: ansiedad, apatía, tristeza persistente o irritabilidad.
- **Fatiga mental**: dificultad para mantener la atención o realizar tareas complejas.
- **Riesgo neurodegenerativo**: se asocia al desarrollo y progresión de enfermedades como alzhéimer, párkinson o incluso autismo y esclerosis múltiple.

La gran enemiga del florecimiento neuronal es la neuroinflamación. Cuando el cerebro arde —aunque no haya fiebre ni dolor—, las neuronas dejan de nacer, las sinapsis se debilitan, y el sistema se vuelve rígido, torpe e incapaz de adaptarse. En otras palabras, donde hay neuroinflamación, no hay neurorregeneración.

La neuroinflamación no sólo altera tu memoria, también te roba el presente, desconecta tus pensamientos, aletarga tu propósito y distorsiona tu percepción del mundo. Este fuego cerebral deteriora áreas clave como el hipocampo y la corteza prefrontal, lo que se traduce en peor memoria, capacidad de concentración y toma de decisiones.

28.5. Impacto en los neurotransmisores

Cuando el cerebro se inflama, desafina su sinfonía, y la orquesta neuroquímica que sostiene nuestras emociones, pensamientos y decisiones empieza a sonar caótica. Cada neurotransmisor pierde su ritmo y el resultado es un cerebro que no logra encontrar su melodía.

- **Glutamato**: el exceso de glutamato y la menor depuración sináptica resultan en excitotoxicidad. Este exceso se produce principalmente cuando los astrocitos se inflaman y no logran regular adecuadamente el glutamato. Las neuronas se sobreestimulan, pierden su capacidad de regular el impulso y acaban dañándose.
- **Serotonina**: en un contexto inflamatorio, la enzima IDO (indoleamina 2,3-dioxigenasa) desvía el triptófano hacia la vía del ácido quinolínico, un metabolito neurotóxico. Este desvío no sólo reduce la producción de serotonina, sino que también aumenta la inflamación, creando un círculo vicioso. El ácido quinolínico, como sustancia neurotóxica, contribuye al daño neuronal y al deterioro del estado de ánimo.
- **Dopamina**: la inflamación reduce la producción de dopamina, debilitando su señalización y provocando apatía, anhedonia y dificultad para tomar decisiones.

Asimismo, el glutamato, la serotonina y la dopamina no se alteran por separado, sino en cadena, como piezas de dominó bioquímico. Cuando el fuego neuroinflamatorio avanza, se apaga la memoria, así como la alegría, la motivación y las ganas de vivir. Este patrón bioquímico está profundamente enraizado en nuestra evolución. Cuando un animal se inflama —por infección o lesión—, su cerebro cambia de comportamiento: se aísla, duerme más, se mueve menos. Es lo que se conoce como *sickness behaviour* o 'comportamiento de enfermedad'. En la naturaleza, este estado ayuda a ahorrar energía y facilita la curación, pero, en la vida moderna, con inflamación crónica de bajo grado, este patrón se mantiene activo de manera perenne. El resultado es una sociedad zombi de cerebros apagados.

28.6. Causas de la neuroinflamación

Las células glía, que son fundamentales para mantener el equilibrio cerebral, pueden ponerse en marcha por diversas causas, como infecciones, traumatismos, la exposición a sustancias tóxicas o enfermedades crónicas. Sin embargo, la neuroinflamación también puede desencadenarse por factores de la vida moderna que afectan a nuestra salud física y mental. Entre ellos se incluyen:

- **Estrés crónico**: uno de los mayores disparadores de la neuroinflamación. El estrés prolongado desgasta nuestras defensas y activa las células glía en modo inflamatorio.
- **Falta de sueño**: la privación de sueño altera la reparación neuronal y facilita el proceso inflamatorio.
- **Sedentarismo**: la falta de movimiento reduce la capacidad del cuerpo para desintoxicarse y mantener el equilibrio neuroquímico.
- **Contaminación ambiental**: las toxinas, como metales pesados, pesticidas y productos químicos industriales, presentes en el aire y el agua, pueden infiltrarse en el cerebro y provocar la inflamación.
- **Relaciones sociales de baja calidad**: la carencia de vínculos afectivos y el aislamiento social contribuyen a la inflamación cerebral, perjudicando el bienestar emocional. La derrota social es una de las mayores amenazas para nuestro cerebro.
- **Consumo de alcohol y tabaco**: estas sustancias dañan las células cerebrales y favorecen la inflamación crónica.
- **Alimentación poco saludable**: las dietas ricas en ultraprocesados, azúcar, sal y aceites vegetales refinados se cuentan entre las principales causas de la neuroinflamación y alteran el equilibrio metabólico del cerebro.
- **Falta de contacto con los espacios naturales**: el aislamiento de los entornos naturales puede afectar a la neuroplasticidad y a la salud mental. El contacto con la naturaleza tiene efectos calmantes, los cuales reducen el estrés y modulan las funciones cerebrales.
- **Mala relación con la luz solar**: la exposición inadecuada a la luz solar trastorna nuestros ritmos circadianos, interfiere en la producción de melatonina y afecta a la neuroinflamación, lo que puede alterar nuestro descanso y bienestar general.

Lo que hemos visto hasta aquí puede que no sea nuevo para ti, ya que hemos hablado de ello en otros momentos del libro, pero no está de más volver a poner el foco en estos aspectos que, a pesar de parecer simples, son clave en lo que le sucede a nuestro cerebro en el día a día.

28.7. El papel de la mitocondria en la inflamación cerebral

La inflamación cerebral está profundamente ligada al estado energético del cerebro. Cuando hablamos de energía, nos referimos a las mitocondrias, nuestras pequeñas fábricas energéticas celulares... y, a su vez, nuestros primeros sensores de peligro. El doctor Robert Naviaux, un referente en medicina mitocondrial, acuñó la expresión *cell danger response* (CDR) para describir un mecanismo ancestral de defensa, esencial para nuestra supervivencia, pero que, cuando se activa de manera crónica, puede tener consecuencias devastadoras para nuestra salud cerebral.

Cuando una célula percibe una amenaza —ya sea una infección, una toxina, el exceso de azúcar o incluso un trauma emocional sostenido— sus mitocondrias responden de inmediato. Dejan de priorizar la producción eficiente de energía y se centran en lanzar señales de alarma, como nucleótidos, citoquinas, radicales libres... Un verdadero grito bioquímico de socorro. Esta respuesta está diseñada para ser transitoria, pero si el peligro persiste —como ocurre en muchas enfermedades crónicas o en situaciones de estrés mantenido— el cuerpo queda atrapado en modo defensa, con consecuencias profundas para el equilibrio celular y emocional.

En el cerebro, este patrón afecta a la microglía, las células inmunitarias encargadas de proteger, reparar y limpiar. Cuando sus mitocondrias detectan una amenaza, encienden un mecanismo antiguo y reprograman el metabolismo de la microglía. La célula abandona la fosforilación oxidativa —la vía eficiente de producción de energía mitocondrial— y opta por una vía más rápida, pero menos limpia: la **glucólisis**. Se trata de un modelo de producción de energía en el que se emite una mayor cantidad de radicales libres —partículas altamente reactivas que actúan como bombas de relojería para las neuronas—, induciendo lo que se conoce como *estrés oxidativo*.

Este cambio no es neutro, y marca la transición hacia un estado proinflamatorio M1. Es como si la microglía se quitara el delantal de cuidadora... y se pusiera el casco de combate. Y lo más inquietante es que, si esta respuesta se mantiene en el tiempo, las señales de peligro emitidas por las mitocondrias de la microglía pueden extenderse a las mitocondrias de las neuronas, reduciendo su actividad, conectividad y capacidad regeneradora.

Hoy sabemos que esta inflamación silenciosa es la antesala de enfermedades neurodegenerativas como el alzhéimer. Por esto, las nuevas estrategias terapéuticas no se limitan sólo a eliminar placas o residuos cerebrales, sino que van más allá: restauran el equilibrio mitocondrial, reprograman la microglía y devuelven al cerebro su energía vital.

Por suerte, sabemos que esta reprogramación es posible, y no con fármacos complejos, sino con hábitos nootrópicos que activan nuestras mitocondrias. Dietas ricas en grasas saludables, ayuno intermitente, exposición solar o ejercicio físico, entre otras, ayudan a reducir el tono inflamatorio, modulando la microglía hacia su versión protectora, el modo M2, y a restaurar el metabolismo celular, mejorando la función mitocondrial.

Asimismo, como dice Alessio Fasano: «El intestino no es Las Vegas. Lo que pasa en el intestino no se queda en el intestino». Y es que la microbiota intestinal no es sólo un conjunto de bacterias que viven en nuestro aparato digestivo, también es una auténtica central bioquímica, capaz de modular la inflamación en el cerebro. A través del eje intestino-microbiota-cerebro se establece una comunicación constante, mediada principalmente por el nervio vago, que transmite información directamente del intestino al cerebro. Este diálogo hace que el intestino se convierta en un centro de mando inmunoneuroquímico, y que pueda regular la neuroinmunidad o, si el equilibrio se rompe, activar una cascada inflamatoria crónica.

28.8. El intestino como chispa del incendio cerebral

La conexión entre el intestino y el cerebro es tan directa que el famoso eje microbiota-intestino-cerebro puede explicar por qué un intestino inflamado es un cerebro inflamado. Cuando la microbiota intestinal pierde su equilibrio —eubiosis— y se produce un desajuste —disbiosis—, las bacterias comienzan a liberar sustancias inflamatorias que atraviesan las barreras del sistema nervioso y encienden el fuego neuroinflamatorio.

Así, la disbiosis, que es un desequilibrio de las bacterias intestinales, provoca que en el intestino se liberen sustancias microbianas que viajan al cerebro y originan la neuroinflamación. A continuación, te explico cómo:

1. **Producción de sustancias neurotóxicas**: cuando la microbiota está desequilibrada, fabrica compuestos que afectan negativamente al cerebro, como:
   - **Propionato**: un metabolito producido por algunas bacterias intestinales que, en exceso, se ha relacionado con trastornos neuropsiquiátricos como el autismo.
   - **Butirato**: este metabolito, que tiene efectos protectores y antiinflamatorios en el cerebro, disminuye cuando la microbiota está desequilibrada.
   - **Ácido quinolínico**: derivado del triptófano, este compuesto se acumula cuando la microbiota no está equilibrada y se asocia con neurotoxicidad, alteraciones del estado de ánimo y problemas de memoria.
   - **Fenoles e índoles bacterianos**: moléculas como el p-cresol y el indoxil sulfato que perjudican la función cerebral y alteran el estado mental.
2. **Aumento de la permeabilidad intestinal y activación microglial**: un intestino inflamado pierde su función de barrera y deja pasar toxinas bacterianas, como el lipopolisacárido (LPS). Estas toxinas pueden entrar en el cerebro, atravesando la barrera hematoencefálica, y activar las células de defensa del cerebro, las microglías, que entonces comienzan a liberar sustancias inflamatorias. En consecuencia, esto agrava la neuroinflamación y afecta a la salud cerebral.
3. **Alteración en la producción de neurotransmisores**: la microbiota intestinal también influye en la producción de neurotransmisores como el GABA, la serotonina y la dopamina, que son fundamentales para el bienestar emocional, la memoria y la concentración. Si el equilibrio microbiano se altera, estos

neurotransmisores se desregulan, lo que puede perjudicar el estado de ánimo y la función cognitiva.

4. **Reducción del BDNF**: el BDNF —factor neurotrófico derivado del cerebro— es una proteína esencial para el crecimiento y la reparación neuronal. En un entorno inflamatorio, como el que provoca una microbiota desequilibrada, la producción de BDNF se reduce, lo que impide la regeneración y la plasticidad del cerebro.

En resumen, un intestino inflamado no sólo afecta a la digestión, sino que puede transformar el estado mental, alterar la memoria y reducir la capacidad del cerebro para regenerarse y adaptarse.

Cómo cuidar tu microbiota

Una microbiota sana y diversa es esencial para la salud cerebral. Los alimentos fermentados, ricos en cepas vivas de bacterias y levaduras, contribuyen a mejorar la diversidad microbiana. No hay un único fermentado milagroso para apagar la neuroinflamación, pero la investigación señala el kéfir como uno de los más prometedores. En estudios humanos, su consumo regular —unos 150 ml/día— ha mejorado la memoria y la función cognitiva en personas con deterioro, ha reducido marcadores inflamatorios y de estrés oxidativo, y ha favorecido la función mitocondrial.[44] Así, su combinación de bacterias y levaduras vivas, junto con péptidos bioactivos y ácidos grasos de cadena corta como el butirato, lo convierte en un aliado poderoso para modular el eje intestino-cerebro.

Siempre que sea posible, opta por el kéfir elaborado con leche de animales de pasto, ya que es más rica en antioxidantes y ácidos grasos beneficiosos. Además, es mejor de cabra u oveja, porque su perfil de ácidos grasos de cadena media potencia sus beneficios antiinflamatorios. Se recomienda consumirlo natural, sin azúcar añadido, pero también puedes añadirlo a batidos, combinarlo con frutos ro-

44. Ton, A. M. M., *et al.*, «Oxidative stress and dementia in Alzheimer's patients: Effects of synbiotic supplementation», *Oxidative Medicine and Cellular Longevity*, (2020), p. 2638703.

jos o usarlo como base para aderezos de ensalada. Ahora bien, si no toleras los lácteos, existen alternativas como el kéfir de agua o los fermentados vegetales —chucrut, kimchi, encurtidos en salmuera—, que también aportan beneficios antiinflamatorios y mejoran la diversidad de la microbiota.

Además, una alimentación rica en fibra y diversidad vegetal es favorable para nuestras bacterias intestinales. Estudios como el de American Gut demuestran que consumir más de treinta tipos diferentes de plantas por semana está asociado con una mayor diversidad microbiana.[45] Los metabolitos producidos por la fermentación de estas fibras, como los ácidos grasos de cadena corta (SCFA) —especialmente el butirato— y los fitoquímicos activados, no sólo nutren las células del intestino y refuerzan la barrera intestinal, sino que también reparan la barrera hematoencefálica y modulan positivamente la microglía, mejorando el estado de ánimo y reduciendo la inflamación. Por ejemplo, una ensalada multicolor con rúcula, zanahoria, chucrut, rabanitos y AOVE sería una excelente forma de aportar fibra y probióticos a tu dieta.

Por último y por supuesto, para proteger tu microbiota, es fundamental evitar los enemigos dietéticos, como los ultraprocesados y los azúcares refinados, que alimentan la disbiosis y exacerban la inflamación.

28.9. Cómo apagar el fuego del cerebro

Llegados a este punto, toca transmitir un mensaje de esperanza: ni la neuroinflamación ni sus síntomas tienen por qué convertirse en compañeros de vida. Podemos prevenirlos —e incluso revertirlos— con decisiones cotidianas que, lejos de ser complicadas, son profundamente humanas: dormir bien, moverse, alimentarse con conciencia, respirar, reír, tomar el sol, caminar en la naturaleza, conectar con otros, vivir en colores. El estilo de vida es el verdadero antiinflamatorio cerebral. Y lo maravilloso es que estos hábitos no sólo calman el fuego invisible que nos roba memoria, claridad y ánimo, sino

45. McDonald, D., *et al.*, «American Gut: An open platform for citizen science microbiome research», *mSystems*, 3, 3 (2018).

que también siembran el terreno donde florecen la neurogénesis, la neuroplasticidad y una mente verdaderamente nootrópica.

Estilo de vida: el antiinflamatorio más olvidado

Como ya exploramos en *Estimula tu nervio vago*, la neuroinflamación no es sólo biología, también es un sistema desbordado por falta de pausa, vínculo y reparación. Algunos aspectos básicos que debes tener en cuenta son:

- Sueño profundo y regularidad circadiana.
- Movimiento diario: caminar, fuerza, HIIT o actividades lúdicas.
- Exposición solar moderada.
- Ayuno intermitente en contextos adecuados.
- Contacto con la naturaleza y *earthing*.
- Risa, vínculo, silencio y respiración lenta (tono vagal).
- Exposición hormética al frío y al calor: sauna + ducha fría.

Bonus: ondas gamma, la frecuencia de la lucidez

Según diversos estudios, la inducción de estas ondas a nivel cerebral favorece la microglía en modo reparador (M2) y la limpieza sináptica. Se pueden estimular con meditación profunda, música binaural a 40 Hz, sistemas de luz pulsada y ciertos nootrópicos como la *bacopa* o la melena de león, que pueden contribuir a su aparición.

Alimentación

De alimentación y cerebro ya hemos hablado largo y tendido, por lo que simplemente te recordaré algunos conceptos, y profundizaremos en dos nutrientes antiinflamatorios esenciales.

El cerebro está hecho de grasa y agua

En síntesis, prioriza las grasas saludables —pescado azul, AOVE, aguacate, nueces, coco, huevos de gallinas camperas, cacao puro— y evita las grasas trans y el exceso de omega-6 de aceites vegetales refinados, que son proinflamatorias y oxidan fácilmente.

Omega-3: la grasa que desinflama el cerebro

Las grasas omega-3 EPA y DHA, presentes sobre todo en el pescado azul y el marisco, forman parte de las membranas neuronales, dándoles flexibilidad y propiciando la comunicación entre neuronas. Sin embargo, su papel va más allá de lo estructural: son precursores de resolvinas y protectinas, unas moléculas que apagan la inflamación y ayudan a la microglía a pasar del *modo guerra* al de *reparación*.

Si no consumes pescado azul al menos tres veces por semana, considera suplementar con un aceite de pescado de alta calidad, si es posible con certificación IFOS 5 estrellas, que aporta pureza, frescura y concentración, y que esté en forma de triglicéridos naturales, la más biodisponible. La dosis orientativa se sitúa en 1-2 g/día de EPA + DHA, aportando al menos 250-500 mg de DHA, para modular la neuroinflamación y potenciar la plasticidad neuronal.

Otra opción interesante es el aceite de krill, que además de EPA y DHA aporta fosfatidilcolina —esencial para las membranas neuronales— y astaxantina, un antioxidante natural con gran potencial neuroprotector.

Para quienes no consumen pescado, existe también DHA de origen vegetal, obtenido a partir de microalgas. Este DHA «vegano» es químicamente idéntico al del pescado (de hecho, los peces lo acumulan al alimentarse de algas) y constituye una alternativa eficaz y sostenible para alcanzar niveles adecuados de omega-3, especialmente en contextos de salud cerebral y longevidad.

Recuerda que no sirve añadir omega-3 si tu dieta está dominada por omega-6 de aceites refinados. La clave es recuperar la proporción evolutiva entre ambos.

El arcoíris vegetal

Los fitoquímicos presentes en frutas, verduras, hierbas y especias, además de dar color a la comida, son auténticos guardianes del cerebro. Actúan como antioxidantes, antiinflamatorios y moduladores de la microbiota, reduciendo la neuroinflamación y favoreciendo la plasticidad neuronal. La ciencia ha identificado algunos de los más poderosos:

- **Sulforafano**: en el brócoli y otras crucíferas.
- **Curcumina**: en la cúrcuma.
- **Antocianinas**: en los arándanos, la granada y la col lombarda.
- **Polifenoles**: en el AOVE, el té verde y el cacao puro.
- **Alicina**: en el ajo y la cebolla.
- **Gingerol**: en el jengibre.
- **Betaglucanos**: en las setas.
- **Ácido rosmarínico**: en el romero.
- **Apigenina**: en el perejil.

La diversidad importa tanto como la cantidad: apunta a más de treinta tipos de plantas distintas por semana para maximizar el espectro de compuestos protectores y, con ello, tu reserva cognitiva.

Magnesio: el mineral calmante

El magnesio es esencial para regular la excitabilidad neuronal, mejorar la plasticidad sináptica y reducir la excitotoxicidad causada por exceso de glutamato. También participa en más de 300 reacciones enzimáticas y ayuda a controlar la respuesta inflamatoria.

Formas recomendadas:

No todos los magnesios son iguales, y su impacto en el cerebro varía según su forma química. Por su biodisponibilidad y tolerancia, se aconseja:

- **Treonato**: es la forma que mejor atraviesa la barrera hematoencefálica, aumentando la densidad sináptica y favoreciendo la memoria y la plasticidad neuronal. Es ideal en problemas cognitivos o de aprendizaje. Sin embargo, suele ser más caro y aporta menos magnesio elemental por dosis.

- **Acetiltaurato**: combina magnesio con taurina, un aminoácido que estabiliza la actividad neuronal y protege frente a la excitotoxicidad. Es útil para el estrés, la ansiedad y la sobrecarga neuronal. A pesar de todo, está menos estudiado que el treonato, aunque es muy prometedor.
- **Bisglicinato**: es altamente biodisponible y bien tolerado a nivel digestivo. Es excelente para uso diario, déficit general y apoyo al sueño. Aun así, no atraviesa la barrera hematoencefálica tan eficazmente como el treonato.
- **Malato**: está asociado al ácido málico y participa en el ciclo de Krebs, aportando energía mitocondrial. Es útil en fatiga crónica y debilidad muscular. No obstante, es menos específico para el cerebro que el treonato o el acetiltaurato.

Dosis de suplementación:

La dosis estándar recomendada de suplementación de magnesio está entre los 240 y los 480 mg/día, dependiendo de la ingesta diaria en la dieta y atendiendo también a las necesidades individuales. Personalmente, a mí me gusta individualizar la dosis, por lo que suelo indicar 5 mg de magnesio por kilo de peso corporal al día. Por ejemplo, para una persona de 80 kg recomendaría 400 mg de magnesio al día, aunque, ante circunstancias desfavorables, la necesidad de magnesio puede aumentar incluso a 500-600 mg al día.

En cuanto al número de tomas y la hora del día, aconsejo dividir la dosis en dos tomas: la mitad en forma de malato de magnesio por la mañana, y la otra mitad en forma de bisglicinato por la noche, entre treinta y sesenta minutos antes de ir a dormir.

Asimismo, para ver los efectos positivos de la suplementación con magnesio se necesita un tiempo, que puede variar de unos días a semanas. Para alcanzar un efecto duradero, la suplementación deberá continuar durante unos meses. Personalmente, dada la facilidad de incurrir en deficiencia, yo prefiero cubrirme las espaldas, por lo que lo tomo a diario desde hace años. Más que un suplemento, lo considero un alimento más.

Nootrópicos contra la niebla

La naturaleza, como una farmacia ancestral, guarda fórmulas que no sólo calman, sino que restauran. Entre los nootrópicos naturales con evidencia para reducir la neuroinflamación, destacan setas como la melena de león y el *reishi*; compuestos como la citicolina, la creatina, la ALCAR, NAC o la taurina; adaptógenos como la *rhodiola*, y plantas tan poderosas como la *bacopa monnieri*, la *boswellia serrata* o el comino negro.

De la *bacopa* ya hemos hablado con anterioridad, aunque recuerda que quizá sea la más efectiva contra la neuroinflamación y para elevar el BDNF.

Boswellia serrata: la resina que calma el fuego interno

Usada durante siglos en la medicina ayurvédica, la *boswellia* secreta una resina aromática rica en ácidos boswélicos, compuestos capaces de reducir la inflamación tanto en el intestino como en el cerebro. Protege la mucosa intestinal, mejora la disbiosis oral e intestinal y, al fortalecer la barrera intestinal, también preserva la barrera hematoencefálica. Así, contribuye a apagar las llamas silenciosas de la neuroinflamación. La dosis habitual es de entre 600 y 1.000 mg/día de extracto estandarizado —60-65 por ciento de ácidos boswélicos—. Cabe evitarla en caso de embarazo y con anticoagulantes.

Comino negro (Nigella sativa)

Se trata de una planta poderosa con efectos antiinflamatorios, antioxidantes y neuroprotectores, cuyo principio activo fundamental es la timoquinona. En cuanto a sus beneficios, reduce la neuroinflamación, protegiendo la mielina frente a la microglía sobreactivada y el estrés oxidativo, y tiene acción inmunomoduladora, útil en contextos de autoinmunidad como la esclerosis múltiple o la inflamación neurodegenerativa.

Dosis orientativas:

- Semillas machacadas o en polvo: entre 1 y 3 gramos al día.
- Aceite de comino negro: entre 1 y 2,5 gramos al día —equivalente a 1-3 mL— en estudios de 4-12 semanas.
- Timoquinona estandarizada: hasta 30 mg diarios se considera seguro.

Precauciones:
En uso culinario, como especia o en pequeñas cantidades, el comino negro es seguro y delicioso. Las precauciones se aplican principalmente al uso de extractos o aceites concentrados, ya que en dosis elevadas podría estimular la musculatura uterina y no se recomienda durante el embarazo. También debe usarse con precaución si se toman anticoagulantes, antidiabéticos o medicamentos para la tensión, y siempre es aconsejable consultar a un profesional en estos casos.

Aceites que calman el fuego invisible

El aroma también puede ser medicina. El incienso de *boswellia* y la *copaiba*, usados desde hace siglos en rituales de sanación, han demostrado hoy que calman la microglía —la guardiana inflamatoria del cerebro— y favorecen la claridad mental. Inhalarlos o aplicarlos diluidos sobre el cuello o la nuca es como abrir una ventana para que entre aire fresco: la mente se serena, el cuerpo suelta tensión y el pensamiento recupera nitidez.

Tecnología al servicio de la claridad

Vivimos un momento fascinante: la neurociencia y la tecnología comienzan a ofrecer caminos nuevos para mitigar la inflamación cerebral y devolver la lucidez a la mente. Desde cámaras hiperbáricas hasta luz que imita el sol, estas herramientas no sustituyen la vida natural, pero pueden potenciarla.

Oxígeno hiperbárico

Respirar oxígeno puro en una cámara presurizada multiplica por veinte su concentración en sangre y tejidos. El resultado es más oxígeno para el cerebro, menos inflamación y mayor neurogénesis. En estudios recientes, pacientes con deterioro cognitivo leve mejoraron la memoria y la atención tras varias sesiones.

Hipoxia intermitente

Propiciar contextos breves en los que la disponibilidad de oxígeno es más baja —como ocurre en la montaña, y haciendo ejercicio intenso o técnicas de respiración con apnea— despierta antiguos programas de reparación celular. Hoy se imitan en equipos que alternan fases de hipoxia y normoxia, un entrenamiento de altura sin salir de casa.

Fotobiomodulación infrarroja

La luz roja y la infrarroja penetran hasta las mitocondrias, reactivando su capacidad de producir energía y apagando genes inflamatorios. Un baño de luz para neuronas agotadas.

Luz pulsada gamma a 40 Hz

Los estudios liderados por Li-Huei Tsai en el Instituto Tecnológico de Massachusetts muestran que la estimulación con pulsos estroboscópicos de luz rítmica a 40 Hz aumenta la actividad gamma cerebral y ayuda a que la microglía vuelva a su estado reparador y «limpiador» de sinapsis, con efectos favorables sobre la función cognitiva en modelos experimentales.[46]

46. Chan, D., *et al.*, «Gamma-frequency sensory stimulation in mild probable Alzheimer's dementia patients: Results of feasibility and pilot studies», *PLoS One*, 17, 12 (2022).

Lo esencial, primero

Antes de usar cámaras, cascos y lámparas, hay que construir la base. Por ejemplo, subir montañas y practicar apnea suave, recibir el sol cada mañana y al atardecer, o movernos, respirar y tocar la tierra. Recuerda que la tecnología es una aliada, y no un sustituto. El primer antiinflamatorio cerebral es un cuerpo que se mueve, un sol que acaricia la piel y un alma que respira sin prisa. Dale al cerebro lo que más necesita para brillar: oxígeno... y silencio.

28.10. El *checklist* de la antineuroinflamación

Para un cerebro joven, lúcido y resiliente:

- **Duerme bien**: entre siete y nueve horas de sueño profundo, con horarios regulares.
- **Muévete a diario**: combina caminar, fuerza y actividad lúdica.
- **Toma el sol**: exposición moderada, especialmente por la mañana.
- **Pasa tiempo en la naturaleza**: nada como volver a casa para desinflamarnos.
- **Cuida tu microbiota**: fermentados naturales, fibra y variedad vegetal.
- **Omega-3 de calidad**: 1-2 g/día de EPA + DHA (pescado azul o suplemento IFOS 5 estrellas).
- **Magnesio biodisponible**: treonato, acetiltaurato, bisglicinato o malato (300-600 mg/día).
- **Reduce grasas trans y exceso de omega-6**: evita aceites vegetales refinados.
- **Come en colores**: al menos 30 plantas distintas por semana.
- **Estimula tu nervio vago**: respiración lenta, hipoxia intermitente, risa, relaciones sociales de calidad, silencio.
- **Potencia las ondas gamma**: meditación profunda, música binaural a 40 Hz.

29

GlyNacTau: el cóctel que protege tu cerebro del tiempo

Imagina que tu cerebro es un bosque, un lugar vivo y dinámico, donde los pensamientos crecen como ramas, los recuerdos se entrelazan como raíces y las emociones soplan como el viento. Como todo bosque, necesita energía para regenerarse, antioxidantes para no arder en llamas y nutrientes que reparen sus hojas rotas. Con los años, este bosque se enfrenta a sequías —estrés oxidativo—, incendios —inflamación crónica— y plagas invisibles —toxinas acumuladas—. Poco a poco, el terreno pierde fertilidad y la regeneración se vuelve más lenta. Pero ¿y si existiera una fórmula sencilla para preservar su vitalidad, frenar su deterioro y devolverle la capacidad de florecer?

Esta fórmula existe y no viene de un laboratorio futurista, sino de la propia bioquímica del cuerpo. Tres moléculas esenciales —**glicina**, **N-acetilcisteína** y **taurina**— que, combinadas, forman una defensa integral contra el paso del tiempo en el cerebro. Yo la llamo GlyNacTau y, aunque suene a hechizo alquímico, es pura ciencia lúcida: una alianza que protege, regenera y reprograma tu bioquímica neuronal hacia la resiliencia.

29.1. Glicina: el aminoácido dulce que calma y repara

La glicina es pequeña, pero poderosa. Su nombre viene del griego *glykýs*, que significa 'dulce'. No sólo por su sabor, sino por el efecto que tiene sobre el sistema nervioso, ya que calma, suaviza y armoniza. Es imprescindible para sintetizar el glutatión, uno de los antioxidantes más importantes del cuerpo humano. También participa en la formación de colágeno, el tejido conectivo que sostiene músculos, articulaciones, piel... y que incluso forma parte de las membranas que protegen el cerebro. En el plano neuroquímico, contribuye a la elevación del GABA, el principal neurotransmisor inhibidor, favoreciendo un estado de serenidad, una mejor calidad de sueño y una regulación más estable de las emociones.

Lo curioso es que, aunque nuestro cuerpo puede fabricar cierta cantidad de glicina, no produce la suficiente para cubrir todas sus funciones. La alimentación moderna —tan escasa en caldos, vísceras y tejidos conectivos— la ha ido desplazando del plato. Por esto a mí me gusta tomarla por la noche: unos 3 gramos antes de dormir. El sueño mejora, el cuerpo se relaja y, en silencio, el bosque neuronal aprovecha para repararse hoja a hoja.

29.2. NAC: LA CHISPA QUE ENCIENDE EL ESCUDO ANTIOXIDANTE

La N-acetilcisteína (NAC) es el segundo ingrediente de este cóctel. Su misión principal es actuar como precursora del glutatión, el antioxidante maestro de nuestras células. Pero su papel va mucho más allá: la NAC es capaz de cruzar la barrera hematoencefálica y elevar los niveles de glutatión directamente en el cerebro, además de actuar como antioxidante por ella misma. En el plano neuroquímico, la NAC modula la producción de glutamato, regulando el equilibrio entre excitación e inhibición neuronal, lo que contribuye a prevenir la sobrecarga de glutamato —tóxica para las neuronas— y favorece un funcionamiento cerebral más estable. También mejora la disponibilidad de dopamina, potenciando la motivación y la claridad mental.

En el frente inflamatorio, la NAC activa el Nrf2, el interruptor maestro de los genes antioxidantes, y frena la producción de citoquinas inflamatorias como TNF-α o IL-6. Esto aminora la neuroinflamación, preserva la integridad de las mitocondrias neuronales e impulsa su capacidad para producir energía. Además, apoya el hígado en su labor de detoxificación, ayudando al cuerpo a neutralizar toxinas ambientales y metales pesados. Por otro lado, existen estudios clínicos que han mostrado su potencial para mejorar la función cognitiva en deterioro leve, reducir síntomas de ansiedad y depresión, e incluso aumentar la motivación en trastornos relacionados con la dopamina. Todo ello con un perfil de seguridad muy alto y una dosis sencilla: unos 600 mg al día.

En la naturaleza, la NAC está presente en alimentos como el ajo, el espárrago, la cebolla o el brócoli. Pero en su forma concentrada, actúa como un guardián silencioso que mantiene limpio y protegido el bosque neuronal.

29.3. Taurina: el tercer vértice del cóctel neuroprotector

Pocas moléculas han sido tan malentendidas como la taurina. Durante años fue injustamente asociada a las bebidas energéticas y a un estilo de vida acelerado, cuando en realidad su naturaleza es profundamente reparadora. La taurina no es un aminoácido estructural, como la glicina o la cisteína, sino un aminoácido funcional que circula libre y abundante en el corazón, la retina, el músculo esquelético y, sobre todo, en el cerebro. Su nombre proviene del latín *taurus* —'toro'—, ya que se aisló por primera vez en la bilis de este animal. Pero no te dejes engañar por la fuerza de su etimología: su misión no es excitar, sino proteger.

En el sistema nervioso, la taurina regula el equilibrio intracelular de calcio y magnesio, un detalle crucial para la estabilidad eléctrica de las neuronas y para la función mitocondrial. De hecho, una buena disponibilidad de taurina potencia la eficacia del magnesio, optimizando su entrada a la célula y prolongando sus efectos calmantes y neuroprotectores. Además, modula la actividad del GABA y del glutamato, evitando la excitotoxicidad y favoreciendo un estado de calma alerta.

Sus acciones abarcan:

- **Neuroprotección frente al estrés oxidativo**: modulando la homeostasis del calcio y previniendo daños estructurales.

- **Regulación neurotransmisora**: con afinidad especial por receptores gabaérgicos y glicinérgicos, lo que le otorga propiedades ansiolíticas sin sedación.
- **Control de la inflamación**: reduciendo citoquinas como TNF-α, IL-1β e IL-6, clave en la neuroinflamación crónica.
- **Estimulación de la autofagia y la mitofagia**: limpiando desechos celulares y rejuveneciendo las mitocondrias.
- **Apoyo a la bioenergía**: mejorando la producción de ATP y preservando la capacidad mitocondrial con la edad.

La investigación ha mostrado que la taurina puede mejorar la memoria, paliar el daño neurotóxico por estrés o toxinas y mantener la función sináptica a lo largo del envejecimiento. En humanos se han observado beneficios en fatiga, insomnio, ansiedad y trastornos neurodegenerativos. Para fines nootrópicos y neuroprotectores, una dosis habitual oscila entre los 500 y los 1.500 mg al día. En el contexto del GlyNacTau, es el flujo vital que hidrata el bosque neuronal, asegurando que la energía, la calma y la reparación trabajen en armonía.

29.4. GlyNacTau: ciencia y poesía al servicio del cerebro

¿Por qué combinar estas tres moléculas? Porque juntas hacen más que por separado. La glicina y la N-acetilcisteína forman la base del glutatión, el escudo maestro contra la oxidación y el envejecimiento. A su vez, la taurina cierra el círculo: estabiliza, modula y protege, asegurando que la energía fluya y las neuronas trabajen en armonía.

Estudios en humanos ya han demostrado que la combinación de glicina y NAC —el famoso GlyNAC— mejora la función mitocondrial, reduce el estrés oxidativo y rejuvenece los marcadores biológicos en adultos mayores.[47] Así, añadir taurina a este binomio multi-

47. Kumar, P., *et al.*, «Supplementing glycine and N-acetylcysteine (GlyNAC) in older adults improves glutathione deficiency, oxidative stress, mitochondrial dysfunction, inflammation, physical function, and aging hallmarks: a randomized clinical trial», *The Journals of Gerontology, Series A*, 78, 1 (2023), pp. 75-89.

plica su alcance, ya que potencia la protección frente a la inflamación, refuerza la resistencia al deterioro cognitivo y ayuda a contener la neurodegeneración silenciosa que avanza con los años.

No es magia, pero casi. El GlyNacTau es uno de mis cócteles neuroprotectores personales: un ritual sencillo que, día tras día, preserva la lucidez, retrasa el desgaste y mantiene vivo el bosque donde crecen mis ideas. En mi caso, tomo GlyNacTau por la noche. La glicina y la taurina me ayudan a relajarme y a preparar el cuerpo para un sueño profundo, mientras que la NAC aporta sus precursores para que el glutatión se produzca de forma óptima durante las horas de reparación nocturna.

Algunas personas prefieren tomar la NAC por la mañana, para evitar una posible sensación de activación mental antes de dormir, pero en mi experiencia no interfiere en el descanso. Mi consejo es probar y observar, es decir, dejar que tu propio cuerpo decida el mejor momento para ti. En cuanto a las cantidades, suelo tomar 3 g de glicina, 1 g de taurina y 600 mg de NAC. Con estas dosis, me aseguro un efecto neuroprotector sostenido y seguro. Lo preparo en polvo disuelto en agua, lo que facilita su absorción y evita cápsulas innecesarias. Aunque este cóctel puede tomarse de forma continuada, yo prefiero hacer pausas de dos semanas cada tres meses, como una forma de reset y para evaluar sensaciones.

Finalmente, cabe tener en cuenta que estas dosis son orientativas para personas adultas sanas. Si tomas medicación, tienes patologías crónicas o estás embarazada o en lactancia, consulta siempre a un profesional de la salud antes de iniciar el suplemento.

Quinta parte

NEUROENERGÍA

30

El flujo sanguíneo cerebral

Como veremos en esta sección del libro, las mitocondrias de nuestro cerebro utilizan tres combustibles principales para producir energía: la glucosa, los cuerpos cetónicos y el lactato. Sin embargo, para que estos sustratos energéticos, junto con el oxígeno, se conviertan en ATP —es decir, en energía— y activen nuestras neuronas, deben llegar correctamente al cerebro. Esto nos lleva a la importancia de garantizar un buen flujo sanguíneo cerebral.

El cerebro, aunque representa sólo el 2 por ciento del peso corporal, consume cerca del 20 por ciento del oxígeno y la glucosa que transporta nuestra sangre. Como un jardín que florece sólo si está bien regado, nuestras sinapsis dependen de una irrigación constante y precisa. Cada pensamiento, recuerdo o decisión que tomamos, cada momento de atención profunda, depende de que su río interior fluya sin obstrucciones: el flujo sanguíneo cerebral (FSC). Cuando el flujo se reduce —por estrés crónico, sedentarismo, mala respiración o inflamación—, el cerebro entra en *modo ahorro*. Se atenúa el foco, las ideas se embotan y la niebla mental nos envuelve. Un buen FSC es la base sobre la que cualquier intervención nootrópica puede realmente tener efecto. Sin oxígeno, nutrientes y glucosa, no hay plasticidad ni claridad. Por esto, antes de hablar de nootrópicos, debemos tratar lo que les da sentido: ese río interior que los lleva a destino.

Para que este riego ocurra, necesitamos que el corazón lata con fuerza, que los pulmones respiren con plenitud y que las tuberías del cuerpo —arterias, arteriolas y capilares— estén libres de obstáculos. La sangre no sólo lleva oxígeno y nutrientes a las neuronas, también elimina los residuos. Si queremos un cerebro joven y lúcido, nuestro río interior debe fluir sin trabas. El estudio PESA (Progression of Early Subclinical Atherosclerosis), liderado por el equipo de Valentín Fuster, mostró algo inquietante: en cerebros con alzhéimer puede haber hasta un 30 por ciento menos de perfusión. Esta alteración del riego, conocida como aterosclerosis subclínica, aparece antes de que haya síntomas. Alois Alzheimer ya mencionó la dimensión vascular de la enfermedad hace más de un siglo. Lo habíamos olvidado, pero el río nunca dejó de avisarnos.

En este sentido, hoy sabemos que fármacos como la vinpocetina, que actúan reduciendo la tensión arterial, han demostrado mejorar el flujo sanguíneo cerebral. Con ello, favorecen la oxigenación y la nutrición de las neuronas, lo cual puede retrasar el deterioro cognitivo en fases tempranas de enfermedades neurodegenerativas. Al igual que un río que se estanca, el flujo sanguíneo insuficiente afecta a la claridad mental. Sin embargo, al restaurarlo, podemos preservar la vitalidad cognitiva.

30.1. Una visión más amplia: cuidar el hardware para que el software funcione

Cuando pensamos en el deterioro cognitivo, solemos imaginar que algo falla en el software del cerebro: en los recuerdos, los pensamientos o la ejecución de tareas. Pero a menudo olvidamos que puede haber un fallo en el hardware: en la estructura física del cerebro, las partes silenciosas, pero esenciales, que permiten que todo lo demás funcione. Entre estas estructuras olvidadas, las tuberías cerebrales —el entramado de vasos sanguíneos y linfáticos— merecen especial atención. Son las que transportan oxígeno, glucosa y nutrientes a cada rincón del cerebro y también se encargan de eliminar los residuos. Si estas vías se obstruyen o degradan, el programa falla, no por un error de código, sino por falta de energía.

Por ello, el cuidado cardiovascular es esencial. El cerebro está en la parte más alta del cuerpo, y para que la sangre llegue allí, hay que vencer la gravedad. Un corazón fuerte y una presión arterial adecuada no sólo son cruciales para la salud del corazón, sino también para la cognición. En cambio, la hipertensión daña los vasos cerebrales, deteriora la barrera hematoencefálica y provoca microinfartos silenciosos que se acumulan como gotas de olvido. Por suerte, reducir la presión arterial puede mejorar tanto el flujo cerebral como la función cognitiva.

30.2. ¿Cómo mejorar el flujo sanguíneo cerebral?

Hábitos que hacen fluir el río

- **Ejercicio aeróbico**: caminar de manera vigorosa, correr, bailar, nadar o ir en bicicleta fortalecen el corazón y activan el flujo hacia el hipocampo, el cual es clave para la memoria y estimula factores neurotróficos como el BDNF.
- **Respiración nasal consciente y profunda**: mejora la oxigenación cerebral y aumenta los niveles de óxido nítrico, una molécula que favorece la dilatación vascular.
- **Exposición solar moderada**: estimula la producción de óxido nítrico y regula los ritmos circadianos, beneficiando la circulación cerebral.
- **Mojarse la cara con agua fría o hacer inmersión facial breve**: potencia el reflejo de inmersión, incrementando la perfusión cerebral.
- **Hipoxia intermitente suave**: a través de respiraciones con apnea breve, mejora la oxigenación cerebral y estimula rutas adaptativas.
- ***Grounding* o conexión con la tierra**: según varios estudios, reduce la viscosidad de la sangre, facilitando la circulación.
- **Hidratación adecuada**: es esencial para mantener un volumen plasmático que asegure un riego cerebral óptimo.
- **Ayuno intermitente y flexibilidad metabólica**: mejoran la eficiencia mitocondrial y favorecen una perfusión cerebral más estable.
- **Terapia de luz roja (fotobiomodulación)**: gracias a estudios emergentes que revelan su capacidad para aumentar el flujo cerebral y activar las mitocondrias, esta técnica está ganando terreno en la investigación sobre neurodegeneración y salud cerebral.

- **Bonus nootrópico**: ¡salta en una cama elástica! El *rebounding* es una forma divertida y eficaz de poner en marcha el flujo cerebral, mejorar el drenaje linfático y liberar endorfinas. Es un nootrópico físico que combina diversión, neuroprotección y activación cerebral en sólo unos minutos al día.

Ritual matinal

Camina expuesto al sol, respira por la nariz, salpica tu rostro con agua fría y haz unas cuantas apneas suaves. Con sólo unos minutos, despertarás el cerebro con un río limpio y caudaloso.

Compuestos que mejoran el cauce

Algunos nutrientes y compuestos bioactivos impactan directamente sobre la circulación cerebral:

- **Omega-3** (EPA y DHA): aumentan el riego cerebral en regiones clave para la memoria.
- **Citicolina y fosfatidilserina**: apoyan la salud de las membranas neuronales y el metabolismo cerebral.
- **Comino negro** (*Nigella sativa*): es un antiinflamatorio y un vasoprotector.
- **Nitratos naturales**: están presentes en la remolacha y la rúcula, elevan el óxido nítrico y mejoran la vasodilatación.
- **Flavonoides y polifenoles**: se encuentran en el cacao, el café, el té verde, los frutos del bosque, la remolacha, el kale y el brócoli.

Activa tu óxido nítrico: el gas de la claridad mental

El óxido nítrico es un potente vasodilatador cerebral que eleva el riego, reduce la presión y mejora el rendimiento cognitivo. Podemos estimularlo con:

- Luz solar moderada.
- Respiración nasal lenta y profunda.
- La técnica de respiración *humming*.
- Alimentos precursores naturales:
    - Remolacha y rúcula (nitratos).
    - Sandía (citrulina).
    - Gambas y almendras (arginina).

Como apunte, el *humming* —que proviene del sonido mmmmm— es una técnica simple y poderosa para elevar los niveles de óxido nítrico en el cuerpo. Para practicarla, inspira profundamente por la nariz y, al espirar, emite el sonido vibrante de mmmm por la nariz, manteniendo una vibración constante en los senos nasales. Este ejercicio produce óxido nítrico, lo que favorece la dilatación de los vasos sanguíneos, mejora la circulación y aumenta el flujo sanguíneo cerebral. Con sólo unos minutos, se optimiza la salud cardiovascular y se potencia la función cognitiva.

Ginkgo biloba: el gran custodio del río de la mente

El *ginkgo biloba*, el árbol más antiguo del planeta, es conocido por sus efectos vasodilatadores, antioxidantes y antiinflamatorios. Su capacidad para aumentar la producción de óxido nítrico mejora la perfusión cerebral, permitiendo que llegue más oxígeno y nutrientes a las neuronas. En estudios clínicos, el extracto de *ginkgo* ha demostrado mejoras en la memoria, la concentración, la ansiedad y el estado de ánimo, incluso en casos de alzhéimer y deterioro cognitivo leve.

Si decides tomarlo, puedes hacerlo de dos formas: como mantenimiento, con infusiones regulares de sus hojas, o como tratamiento, con un extracto estandarizado en dosis de 120 a 240 mg/día. También es importante tener en cuenta que los efectos no son inmediatos, y que se requiere una latencia de seis semanas para notar sus beneficios.

31

El alzhéimer como la diabetes del cerebro

¿Qué pasaría si el alzhéimer fuera, en realidad, una forma de diabetes cerebral? Esta hipótesis, inicialmente controvertida, ha ganado cada vez más respaldo científico en los últimos años. Se sabe que las personas con diabetes tipo 2 tienen entre 1,5 y 2 veces más riesgo de desarrollar alzhéimer, y que hasta el 81 por ciento de los pacientes con este trastorno cerebral tienen también diabetes o glucosa elevada en ayunas. Aunque tradicionalmente se culpan las placas de beta-amiloide en la enfermedad de Alzheimer, los estudios sugieren una causa más profunda: un fallo energético en el cerebro. En lugar de procesar glucosa eficazmente, el cerebro se ve privado de este combustible esencial. De aquí surgen los términos diabetes tipo 3 o diabetes cerebral.

31.1. El cerebro y la glucosa: una historia de amor-odio

El cerebro, a pesar de ser pequeño —pesa sólo 1.350 gramos—, consume más de 130 gramos de glucosa al día, lo que corresponde a casi el 65 por ciento de la glucosa circulante. Es un precio alto para un órgano pequeño, pero tiene sentido: el pensamiento es costoso, y mantener la conciencia, aún más. Para que la glucosa entre en las células, necesita pasar por puertas moleculares llamadas canales

GLUT. Algunos de éstos, como el GLUT-4 —presentes en la musculatura y el tejido adiposo—, requieren insulina para activarse, pero otros, como los GLUT-1 y GLUT-3 —presentes en el cerebro—, no. Éstos se abren sólo cuando el cerebro realmente lo necesita, por lo que no depende de la insulina.

Cuando estamos metabólicamente sanos, y la glucosa desciende por ayuno o ejercicio, el cerebro aumenta la expresión de los canales GLUT-1 y GLUT-3, garantizando que tenga el combustible necesario. Este proceso se llama *pull* cerebral, es decir, el cerebro atrae glucosa de la sangre cuando la requiere.

No obstante, el problema surge cuando la glucosa está constantemente elevada, debido a una dieta rica en azúcares, harinas refinadas, sedentarismo y estrés crónico. En este caso, la insulina se mantiene alta, lo que disminuye la función de los GLUT-1 y GLUT-3. El cerebro, buscando glucosa, activa el hambre y desencadena un círculo vicioso: más insulina, menos glucosa en el cerebro, más hambre, más comida y más insulina. Este *push* cerebral —o empuje— se vuelve peligroso, puesto que el cerebro ya no puede acceder a la glucosa cuando la necesita, lo que interfiere en su función y provoca una constante hambre emocional, que perpetúa el problema.

31.2. La cuestión de la insulina

La insulina es una de las hormonas más poderosas del cuerpo, permite que la glucosa entre en las células y que el cuerpo almacene energía. Pero cuando se mantiene crónicamente elevada por una dieta rica en azúcares y harinas refinadas, gran parte de esa glucosa es desviada hacia el músculo y el tejido adiposo a través de transportadores GLUT-4, para ser almacenada como grasa. El cerebro, que utiliza principalmente GLUT-1 y GLUT-3 y no depende de la insulina para captar glucosa, puede ver así comprometido su aporte de energía más eficiente.

En lugar de utilizar glucosa, el cerebro puede recurrir a los cuerpos cetónicos, derivados de las grasas, como fuente de energía. Pero para que esto suceda, la insulina debe disminuir. Sólo cuando los niveles de insulina bajan —por ejemplo, durante el ayuno o el ejercicio— el cuerpo comienza a utilizar las grasas como fuente de energía. Este proceso se llama flexibilidad metabólica, y es crucial para mantener un cerebro saludable.

El problema actualmente es que un alto porcentaje de la población mantiene niveles crónicamente elevados de insulina, lo que bloquea el acceso a las grasas y atrapa al cerebro en un ciclo de dependencia de la glucosa, que a menudo no puede utilizarse correctamente.

Causas de la resistencia a la insulina

Cuando la insulina pierde su eficacia, se produce la resistencia a la insulina, lo que desencadena un caos metabólico. Entre las principales causas de esta resistencia a la insulina destacan:

- **Sedentarismo**: el cuerpo entra en *modo ahorro*, ralentizando el metabolismo.
- **Estrés crónico**: el cortisol elevado bloquea la acción de la insulina y genera antojos, especialmente de carbohidratos refinados.
- **Falta de sueño**: las alteraciones en el sueño empeoran el control de la glucosa y aumentan el apetito.
- **Dieta insulinogénica**: dietas altas en carbohidratos refinados y azúcar sostienen la insulina elevada constantemente.
- **Comer sin descanso**: comer a todas horas mantiene la insulina alta y contribuye a la resistencia.
- **Reloj biológico alterado**: comer tarde, dormir mal o estar expuesto a luz artificial rompen los ritmos circadianos, afectando la sensibilidad a la insulina.

31.3. El cerebro glucodependiente vs. el cerebro metabólicamente flexible

Cuando el cerebro está atrapado en un ciclo de glucosa elevada, se vuelve dependiente de ésta, lo que afecta su capacidad de pensar con claridad, provoca fatiga y aumenta el riesgo de enfermedades neurodegenerativas. En contraste, un cerebro metabólicamente flexible puede alternar entre glucosa, cuerpos cetónicos y lactato, proporcionando energía constante y estable, mejorando la claridad mental y la adaptación al estrés.

- **Cerebro glucodependiente**: sólo usa glucosa. Insulina crónicamente elevada y energía rápida, pero inestable.
- **Cerebro metabólicamente flexible**: utiliza glucosa, cuerpos cetónicos y lactato. Insulina regulada y energía estable y duradera.

Asimismo, existe la creencia popular de que el azúcar es la principal fuente de energía para el cerebro, la cual ha sido promovida por la industria. Es un mito: el azúcar puede proporcionar un subidón rápido, pero va seguido de una caída de energía. La verdadera energía cerebral proviene de mantener niveles de glucosa estables y de producir cuerpos cetónicos de manera natural mediante el ayuno y el ejercicio.

Por otro lado, las personas con trastornos metabólicos, como la resistencia a la insulina o la diabetes tipo 2, pueden beneficiarse de reducir su ingesta de carbohidratos. Sin embargo, un enfoque moderado, en el que los almidones se ganen mediante ejercicio, puede restaurar la sensibilidad a la insulina y mejorar la salud cerebral.

32

El ayuno y el ejercicio nutren nuestro cerebro: el papel de los cuerpos cetónicos

> El cerebro se nutre con ayuno y ejercicio.
>
> ANTONIO VALENZUELA

Una paradoja fascinante del cerebro humano es que, cuanto más baja la glucosa en sangre —en una persona metabólicamente sana—, más glucosa puede captar el cerebro. Este fenómeno se llama *pull* cerebral o capacidad de tracción. Entonces, cuando el alimento escasea, el cuerpo activa un mecanismo ancestral: nutrir primero el órgano que debe idear cómo sobrevivir.

En nuestros primeros días como especie, el hambre no era sólo una sensación, sino también una llamada a la acción: planificar rutas, buscar comida, recordar dónde estaban los árboles frutales, etc. Aquellos que pensaban y se movían mejor en ayunas eran los que sobrevivían, y la evolución les permitió dejar descendencia. El cerebro humano fue esculpido por la adversidad para lograr la supervivencia. De hecho, ayunar no nos hace pensar menos, sino mejor. Incluso nuestras capacidades más humanas, como la imaginación y el pensamiento simbólico, evolucionaron como respuestas a la escasez.

Así pues, durante el ayuno se impulsa la expresión de los canales GLUT-1 y GLUT-3, que permiten la entrada de glucosa al cerebro. Además, se activan los MCT —siglas que también corresponden a los triglicéridos de cadena media, pero en este contexto se refieren a los transportadores de cuerpos cetónicos, derivados de las grasas— y el lactato, proveniente del músculo. Por lo tanto, moverse en ayunas genera lactato, enciende las mitocondrias y nutre el cerebro con combustibles limpios.

Ahora bien, el problema actual es la abundancia constante, ya que comer sin descanso apaga esta maquinaria celular. El cerebro ya no necesita agudizar la mente para sobrevivir, así que se desacelera. Con una dieta continua, la inflamación y la acumulación de toxinas dificultan la captación de nutrientes por el cerebro.

32.1. El butirato: la ambrosía mitocondrial

El butirato, un ácido graso de cadena corta, es uno de los combustibles más eficientes para las mitocondrias cerebrales. No sólo es energía rápida, sino que también potencia procesos cruciales como la reparación celular y la producción de BDNF, la neurotrofina clave para la memoria y la plasticidad neuronal. Además, induce calma mental y eleva la capacidad de concentración.

Las vías moleculares activadas por el butirato son:

- **Nrf2, sirtuinas y AMPK**: refuerzan el sistema antioxidante y antiinflamatorio, la biogénesis mitocondrial y la autofagia, es decir, el reciclaje celular.
- **BDNF**: estimula la memoria y la sinapsis.

Por otro lado, el butirato puede ser producido de tres formas:

- **De nuestro propio cuerpo**: a través del hígado, en cetosis por ayuno, ejercicio o dieta cetogénica. Así se genera el conocido betahidroxibutirato (BHB).
- **De la microbiota**: las bacterias intestinales lo producen al fermentar fibra y almidones resistentes.
- **De la dieta**: en alimentos como el *ghee* —mantequilla clarificada—, especialmente si proviene de vacas alimentadas con pasto.

32.2. El betahidroxibutirato

Como acabamos de ver, el betahidroxibutirato (BHB) es un cuerpo cetónico producido en el hígado cuando las reservas de glucógeno se agotan. Este proceso, conocido como *cetosis*, es esencial para nutrir el cerebro eficientemente y reducir el estrés oxidativo.

Las formas de lograr la producción de BHB son:

- Practicar **ayuno**, a partir de doce horas.
- Realizar **ejercicio** en ayunas.
- Seguir una **dieta cetogénica**, con menos del 10 por ciento de carbohidratos.

El BHB es un neuroprotector y antiinflamatorio, y favorece la biogénesis mitocondrial. Lo importante es producir BHB de forma regular, lo cual conseguimos naturalmente con el ayuno y el ejercicio físico.

32.3. Ayuno intermitente

El ayuno intermitente no es una dieta, sino un modo de organizar los tiempos de alimentación para activar mecanismos ancestrales que mejoran el rendimiento celular y cerebral. A partir de las doce horas sin comer, el cuerpo comienza a usar las grasas como combustible, generando cuerpos cetónicos, especialmente BHB, que nutren el cerebro de manera eficiente.

Entre los beneficios del ayuno intermitente, se encuentran:

- **Autofagia**: limpieza y reciclaje de mitocondrias envejecidas.
- **Biogénesis mitocondrial**: creación de nuevas mitocondrias.
- **Aumento del BDNF**: mejor aprendizaje, memoria y neuroplasticidad.

Asimismo, el ejercicio en ayunas optimiza la producción de BHB, ya que el glucógeno hepático se agota rápidamente, y el músculo —que es egoísta— no comparte su glucógeno con el cerebro. En consecuencia, se crea un ambiente ideal para activar las reservas de grasa y lactato como fuentes de energía.

En cuanto a los beneficios de moverse en ayunas hay:

- Utilizar **grasa y lactato** como energía.
- Aumentar la producción de **BHB**.
- Mejorar la **sensibilidad a la insulina**.
- Favorecer una mayor **flexibilidad metabólica**.

En este sentido, ¿quieres conocer un truco para potenciar el uso de la grasa y el rendimiento de tu cerebro durante el ejercicio en ayunas? Sabemos que mientras la insulina frena el uso de grasa como combustible, las catecolaminas —adrenalina y noradrenalina— lo impulsan. El ejercicio en ayunas ya es una forma potente de elevar estas hormonas, pero si quieres llevarlo a otro nivel, existe un combo eficaz:

Cafeína + tirosina = mente despierta y metabolismo flexible

Este dúo bioquímico aumenta los niveles de BDNF, noradrenalina y dopamina en el cerebro y, como resultado, obtenemos más motivación, concentración, energía... y unas mitocondrias mucho más felices. Según los estudios de Mark Mattson, desarrollados magistralmente en *La revolución del ayuno intermitente*,[48] la cafeína amplifica los beneficios del ayuno y del ejercicio, además de estimular la expresión de genes relacionados con la biogénesis mitocondrial. Por su parte, la tirosina es un aminoácido precursor de las catecolaminas, la dopamina y las hormonas tiroideas. Ahora bien, juntos, este combo mejora el enfoque mental, aumenta la tolerancia al estrés, activa la quema de grasas y apoya la función tiroidea.

Así, tomar un café con un gramo de tirosina unos minutos antes de entrenar en ayunas será todo un *boost* para tu cerebro. Y, si quieres rizar el rizo, añádele unas gotas de aceite de coco. Pero ¿esto no rompe el ayuno? Buena pregunta, y la respuesta es que sí..., pero no del todo. La grasa no estimula la insulina, el principal inhibidor de

48. Mattson, M. P., *La revolución del ayuno intermitente*, Alienta Editorial, Barcelona, 2024.

los beneficios del ayuno. Por lo tanto, una cucharadita —no una cucharada— aporta menos de 50 kcal, lo cual no interrumpe procesos como la activación de AMPK o la mitofagia. Además, el aceite lo tomas antes de moverte, no antes de sentarte frente a una pantalla.

Con todo, que quede claro que lo importante es el movimiento en ayunas. El café, la tirosina o el aceite de coco son complementos que de nada servirían sin lo principal, pero ayudan.

32.4. Lactato: un combustible sorprendente

El lactato antes sólo era considerado un residuo del ejercicio, pero ahora es reconocido como un potente combustible para el cerebro, especialmente para el hipocampo. Los pacientes con demencia y alzhéimer tienen dificultades para utilizar la glucosa, pero pueden aprovechar el butirato y el lactato como fuentes de energía.

El lactato se produce durante el ejercicio y también en situaciones de estrés. El cuerpo lo genera para movernos, pelear o huir. Pero, para que sea útil, la insulina debe estar baja. Si tras el estrés respondemos con un atracón de azúcar, la insulina se eleva, bloqueando el uso de lactato.

33

Mitocondrias: donde habita la fuerza

Las mitocondrias son las centrales energéticas de nuestras células y, sin ellas, no habría vida, ni acción, ni pensamiento. Estas diminutas estructuras son responsables de producir ATP —adenosín trifosfato—, la moneda energética de la vida, que alimenta todo lo que hacemos: desde pensar, respirar o mover un músculo hasta mantener el corazón latiendo o la temperatura corporal estable. Toda esta energía se obtiene de los alimentos que consumimos, gracias al oxígeno que respiramos, y se almacena y utiliza a través del ATP, una molécula pequeña pero poderosa que funciona como una batería portátil.

Como ya sabes, el cerebro es el órgano más costoso en términos energéticos y, para producir esta ingente cantidad de energía, cuenta con una de las mayores concentraciones de mitocondrias en el cuerpo. Se calcula que cada neurona puede tener hasta dos millones de mitocondrias, lo que le permite generar energía de manera constante y rápida.

33.1. ¿Cómo funcionan las mitocondrias?

La función principal de las mitocondrias es fabricar ATP mediante el proceso de respiración celular, utilizando sustratos energéticos como la glucosa, los cuerpos cetónicos y el lactato, junto con el oxígeno que respiramos. Este proceso ocurre en el interior de las mitocondrias, en una estructura llamada la cadena de transporte de electrones o cadena respiratoria mitocondrial, que permite la producción eficiente de ATP.

Sin embargo, las mitocondrias no son sólo fábricas de energía, también desempeñan un papel clave en la regulación del metabolismo celular, la apoptosis —muerte celular programada— y la homeostasis del calcio dentro de la célula. Son, en cierto modo, las guardianas de la vida celular.

Asimismo, lo realmente fascinante de las mitocondrias es cómo operan a nivel cuántico.[49] En la cadena respiratoria mitocondrial, la transferencia de electrones puede involucrar complejísimos fenómenos cuánticos como el túnel cuántico y la coherencia cuántica. Estos efectos permiten una transferencia de energía extremadamente eficiente, casi sin pérdidas. En otras palabras, nuestras mitocondrias trascienden la física convencional para generar la energía que nos permite vivir y pensar, de una forma mucho más eficiente que con los procesos clásicos.

Según algunas teorías, podría ser en estos estados cuánticos donde reside nuestra conciencia. Si las mitocondrias son capaces de operar en esta dimensión cuántica, ¿es posible que allí también se origine la chispa de nuestra consciencia? La respuesta sigue siendo un misterio, pero la conexión entre energía, cuántica y conciencia abre un fascinante campo de investigación, del que hablaremos más adelante.

La importancia de la salud mitocondrial en el cerebro

Si las mitocondrias no funcionan bien, el cerebro lo nota de inmediato. La memoria, la concentración, la agilidad mental, la capacidad para aprender o incluso soñar..., todo depende de un flujo constante de energía. Sin mitocondrias eficientes, no hay claridad mental ni capacidad para realizar tareas cognitivas complejas. Por

49. Nunn, A. V.; Guy, G. W.; y Bell, J. D., «The quantum mitochondrion and optimal health», *Biochemical Society Transactions*, 44, 4 (2016), pp. 1101-1110.

lo tanto, una buena función mitocondrial es clave para un buen rendimiento cerebral, y activarlas es uno de los hábitos nootrópicos más poderosos que podemos cultivar. En *Activa tus mitocondrias*, expliqué cómo optimizar su función para mejorar la salud del cerebro. Sólo cuando nuestras mitocondrias están en su mejor forma podemos aspirar a un cerebro joven, lúcido y resiliente.

El investigador Martin Picard, de la Universidad de Columbia, ha desarrollado el concepto de psicobiología mitocondrial, demostrando que nuestras diminutas aliadas no son simples fábricas de energía, sino que también actúan como sensores del entorno y traductores de nuestras experiencias vitales. El estrés, las emociones y hasta la calidad de nuestras relaciones sociales influyen en su comportamiento y, a su vez, las mitocondrias transmiten esta información al resto del organismo.

En las neuronas, su papel es aún más crucial. Estas centrales energéticas se desplazan por el axón hasta situarse en las sinapsis, justo donde la comunicación neuronal exige más combustible. Cuando esta logística falla, la transmisión de señales se vuelve torpe y difusa, afectando la memoria, la creatividad y la concentración.

Lo revelador es que las mitocondrias no sólo producen energía, también son sensibles al entorno químico que dejan nuestras experiencias. El estrés crónico se traduce en un aumento de cortisol, catecolaminas y radicales libres; señales que fragmentan la red mitocondrial y reducen su eficiencia. En cambio, estados de calma, buen descanso y vínculos afectivos generan un ambiente más estable y antioxidante, donde las mitocondrias permanecen cohesionadas y resilientes. Así, lo que sentimos se convierte en química, y dicha química marca el pulso energético de nuestras neuronas.

33.2. Activación mitocondrial

Las mitocondrias son mucho más que las fábricas de energía de nuestras células, son sensores del peligro, reguladoras del envejecimiento, guardianas del equilibrio y quizás, incluso, portadoras de conciencia. La pregunta es inevitable: ¿cómo cuidarlas? La respuesta no está en fórmulas secretas, sino en volver a la coherencia con nuestra biología ancestral. Para que brillen, debemos reconciliarnos con la naturaleza, sus ritmos y la quietud del cuerpo. Ya hemos explorado hábitos esenciales a lo largo de este libro, como la respiración, el ejercicio, el ayuno, el descanso, la alimentación... A continuación, te resumo los más poderosos:

1. **Respira bien.** El oxígeno es esencial para las mitocondrias. La respiración profunda y nasal mejora la oxigenación celular y reduce el estrés, lo que beneficia directamente tus mitocondrias.
2. **Muévete a diario.** El ejercicio aeróbico, de fuerza y el HIIT estimulan la biogénesis mitocondrial, aumentando la cantidad y la eficiencia de las mitocondrias en el cuerpo.
3. **Recárgate con luz natural.** La luz del sol, especialmente al amanecer, activa la función mitocondrial y regula los ritmos circadianos, impulsando tu energía diaria.
4. **Exponte al frío y al calor.** La exposición controlada al frío —duchas frías— y al calor —sauna— fomenta la resiliencia mitocondrial, incrementa la producción de energía y mejora la claridad mental.
5. **Alimenta tus mitocondrias con comida real.** Prioriza grasas saludables, verduras de hoja verde, antioxidantes y especias naturales. Los alimentos reales son el combustible ideal para tus mitocondrias.
6. **Ayuna con sabiduría.** El ayuno intermitente activa la autofagia —reciclaje celular— y estimula la producción de cuerpos cetónicos, como el betahidroxibutirato (BHB), un combustible eficiente para las mitocondrias cerebrales.
7. **Incluye momentos de cetosis.** Períodos breves de cetosis —como ayuno o ejercicio en ayunas— favorecen la producción de betahidroxibutirato (BHB).
8. **Cuida de tu microbiota.** Un intestino saludable genera butirato, un nutriente clave para las mitocondrias, y mantiene el equilibrio del eje intestino-cerebro, mejorando la claridad mental.
9. **Duerme bien y respeta tus ritmos.** El sueño profundo es el momento en el que las mitocondrias se regeneran. La melatonina, producida en la oscuridad, es su gran aliada.
10. **Conecta con los demás.** El estrés crónico apaga tu energía,

pero el vínculo humano, la risa y la presencia activan tu bioenergía y mejoran la eficiencia mitocondrial.

Cada uno de estos hábitos se centra en potenciar la función de las mitocondrias, asegurando que puedan producir energía de manera eficiente. Si bien ya los hemos explorado a fondo a lo largo del libro, este resumen te ayudará a recordar cómo puedes impulsar tu energía mitocondrial cada día. En este sentido, hay un par de factores que merecen una mención especial: el frío y el calor.

33.3. La mitohormesis

La mitohormesis consiste en someter el cuerpo a pequeños estresores controlados para potenciar su resistencia y eficiencia. Estos desafíos, en lugar de dañarnos, fortalecen nuestras mitocondrias, aumentan su capacidad de generar energía y mejoran nuestra resiliencia celular al activar vías antioxidantes y antiinflamatorias. Los térmicos, como la exposición al frío y al calor, son algunos de los más efectivos para impulsar la resiliencia mitocondrial, pero no son los únicos. Otros factores como el ayuno intermitente, los fitoquímicos como la curcumina —presente en la cúrcuma— o el sulforafano —en las crucíferas como el brócoli—, y la hipoxia intermitente también tienen un papel crucial en este proceso, optimizando la energía celular y mejorando la salud cerebral.

A continuación, vamos a profundizar en cómo la exposición al frío y al calor estimula la función mitocondrial, promueve nuestra resiliencia celular y optimiza la eficiencia energética de nuestras células.

Frío: un desafío revitalizante para las mitocondrias

Las mitocondrias tienen la capacidad de generar calor, por lo que exponerlas al frío, incluso brevemente, como terminar la ducha con agua fría, las activa. Esta práctica estimula la producción de energía, fomenta la claridad mental y reduce la inflamación. Al someter al cuerpo a este estímulo controlado, aumenta la producción de dopamina, lo cual afecta positivamente al estado de ánimo y a la motivación. Además, se mejora el flujo sanguíneo cerebral, lo que optimiza el transporte de oxígeno y nutrientes al cerebro, potenciando su rendimiento cognitivo. Estos efectos nootrópicos hacen del frío una herramienta poderosa para propiciar una buena función mitocondrial y eficiencia cerebral.

En este sentido, te recomiendo terminar tu ducha diaria con 30-60 segundos de agua fría. Comienza con una temperatura tibia y ve reduciéndola gradualmente al final. Este simple hábito activa las mitocondrias, incrementa tu energía mental y te prepara para afrontar el día con más claridad y enfoque.

En la época en la que escribo este libro, la corriente neoestoica que domina parte del discurso de la salud ha ensalzado las virtudes de la exposición deliberada al frío. Sin embargo, igual o más potente que el frío es el calor, que, cuando se aplica con sabiduría, tiene un efecto revitalizante profundo. La sauna se presenta como una herramienta nootrópica y mitocondrial que merece ser destacada. Al fin y al cabo, un poco de epicureísmo siempre es bienvenido por el cuerpo.

El calor: un reto termogénico para activar tus mitocondrias

El calor es otro de los estresores positivos que activan la mitohormesis, desafiando nuestras células y fortaleciendo sus capacidades. La **sauna**, en particular, es uno de los métodos más efectivos para exponer el cuerpo a altas temperaturas de manera controlada, desencadenando múltiples beneficios tanto para la salud mitocondrial como para la cerebral.

Beneficios de la sauna

Cuando el cuerpo se expone al calor, se activa una respuesta termogénica que moviliza recursos internos para enfrentar el desafío. La sauna es especialmente eficaz en este sentido, ya que incrementa la temperatura corporal, estimulando las mitocondrias y activando **proteínas de choque térmico** (HSP). Éstas son esenciales para proteger las células, reparar proteínas dañadas y promover la neuroplasticidad. De hecho, hay estudios que sugieren que las HSP no sólo protegen las mitocondrias del daño, sino que también aumentan la eficiencia energética celular.

Asimismo, uno de los efectos más destacados de la sauna es su capacidad para aumentar el **BDNF**, una proteína fundamental para el aprendizaje y la memoria. El BDNF estimula la neuroplasticidad, favorece la conexión neuronal y mejora la capacidad cognitiva. Este incremento de BDNF es especialmente beneficioso para prevenir el deterioro cognitivo y subir el estado de ánimo.

Efectos cardiovasculares y cerebrovascular

La sauna también impacta en la salud cardiovascular, impulsando la circulación sanguínea y la oxigenación de los tejidos. Este aumento del flujo sanguíneo mejora la función cardiovascular y favorece la perfusión cerebral, llevando oxígeno y nutrientes a las neuronas y potenciando la función cognitiva. La exposición al calor genera un efecto similar al ejercicio aeróbico, subiendo la frecuencia cardíaca y promoviendo la liberación de endorfinas, que elevan el estado de ánimo y reducen el estrés.

Impacto en la longevidad y neuroprotección

La sauna no sólo es beneficiosa para el rendimiento cognitivo inmediato, sino que también ejerce un papel clave en la longevidad. Estudios han demostrado que las personas que usan la sauna regularmente —de dos a tres veces por semana— tienen un riesgo significativamente menor de sufrir enfermedades neurodegenerativas, como el alzhéimer, y experimentan mejores índices de salud mental a lo largo del tiempo.

Dosificación: la clave está en la frecuencia

Para obtener estos beneficios, la frecuencia de uso de la sauna es fundamental. Dos o tres sesiones semanales de quince a veinte minutos son suficientes para activar la mitohormesis y obtener efectos neuroprotectores y mitocondriales. No se trata de sobrecalentar el cuerpo, sino de exponerlo de manera controlada y frecuente al calor para mejorar la eficiencia mitocondrial y la función cerebral.

El estado Totonou: la alquimia del frío y el calor

Al combinar la exposición al frío y al calor en ciclos controlados, ocurre algo maravilloso: un estado mental conocido en Japón como *Totonou*. Para ello, hay que alternar sesiones de sauna caliente (85-90 °C) con inmersiones en agua fría (16 °C), seguidas de períodos de descanso. Investigaciones recientes han demostrado que este ritual mejora la actividad cerebral, aumentando las ondas cerebrales theta y alpha, asociadas con la relajación y la claridad mental. Además, se observa una mayor eficiencia cognitiva y un incremento en la capacidad de atención. Por lo tanto, este estado revitaliza el cuerpo, optimiza la función cerebral y ofrece una sensación de bienestar profundo y restauración.

Hipoxia intermitente

Antes de terminar con la mitohormesis, me gustaría detenerme brevemente en la hipoxia intermitente. Consiste en la exposición controlada a períodos de baja disponibilidad de oxígeno, seguidos de fases de recuperación en condiciones normales de oxígeno. Esta estrategia desafía las células, activando adaptaciones que mejoran la eficiencia mitocondrial, la resiliencia celular y la función cognitiva.

Aunque la hipoxia intermitente pueda parecer un concepto moderno, tiene raíces ancestrales: Hipócrates ya recomendaba a sus pacientes con problemas respiratorios mudarse a zonas de mayor altitud. Hoy, la ciencia respalda lo que antes sólo era intuición:

la exposición controlada a niveles bajos de oxígeno optimiza el uso del oxígeno en el cerebro e impulsa procesos moleculares a nivel mitocondrial, favoreciendo un funcionamiento cognitivo más eficiente y resiliente.

Entre los beneficios cerebrales documentados se incluyen:

- Mejora de la función cognitiva, al potenciar la producción de BDNF, que fomenta la neuroplasticidad y la memoria.
- Reducción de la neuroinflamación, creando un ambiente celular más saludable.
- Aumento de la flexibilidad metabólica, lo que permite al cerebro utilizar las distintas fuentes de energía de manera eficiente.
- Mejora del flujo sanguíneo cerebral y de la oxigenación cerebral.

Por otro lado, respecto a las técnicas para practicar la hipoxia intermitente, una de las formas más accesibles sin necesidad de equipos es a través de la respiración. Los métodos que combinan hiperventilación con apnea controlada han demostrado ser efectivos para inducir sus beneficios.

En este sentido, el protocolo básico de respiración para hipoxia intermitente sería:

1. **Respiraciones hondas**: inspira profundamente —es preferible por la boca—, ya que el objetivo es mover el máximo de aire posible. Espira de forma pasiva, dejando que el aire salga sin esfuerzo. Realiza entre 30 y 40 respiraciones de este tipo. Asegúrate de no forzar la espiración, puesto que debe ser natural.
2. **Apnea tras la última espiración**: después de la última espiración, retén la respiración dejando los pulmones vacíos. Mantén esta apnea hasta que sientas la necesidad de volver a inhalar, lo cual activará una respuesta fisiológica de adaptación.
3. **Inspiración profunda y recuperación**: cuando sientas la necesidad de respirar, realiza una inspiración profunda, llenando completamente los pulmones de aire. Luego, lleva a cabo una breve apnea postinspiración —de diez segundos— antes de continuar.

4. **Repetir ciclos**: completa tres o cuatro ciclos de respiración. Cada ciclo consiste en la serie de respiración profunda, apnea, inspiración y breve apnea postinspiración.

Estos protocolos activan el sistema simpático durante la hipoxia, seguido por un rebote parasimpático, lo que favorece la recuperación. Así, técnicas como el método Wim Hof y la respiración Tummo son muy populares para este propósito. Según estudios, como los de la doctora Angela Navarrete-Opazo, sólo de una a tres sesiones diarias de entre tres y cuatro ciclos durante un mínimo de cinco días a la semana pueden generar beneficios medibles a corto plazo.[50]

En cuanto a sus aplicaciones y precauciones, la hipoxia intermitente no sólo es útil para mejorar el rendimiento deportivo, sino también para la recuperación postlesión, el tratamiento de la fatiga crónica, y la rehabilitación metabólica y cardiovascular. Sin embargo, debe practicarse con precaución, y no es recomendable para personas con hipertensión no controlada, problemas cardíacos, embarazo o epilepsia.

Además, cabe considerar las siguientes precauciones:

- No es una técnica de preparación a la apnea y nunca debes realizarla bajo el agua.
- No debes practicarla mientras conduces.
- Comienza con sesiones suaves: al principio, es recomendable hacer la hipoxia intermitente mientras estás sentado o tumbado. Esto también ayuda a familiarizarte con las sensaciones y reducir posibles efectos adversos como mareos o incomodidad.

33.4. Terapia de luz roja e infrarroja

¿Qué pasaría si pudiéramos replicar las ondas terapéuticas de la luz roja e infrarroja del sol en un dispositivo que podemos usar en casa? Esto es exactamente lo que hace la **fotobiomodulación** (PBM).

50. Navarrete-Opazo, A.; y Mitchell, G. S., «Therapeutic potential of intermittent hypoxia: a matter of dose», *The American Journal of Physiology-Regulatory, Integrative and Comparative Physiology*, 307, 10 (2014).

Esta terapia, también conocida como terapia con láser de bajo nivel o terapia de luz de onda larga, utiliza longitudes de onda de luz roja —650-680 nm— e infrarroja cercana (NIR) —710-850 nm— para estimular nuestras mitocondrias y activar procesos curativos dentro del cuerpo.

La luz roja y NIR penetran en los tejidos profundos, potenciando la cadena respiratoria mitocondrial, especialmente el complejo IV (citocromo C oxidasa), que es esencial para la producción de ATP. Este mecanismo aumenta la producción de energía celular, reduce el estrés oxidativo y acelera los sistemas antioxidantes y antiinflamatorios internos. La fotobiomodulación no sólo impulsa las mitocondrias, sino que también mejora la circulación sanguínea y eleva el oxígeno disponible para los tejidos.

Por otro lado, la terapia de luz roja e infrarroja es efectiva cuando se aplica de manera consistente, pero para obtener resultados óptimos es importante conocer la potencia y el tiempo de exposición adecuados. La mayoría de los dispositivos de PBM tienen una potencia que oscila entre 5 y 10 mW/cm^2, lo cual es suficiente para estimular la mitocondria sin causar efectos negativos.

- **Tiempo de exposición**: se recomienda de cinco a veinte minutos por sesión, dependiendo de la zona tratada. Si es para áreas más grandes como el torso, quince minutos son ideales. Para áreas pequeñas, como el rostro o el cuello, de cinco a diez minutos pueden ser suficientes.
- **Frecuencia**: para efectos duraderos, lo ideal es usar la terapia entre tres y cinco veces por semana de cuatro a seis semanas. Los resultados se empiezan a notar después de las dos o tres semanas de uso regular.
- **Modo de empleo**: se recomienda realizar las sesiones con el dispositivo a unos 5-10 cm de distancia de la piel. Se debe mantener el aparato fijo o moverlo lentamente sobre el área de tratamiento durante la duración de la sesión.

En cuanto a sus beneficios, los estudios han demostrado que esta terapia no sólo mejora la energía celular, sino que también estimula la neuroplasticidad, fomenta la circulación sanguínea, acelera la recuperación muscular y puede tener efectos neuroprotectores significativos. Además, la fotobiomodulación ayuda a reducir la inflamación, aliviar el dolor y mejorar el estado de ánimo, gracias a la activación de las mitocondrias y el aumento del BDNF —factor neurotrófico derivado del cerebro—, esencial para la memoria y el aprendizaje.

En conclusión, la fotobiomodulación es una herramienta poderosa para potenciar la salud mitocondrial y la función cerebral. Recuerda que ninguna tecnología puede subsanar la deficiencia de la naturaleza. La luz del amanecer y del atardecer, y la sombra bajo los árboles, son innegociables.

33.5. Suplementos para impulsar el metabolismo mitocondrial

Los suplementos pueden ser aliados poderosos para optimizar la salud de nuestras mitocondrias cerebrales. Ya hemos hablado de algunos, como la vitamina D, el magnesio, el omega-3, el aceite de coco, el té verde, la NAC y las vitaminas del grupo B, que mejoran la función mitocondrial en general. Sin embargo, existen otros suplementos clave que merecen atención especial como la coenzima Q-10 (CoQ10), la PQQ, el ácido alfa lipoico, la L-Acetil Carnitina y la creatina. En esta sección, profundizaremos un poco más en estos dos últimos, que han demostrado tener efectos nootrópicos y mitocondriales significativos.

L-Acetil Carnitina: el *taxi* mitocondrial

La L-Acetil Carnitina (ALCAR) es una de mis moléculas favoritas. Se trata de una forma biodisponible de la carnitina que cruza fácilmente la barrera hematoencefálica, actuando como un *taxi* intracelular que transporta ácidos grasos de cadena larga a la matriz mitocondrial, donde se convierten en energía. La ALCAR no sólo protege las mitocondrias del estrés oxidativo, sino que también estimula la formación de nuevas mitocondrias, lo que la convierte en un suplemento antienvejecimiento y neuroprotector, además de uno de los nootrópicos más poderosos.

Los beneficios cognitivos de la ALCAR, respaldados por la ciencia, incluyen:

- Mejora la atención, la memoria y la motivación, especialmente en personas mayores o con fatiga crónica.
- Tiene efectos antioxidantes y neuroprotectores, protegiendo las neuronas frente al estrés oxidativo.
- Estimula la producción de acetilcolina, un neurotransmisor clave para el aprendizaje y la concentración.
- Modula los niveles de dopamina, potenciando el enfoque y el estado de ánimo.

Antes de usarla, se debe tener en cuenta:

- **Tiempo de latencia**: aunque los primeros efectos de la ALCAR pueden empezar a sentirse después de dos a tres semanas de uso regular, los efectos más duraderos y notables en términos de cognición y energía mental pueden tardar entre uno y tres meses.
- **Consejo de uso**: para obtener los máximos beneficios de la ALCAR, se recomienda tomar la dosis en ayunas o por la mañana, ya que así se asegura que ésta pueda atravesar la barrera hematoencefálica de manera óptima antes de que otros alimentos compitan con ella por la absorción.
- **Dosis estándar**: suele estar entre los 500 mg y los 2.000 mg diarios, dependiendo de la necesidad individual y la respuesta del cuerpo. Puedes comenzar con 500-1.000 mg y aumentar gradualmente si es necesario, aunque no se recomienda exceder los 2.000 mg diarios.
- **Sinergia**: para mejorar la efectividad de la ALCAR, puedes combinarla con citicolina —la precursora de la acetilcolina— o con huperzina A, ya que estos nutrientes complementan la acción de la ALCAR sobre la cognición y la memoria.

Creatina: más allá del gimnasio

La creatina es conocida en el mundo deportivo por mejorar la fuerza y la masa muscular, pero su impacto en el cerebro es igualmente notable. Actúa como una reserva inmediata de energía en forma de fosfocreatina, regenerando ATP —la moneda energética de las células—, especialmente en tejidos de alta demanda como el cerebro. Asimismo, no sólo mejora la función mitocondrial neuronal, sino que también tiene efectos neuroprotectores, antioxidantes, antiinflamatorios y moduladores de la plasticidad neuronal. Por esto, la creatina es útil para quienes buscan mejorar el rendimiento físico, así como un nootrópico de base para asegurar una longevidad saludable.

Por otro lado, hay estudios que han mostrado que la creatina y el magnesio trabajan en sinergia para optimizar el rendimiento mitocondrial y la producción de energía en las células cerebrales. De hecho, el magnesio es un mineral clave a nivel mitocondrial y está involucrado en más de 300 procesos bioquímicos. Un dato interesante es que el magnesio desempeña un papel crucial en la síntesis de ATP y actúa como regulador en el proceso de creación de energía celular. Por lo tanto, tomar creatina junto con magnesio no sólo potencia la producción de ATP en el cerebro, sino que también asegura que las mitocondrias puedan usar la energía de manera más eficiente y reducir el estrés oxidativo.

A medida que envejecemos, la síntesis de creatina en el cuerpo disminuye, lo que puede llevar a una reducción de la función cognitiva y una mayor vulnerabilidad al estrés oxidativo y a las enfermedades neurodegenerativas. La creatina, suplementada a partir de los 40 años, puede funcionar como un nootrópico de base para garantizar una longevidad cognitiva y prevenir el declive cognitivo asociado al envejecimiento.

Así pues, entre los beneficios cognitivos de la creatina, encontramos:

- Mejora la claridad mental y la memoria a corto y largo plazo, especialmente en situaciones de estrés, privación de sueño o fatiga mental.
- Tiene efectos antidepresivos leves y mejora el estado de ánimo en personas con niveles bajos de energía o disfunción mitocondrial.
- Es útil en personas veganas o vegetarianas, en las que los niveles basales de creatina son más bajos.

La forma más común y eficaz de creatina es el monohidrato de creatina, con una dosis de entre 3 y 5 gramos diarios. Los beneficios comenzarán a notarse después de las dos o tres semanas, y aunque se recomienda su uso de manera continuada, también es posible realizar un descanso de un mes cada tres meses, si así se desea.

Algunos estudios recientes han explorado dosis más altas de creatina —alrededor de 10 g/día— y han observado mejoras adicionales en memoria de trabajo, atención y síntomas en contextos de fatiga, privación de sueño o deterioro cognitivo. Aunque prometedoras, estas evidencias aún son preliminares y deben tomarse con cautela: las dosis elevadas pueden provocar molestias digestivas y no se han evaluado en períodos largos. Por ello, mientras que la dosis estándar de 3-5 g/día sigue siendo la referencia, el rango de 10 g se perfila como una posible estrategia en investigación para potenciar los efectos cerebrales.

33.6. ¿Lenguas azules para unas mitocondrias felices?

En los últimos tiempos, las redes sociales se han llenado de *selfies* exagerados y de bocas abiertas con lenguas azul cobalto, como si salieran de una convención de pitufos *biohackers*. No, no se trata de una nueva tribu urbana ni de un reto viral inspirado en caramelos psicodélicos. Es el nuevo elixir de moda entre algunos gurús del rendimiento cognitivo: el azul de metileno. ¿Un colorante de laboratorio para mejorar el cerebro? Pues sí, has leído bien. Lo que antes se utilizaba para teñir bacterias bajo el microscopio o tratar infecciones urinarias, ahora se toma en gotas o cápsulas como una especie de poción mágica para la mente. Y aunque muchos lo consumen más por postureo que por ciencia, el azul de metileno encierra un potencial terapéutico que ha capturado la atención de neurocientíficos serios, y no tan serios también.

Así, el azul de metileno actúa como un electricista mitocondrial, saltando entre los circuitos dañados, restableciendo el flujo de electrones y devolviendo la chispa a nuestras centrales eléctricas en miniatura. Descubierto en 1876, fue inicialmente utilizado para teñir tejidos en el microscopio y tratar infecciones. Sin embargo, el tiempo le ha dado una segunda vida, esta vez como posible elixir para la longevidad celular y la lucidez mental. Desde un punto de vista bioquímico, se trata de un portador de electrones, ya que facilita el transporte energético dentro de las mitocondrias, mejorando la producción de ATP y reduciendo el estrés oxidativo, ese desgaste invisible que contribuye al envejecimiento y la degeneración neuronal.

Investigaciones lideradas por Francisco González-Lima y otros científicos han mostrado que, en dosis bajas, el azul de metileno tiene un efecto nootrópico: mejora la memoria, protege las neuronas y potencia regiones cerebrales vinculadas al aprendizaje y la atención. Pero, como todo compuesto con poder, también exige respeto. El azul de metileno inhibe la enzima monoaminooxidasa (MAO), lo que puede elevar el riesgo de síndrome serotoninérgico si se combina con ciertos fármacos. También está contraindicado en personas con deficiencia de G6PD, ya que puede inducir hemólisis.

En definitiva, es como una chispa azulada en el tablero del cerebro: discreta, antigua, pero capaz, en el contexto adecuado, de encender de nuevo la energía vital donde más se necesita.

En cuanto a su dosis funcional, en un uso nootrópico, es por vía oral. La dosis baja —segura y terapéutica— es de 0,5 a 4 mg/kg/día. En humanos, la microdosis es de 0,5 a 2 mg/kg con un efecto neurocognitivo. Por lo tanto, una persona que pesa 70 kg tomaría entre 35 y 140 mg/día, siempre bajo supervisión médica.

Respecto a sus beneficios potenciales:

- Mejora la eficiencia mitocondrial: estimula el complejo IV.
- Aumenta la producción de ATP.
- Reduce el estrés oxidativo.
- Potencia la memoria y la atención, según estudios preclínicos y en humanos.
- Tiene un efecto neuroprotector: prevención del deterioro cognitivo.

Aunque sus beneficios son prometedores, el azul de metileno no es inocuo y conlleva algunos riesgos:

- **Inhibición de la monoaminooxidasa (IMAO)**: aumenta los niveles de serotonina, lo que puede causar el síndrome serotoninérgico, especialmente si se combina con antidepresivos.
- **Efectos cardiovasculares**: puede elevar la presión arterial, lo que representa un riesgo para personas con hipertensión o predisposición genética.
- **Deficiencia de G6PD**: en individuos con deficiencia de la enzima glucosa-6-fosfato deshidrogenasa, puede causar hemólisis.
- **Efectos secundarios comunes**: náuseas, dolor de cabeza, confusión leve, mareos, decoloración azulada de la orina y la piel.
- En dosis altas, puede provocar **excitotoxicidad**, insomnio y ansiedad.

En sus contraindicaciones se incluyen:

- Deficiencia de G6PD.
- Uso simultáneo con antidepresivos serotoninérgicos.
- Embarazo y lactancia (seguridad no establecida).
- Enfermedad renal o hepática grave sin control médico.

Habitualmente, la forma de administración es en cápsulas o solución líquida —grado farmacéutico, libre de metales pesados— o por vía oral o sublingual, aunque hay que evitar productos industriales sin pureza certificada.

Por último, cabe advertir que el azul de metileno no debe usarse como suplemento sin indicación clínica o sin supervisión profesional, ya que su margen terapéutico es estrecho y puede interactuar con varios sistemas.

33.7. Mitocondrias: las guardianas del *qi*

Si crees que ya lo sabes todo sobre las mitocondrias, tengo que decirte que apenas estamos comenzando a descubrir su misterio. En un experimento,[51] células humanas fueron expuestas a cuarenta y

51. Feng, Q., *et al.*, «Effects of different music on HEK293T cell growth and mitochondrial functions», *Explore (NY)*, 18, 6 (2022), pp. 670-675.

cinco minutos de música china de los cinco elementos, y se descubrieron efectos sorprendentes: un aumento del 17 por ciento en ATP y del 21 por ciento en glutatión, y una reducción del 13 por ciento en ROS —especies reactivas de oxígeno—. Estos resultados nos invitan a ver las mitocondrias como lo que realmente son: generadoras de la energía vital que fluye en nuestro cuerpo, las guardianas del *qi*.

En la tradición china, los cinco elementos están profundamente conectados con el flujo del *qi*, la energía vital que da vida a todas las funciones del cuerpo. Si la música de los cinco elementos puede impactar positivamente en la función mitocondrial, ¿podría ser que estas pequeñas fábricas de energía sean, de alguna forma, las sedes del *qi*? La respuesta no está clara aún, pero una cosa es segura: las mitocondrias son las creadoras de la fuerza vital que nos mantiene en movimiento, pensantes y vivos. Y, como veremos más adelante, quizás de la conciencia misma.

En definitiva, en esta parte del libro he intentado resumir conceptos fundamentales, pero amplios, como el flujo sanguíneo cerebral, el metabolismo neuronal y el funcionamiento de las mitocondrias cerebrales. Entiendo que, a estas alturas, es posible que te hayas quedado con ganas de profundizar aún más en estos temas. No te preocupes, porque para eso tienes a tu disposición mi libro *Activa tus mitocondrias*, donde hablo de todo esto con mayor detalle, brindándote herramientas más específicas para optimizar tu neuroenergía y tu salud cerebral.

Sexta parte

CULTIVA EL PENSAMIENTO MÁGICO

34

Una constelación interior

En febrero de 2024 tenía que dar una conferencia en un congreso de medicina integrativa. Tres meses antes, mi libro *Activa tus mitocondrias* había visto la luz, así que la organización me pidió que hablara, claro, de mitocondrias. Lo que no me imaginaba es que, en mitad de aquella charla, acabaría disertando no sólo sobre bioenergía, sino sobre las propiedades cuánticas del ADN: cómo sus bases nitrogenadas pueden orbitar en dos posiciones al mismo tiempo, y cómo eso es posible, en parte, gracias a que nuestro material genético flota en un agua extraordinaria —y estructurada— producida por mis amadas mitocondrias.

Me escuché a mí mismo improvisar una hipótesis que ni yo había planeado: quizá los humanos vertemos nuestros pensamientos al universo, y éstos operan como partículas cuánticas de conciencia, formando una nube de conocimiento que entreteje tanto la realidad que conocemos como otra, más sutil, que moldea el propio cosmos. Quizá —me atreví a postular— nuestro ADN interactúe a nivel cuántico con esas partículas, en un diálogo invisible con algo que llamé *supraconciencia*. En mi ignorancia, pensé que me había inventado el término, pero lo increíble fue descubrir que, en ese mismo congreso, compartía cartel con el doctor Manel Sans Segarra, quien habló precisamente de la vida después de la vida... y de la existencia de la supraconciencia.

Cuando lo escuché —esa voz grave, esa autoridad cálida, ese

porte sereno—, mi cabeza cortocircuitó. No entendía el sentido de tanta sincronía, aunque entonces todavía lo llamaba coincidencia. Algo me iluminó desde dentro. Al finalizar el congreso, me encontré participando en una sesión de respiración holotrópica con Juan D'Angelo, a quien no conocía en persona y que pronto se volvería un amigo querido.

Me tumbé en la esterilla, con los ojos cerrados. El aire entraba y salía con un ritmo intenso, casi febril. La música retumbaba en mis oídos, como si cada nota resonara en la cavidad de mi pecho. Sentía el calor subir por mis manos, el zumbido en los oídos, el latido acelerado golpeando las sienes. El suelo bajo mi espalda parecía moverse como un río, y en algún momento ya no supe si respiraba yo... o si era la respiración la que me respiraba a mí. El viaje que siguió fue como un desprendimiento de mi cuerpo: me vi flotando, ligero, atravesado por luces y geometrías fractales. El despertar que supuso aquel congreso, sumado al viaje astral de la respiración holotrópica, me transformó por dentro. Ya no podía ver la realidad con los mismos ojos.

Por entonces escribía *Estimula tu nervio vago*. Leía sobre la neurociencia del tambor chamánico —ese caballo con el que los chamanes viajan a estados expandidos de conciencia— y, en mi búsqueda de información —y quizá de respuestas—, comencé a visitar a una gran chamana. Ella me compartió historias valiosísimas y, con el sonido de su tambor, me llevó a lugares maravillosos, aunque a veces también intensamente catárticos. Esa investigación me condujo a la figura de Bárbara Guerrero, Pachita, y sobre todo a la del neuropsicólogo que la estudió: Jacobo Grinberg. El mismo del que mi amigo Manu me había hablado meses atrás, el mismo sobre el que acababa de ver un documental. Al leerlo, comprendí que aquello que yo había improvisado en el congreso era, en esencia, el corazón de su teoría sintérgica.

34.1. La teoría sintérgica de Jacobo Grinberg

Jacobo Grinberg fue un neuropsicólogo mexicano que dedicó su vida a explorar los límites de la conciencia. El corazón de su legado fue la **teoría sintérgica**, en la que planteaba la existencia de una matriz de información (*lattice*) que contiene todos los patrones posibles: una especie de campo unificado de conciencia. Según Grinberg, el cerebro no crea la realidad desde cero, sino que decodifica esa matriz, proyectando sobre ella nuestra experiencia. Y la calidad de esa percepción depende del grado de coherencia de nuestras redes neuronales: cuanto más orden e integración tiene el sistema nervioso, más precisa y rica es la captación de la matriz.

Para sostener esta hipótesis, Grinberg se atrevió con experimentos que desafiaban lo convencional. Estudió la visión extraocular —la capacidad de percibir sin usar los ojos— y diseñó ensayos de telepatía experimental en los que dos personas, aisladas físicamente dentro de cámaras de Faraday, mostraban correlaciones significativas en su actividad cerebral cuando una recibía estímulos visuales o auditivos. Para él, estos fenómenos eran indicios de que la mente puede interactuar directamente con esa matriz de información, más allá de los sentidos ordinarios, como si existiera un *lattice* de conciencia compartida. Y el hecho de que se dieran incluso dentro de cámaras de Faraday —espacios que bloquean toda señal electromagnética— reforzaba la idea de que esa matriz trasciende cualquier canal físico conocido: no viaja por ondas ni depende de cables invisibles, sino que parece estar presente en todo, como un tejido que sostiene la realidad misma.

En diciembre de 1994, cuando su trabajo empezaba a ganar reconocimiento internacional, Grinberg desapareció en circunstancias nunca aclaradas. Su ausencia dejó un vacío, pero también un legado incómodo para muchos: la intuición de que, si afinamos nuestro sistema nervioso y nuestra mente, podemos acceder a niveles de información que la ciencia convencional apenas comienza a vislumbrar.

34.2. El maestro se me reveló

El 2024 fue un año lleno de enseñanzas en todos los planos. Curiosamente, un año después de mi despertar espiritual —por llamarlo de alguna forma—, durante otra sesión meditativa profunda tuve una visión nítida. Se me apareció Jacobo Grinberg, como un maestro vivo, que me habló con calma: «La conciencia es luz —dijo—.

Luz que nace dentro de ti. Luz que generan tus mitocondrias». En ese instante me vi desde fuera, como si hubiera abandonado mi cuerpo. Me observé tumbado, con los ojos cerrados, respirando... y con una constelación de mitocondrias brillando dentro de mí, pulsando al unísono como si fueran estrellas organizadas por una inteligencia más grande que mi propio cuerpo.

Cuando la visión terminó, no pude quitármela de la cabeza. Me lancé a investigar y entonces descubrí algo que me dejó sin aliento: los UPE, las emisiones ultradébiles de fotones que nuestras células liberan, como si confirmaran que, de algún modo, siempre hemos sido seres de luz. Ese día comprendí que respirar es también recordar que somos luz. Desde entonces me propuse revisitar conceptos que ya conocía —como la melatonina y las mitocondrias— desde un prisma abierto al pensamiento mágico, pero siempre con una base científica sólida. Y esto es justo lo que haremos en los próximos capítulos.

35

Luz, mitocondrias y conciencia

Durante siglos, la metáfora de la luz ha acompañado a nuestras visiones más profundas sobre el alma, la mente y el despertar. Pero hoy la ciencia empieza a confirmar algo asombroso: el cerebro humano literalmente emite luz. No es poesía ni mística, sino física. Cada neurona, como cualquier célula viva, libera diminutos destellos llamados **emisiones fotónicas ultradébiles** (UPE) o **biofotones**. Es una bioluminiscencia tan sutil que no puede verse a simple vista, pero puede medirse con sensores de altísima sensibilidad. Y lo que revela es fascinante: una forma de comunicación biológica basada en la luz que podría revolucionar nuestra manera de leer el estado mental y fisiológico del ser humano.

Un estudio reciente, publicado en *iScience*, demuestra que estas emisiones de luz varían según la actividad cerebral —ojos abiertos o cerrados, reposo, música, atención, distracción...—, incluso tienen patrones rítmicos, y en ciertas condiciones se sincronizan con las ondas cerebrales.[52] La medición de este fenómeno —mediante sensores ópticos (fotomultiplicadores) colocados sobre el cuero cabelludo— ha sido bautizada como **fotoencefalografía**: una nueva forma de leer la mente, no por su electricidad, sino por su brillo. Este método no invasivo, pasivo y completamente libre de etiquetas quí-

52. Casey, H., *et al.*, «Exploring ultraweak photon emissions as optical markers of brain activity», *iScience*, 28, 3 (2025), p. 112019.

micas permitiría observar el estado funcional del cerebro a través de su bioluminiscencia interna. A diferencia de tecnologías como la fMRI o la PET, que requieren campos magnéticos intensos o radiación, esta técnica sólo necesita oscuridad y sensibilidad.

Las implicaciones son enormes: podríamos detectar precozmente enfermedades neurodegenerativas, leer el impacto de intervenciones nootrópicas o incluso explorar el vínculo entre conciencia y luz. A nivel simbólico, también es fascinante: el cerebro humano no sólo genera ideas, también genera luz.

Para el Ayurveda, esa energía se llama *prana*; para la medicina tradicional china, *chi* o *qi*; y para los antiguos griegos, era *aión*, la fuerza que atraviesa el tiempo y alienta la existencia. Distintos nombres para un mismo misterio: la fuerza vital. Lo que los antiguos filósofos debatían en sus templos, hoy lo demuestran los biólogos moleculares en sus laboratorios. Como bien ya sabes, esta energía que nos mantiene vivos, lúcidos y presentes tiene una forma química concreta, el adenosín trifosfato (ATP), y es producida por esos seres increíbles que habitan dentro de cada una de nuestras células, las **mitocondrias**, creadoras de la fuerza... y de la luz. Allí, donde se genera el ATP, también se liberan fotones como consecuencia de la alquimia que convierte la comida en energía.

Como vemos, la función de las mitocondrias no es sólo suministrar energía a las células, también las iluminan. Y donde hay luz, hay posibilidad de conexión, entre células, entre sistemas... y también con lo que somos.

35.1. La luz cohesiona nuestro organismo

> La luz no sólo es portadora de energía, sino también de orden.
>
> Fritz-Albert Popp

El físico alemán Fritz-Albert Popp demostró que esa luz celular —los biofotones— no es un subproducto cualquiera. Es coherente y está estructurada. Las células la usan para comunicarse, regular el ADN y coordinar sus funciones. Y lo más impactante: su intensidad y armonía cambian según el estado del organismo. En un cuerpo sano, la luz es intensa y ordenada, mientras que en un cuerpo enfermo se vuelve caótica, o se apaga.

Robert Naviaux, uno de los grandes referentes en medicina mitocondrial, postuló algo profundamente revelador: nuestras mitocondrias detectan el peligro, ya sea una toxina, una infección, o —incluso— un trauma emocional. Como respuesta, no sólo bajan la producción de energía, sino también podrían modular esa emisión de luz. Cuando la célula entra en modo protección, apaga la luz, mientras que, cuando se siente segura y sana, brilla. Es una hipótesis poderosa que conecta la biología del trauma con la energía vital... y con el despertar de la conciencia.

35.2. Seres de luz

El neurocientífico Antonio Damasio sostiene que la conciencia no surge del pensamiento, sino del cuerpo, de la capacidad de sentirnos a nosotros mismos en el entorno, del yo que siente antes de que piense, del latido, la respiración, las vísceras, la interocepción. Y si las mitocondrias están presentes en prácticamente cada célula, si emiten luz que fluctúa según su estado energético y emocional, ¿no podríamos pensar que esa conciencia está tejida por una red biofotónica? Un campo de luz ordenada que habita en el cuerpo, una conciencia luminosa y corporalizada.

Durante la meditación profunda, por ejemplo, se ha visto que aumentan las ondas cerebrales alfa —las de la presencia y la calma—, y con ellas la coherencia de las emisiones fotónicas. Es decir: cuando estamos más presentes, brillamos con más orden. Si millones de mitocondrias emiten fotones de forma caótica, tenemos ruido; pero si se sincronizan, tenemos coherencia. Y donde hay coherencia... puede emerger la conciencia.

Quizás la conciencia no sea sólo una función del cerebro, sino el resultado de un cuerpo en armonía, que emite luz desde dentro. Quizás no es que el cuerpo tenga luz, sino que es luz organizada en forma de cuerpo.

Pero ¿y si el brillo del alma no fuera sólo una metáfora? Si entendemos el alma como la experiencia de unidad entre cuerpo, emoción y sentido, entonces esta red mitocondrial —luminosa, distribuida y sensible— podría ser una metáfora científica —o mística— de eso que llamamos alma. Una conciencia no centralizada, sino relacional y vibrante. Una chispa que no viene de fuera, sino que nace en cada célula viva. Una génesis que no ocurre con un rayo divino, sino con una danza cuántica de fotones, oxígeno y, como veremos más adelante, melatonina.

Desde esta perspectiva, pensar, meditar o expandir la conciencia no sólo transforma el cerebro, lo ilumina, literalmente. Esto explica por qué activar la función mitocondrial mejora no sólo la energía, sino también la claridad mental, la ansiedad y la capacidad de sanar emocionalmente.

36

La oscuridad conduce a la espiritualidad

> La gente hará cualquier cosa, por absurda que sea, con tal de evitar enfrentarse a su propia alma. Uno no se ilumina imaginando figuras de luz, sino haciendo consciente la oscuridad.
>
> Carl Jung

En 2016 emprendí uno de los viajes más reveladores de mi vida. Fue en Bali, la isla de los diez mil templos. Más allá de sus playas paradisíacas, del surf, de los nómadas digitales o de ese postureo infinito que se afana, foto tras foto, por acumular *likes* que alimenten su particular hoguera de las vanidades. Más allá de todo lo evidente, esta maravillosa isla esconde lo intangible: una espiritualidad sólo accesible a quien la busca y que te lleva a encontrar sitios tan mágicos como Pura Goa Gajah o el templo de Cueva del Elefante. Es un santuario horadado en la roca completamente a mano por sacerdotes budistas, allá por el siglo x, que sirvió como lugar de meditación y limpieza espiritual. El interior del Goa Gajah es un túnel en forma de T, la cueva tiene dos metros de altura y dos de ancho, y su pared interior —el brazo pequeño de la T— está llena de pequeños nichos que eran utilizados como lugar de meditación en la oscuridad más profunda. Meditar y ayunar en la oscuridad de la cueva representaba una etapa crucial de su viaje espiritual. De hecho, para el budismo tibetano, las cuevas son el punto más cercano a la energía vital de la Madre Tierra, un lugar sagrado. El Wutai representa una cámara alquímica donde transmutar la oscuridad del alma en luz celestial a través de un viaje interior trascendental.

Desde tiempos inmemoriales ha habido personas que han decidido retirarse a la oscuridad para encontrar su luz y conectarse con algo superior a nosotros mismos. En una caverna de Altamira, los primeros hombres, a base de pigmentos minerales molidos, carbones vegetales y sangre, dibujaron la Capilla Sixtina del Paleolítico. Fue allí, en la oscuridad, donde el ser humano primitivo encontró a Dios.

Todas las tradiciones espirituales han abrazado la oscuridad, ya sea a modo de pasadizos subterráneos, pirámides, catacumbas o cuevas, para buscar la iluminación. Grandes maestros de la humanidad fueron a encontrarse en cuevas oscuras, estando a solas con lo que eran, para volver a su esencia y ahondar en ella, y así una verdad se les reveló. Muchos chamanes de la Amazonia se aíslan en cuevas oscuras para desarrollar sus propiedades curativas en conexión con el cosmos. Según el Talmud judío: «Así es el camino de la creación: primero viene la oscuridad, luego la luz». Para el taoísmo: «Cuando entras en la oscuridad y ésta se vuelve total, la oscuridad pronto se convierte en luz». Por lo tanto, la oscuridad nos priva de la vista, pero nos permite mirar en nuestro interior.

Cada vez son más los que deciden probar los retiros en la oscuridad para encontrarse a sí mismos. Estas experiencias están atrayendo la atención de deportistas, buscadores espirituales y personas que anhelan una desconexión radical del mundo moderno. Conviene precisar que un retiro a oscuras no debe tomarse a la ligera. Al contrario, es un viaje transformador, desafiante, total y radical. Quienes lo han hecho hablan de experiencias al límite, pero también de revelaciones profundas, de silencios fértiles, de luz nacida del vacío. Algunas personas relatan incluso que, tras varios días, el cerebro empieza a generar visiones, fractales, símbolos y sensaciones luminosas que no provienen de la vista, sino de un despertar interior profundo. También los animales usan la oscuridad por instinto como vehículo de sanación, cuando son heridos se esconden en una cueva para permitir que el cuerpo se cure.

Pero ¿qué hay en la oscuridad, más allá de ese miedo atávico que existe hacia ella, que la convierte en sanadora? La respuesta la tenemos en la melatonina, la molécula de la conciencia que calma el cuerpo y la mente como preparación para las realidades más sutiles de la conciencia superior.

37

Melatonina: conciencia y espiritualidad

La melatonina, más allá de regular el sueño, parece tener un papel profundo en la dimensión simbólica, espiritual y de conciencia del ser humano. Su lugar de producción, sus efectos durante la noche y su posible vínculo con sustancias visionarias sugieren que actúa como una guía interior en los procesos de integración psíquica y trascendencia.

37.1. La glándula pineal: del tercer ojo al reloj biológico

La melatonina se produce principalmente en la glándula pineal, una estructura en el centro del cerebro que René Descartes llamó la sede del alma. Esta glándula se asocia desde la antigüedad con el tercer ojo, un símbolo de visión interior y despertar espiritual en muchas tradiciones, como la hindú, védica, egipcia o taoísta. Más allá de sus funciones circadianas, la pineal parece funcionar como una interfaz entre biología y espiritualidad.

La glándula pineal es fotosensible y alberga cristales de hidroxiapatita dispuestos en una estructura geométrica en forma de cono, que podría poseer propiedades piezoeléctricas. Su ubicación no es casual, ya que está estratégicamente conectada al sistema límbico, el núcleo emocional del cerebro, lo que sugiere que su función va más allá de regular el sueño. Podría actuar como una interfaz entre los ritmos del cuerpo y los estados expandidos de conciencia.

Figura 37.1. La estructura de la glándula pineal representada en símbolos sagrados

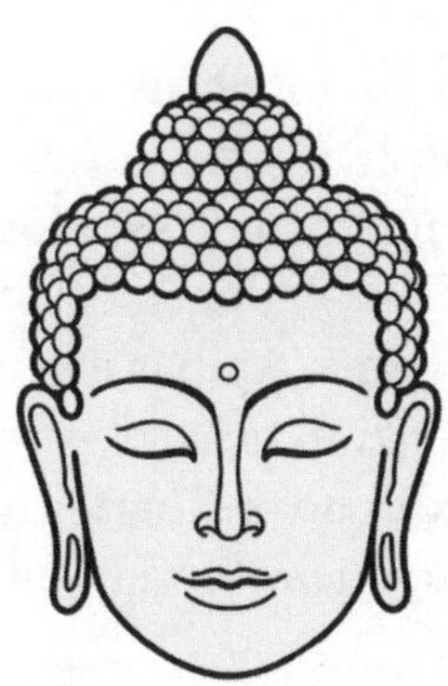

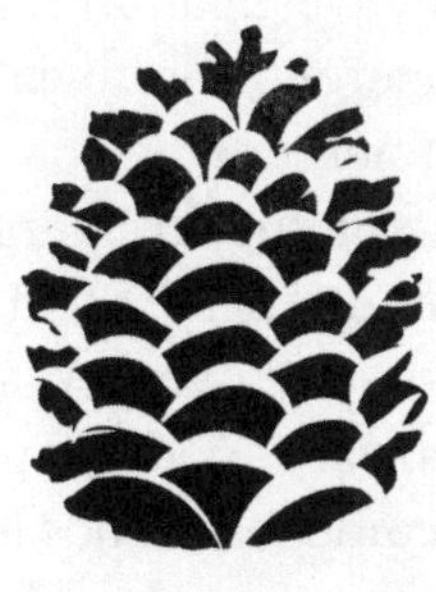

37.2. Oscuridad, introspección y expansión de conciencia

La melatonina se activa en la oscuridad, la cual está conectada con el estado inconsciente, o incluso con el vacío, para albergar el espacio para la creación que está por venir. Mientras dormimos, el yo narrativo se silencia, se apagan las regiones del cerebro asociadas a la lógica, y se activan otras más antiguas, simbólicas y arquetípicas. En este sentido, la melatonina es la puerta de entrada al sueño REM, de los sueños lúcidos, de las visiones que en muchas culturas se consideran puertas a otros planos de conciencia. En otras palabras, para soñar antes tienes que dormir.

La melatonina no sólo repara el cuerpo, también guía la mente hacia estados expandidos, más allá del tiempo, del ego y de la identidad lineal.

Elevados niveles de melatonina se han asociado con:

- Estados de meditación profunda.
- Experiencias místicas o de disolución del yo.

- Sensaciones de unidad, atemporalidad y comunión con lo invisible.

37.3. Melatonina y DMT: ¿una alianza psicodélica natural?

Algunos investigadores han planteado una hipótesis tan audaz como sugerente: la melatonina no es sólo la hormona del sueño, sino también una posible aliada en la modulación de estados visionarios, actuando en sinergia con otra molécula endógena profundamente enigmática: la DMT o dimetiltriptamina. Ambas derivan del triptófano, circulan por las mismas rutas enzimáticas y —según diversas teorías— podrían participar en estados no ordinarios de conciencia, como los sueños lúcidos, la meditación profunda o las experiencias cercanas a la muerte.

Esta hipótesis sugiere que la melatonina podría:

- Actuar como precursora o facilitadora de experiencias visionarias internas.
- Funcionar como guardiana del umbral, modulando la intensidad de la travesía interior para que sea integradora y no disociativa.
- Sincronizar los ritmos cerebrales con los ciclos de sueño REM, donde ocurren los sueños más vívidos, y tal vez más reveladores.

Aunque aún no se ha demostrado científicamente, este vínculo ha captado la atención de neurofilósofos, psicólogos transpersonales y exploradores del campo emergente de la neuroespiritualidad, ese territorio fronterizo entre lo sagrado y lo sináptico.

La serotonina nos mantiene aquí, la dopamina nos impulsa hacia fuera, pero la melatonina... nos lleva hacia adentro. Durante la noche, cuando no hay estímulo, ruido ni juicio externo, la melatonina nos conduce al encuentro con la sombra, el alma, el símbolo y el sueño. Es el pasaporte para cruzar al otro lado de la conciencia ordinaria, donde se encuentra con su prima hermana, también surgida del triptófano, pero más esquiva y misteriosa, conocida como la molécula de Dios: la DMT. Más adelante volveremos a ella.

38

La danza cuántica de la melatonina y los biofotones

> La luz no sólo nos rodea; también emana desde nuestro interior.
>
> ANTONIO VALENZUELA

La melatonina es una molécula ancestral, nacida en la oscuridad y destinada, quizá, a guiar la luz interior. No sólo regula el sueño, también tiene implicaciones profundas en la conciencia, la espiritualidad y la percepción. Como hemos visto anteriormente, las mitocondrias emanan biofotones, unas partículas de luz ultrafina que, según algunas teorías, podrían desempeñar un papel clave en la integración de los procesos conscientes. En este escenario, la melatonina —sintetizada también en las mitocondrias— actuaría como una directora de orquesta invisible, armonizando esos biofotones en el interior del cerebro.

Por su parte, los **microtúbulos**, componentes estructurales del citoesqueleto que abundan especialmente en las neuronas, se encargan de transportar neurotransmisores, mantener la forma celular y facilitar la plasticidad sináptica. No obstante, según algunas teorías emergentes, podrían ser mucho más. El anestesiólogo Stuart Hameroff y el físico Roger Penrose —premio Nobel— han propuesto una teoría audaz llamada ORCH-OR (*Orchestrated Objective Reduction*).[53] Se-

53. Hameroff, S., «Consciousness, cognition and the neuronal cytoskeleton: a new paradigm needed in neuroscience», *Frontiers in Molecular Neuroscience*, 15 (2022), p. 869935.

gún ésta, los microtúbulos no sólo sostienen la estructura neuronal, sino que también podrían ser el lugar donde la conciencia se origina. ¿Cómo? Los microtúbulos guiarían los biofotones, facilitando una forma de comunicación basada en las propiedades cuánticas de la luz dentro del cerebro.

En esta misma línea de pensamiento fronterizo, el físico Yong-Cong Chen ha sugerido que la mielina —gracias a su organización laminar, altamente ordenada y rica en lípidos, especialmente en DHA, que contribuye a su arquitectura biofísica— podría exhibir características ópticas y cuánticas capaces de modular la propagación de los biofotones a lo largo del axón.[54] De ser así, la mielina no sólo aceleraría la transmisión del impulso nervioso, sino que también podría participar en una forma de comunicación fotónica, aportando una dimensión energética y coherente a la actividad neuronal que hoy apenas comenzamos a vislumbrar.

A su vez, en lugar de surgir únicamente de conexiones sinápticas o impulsos eléctricos, como plantea la neurociencia clásica, la conciencia sería una forma de luz ordenada, un fenómeno emergente de la resonancia cuántica en estructuras celulares específicas.

Nuestro cerebro funcionaría como una especie de ordenador cuántico biológico, lo que explicaría como apenas consumiendo unos veinte vatios —menos que una bombilla— realiza cálculos, lenguaje, memoria, integración sensorial, creatividad simbólica y conciencia en tiempo real. Tal eficiencia no puede ser ni tan siquiera soñada por ninguna tecnología actual, lo que sugiere que podría estar utilizando principios cuánticos como superposición, entrelazamiento y coherencia.

38.1. La melatonina como regulador cuántico

Los microtúbulos —esas delicadas estructuras que sostienen el esqueleto interno de las neuronas— se forman a través de un proceso conocido como *polimerización*, en el que pequeñas subunidades llamadas tubulinas se ensamblan como piezas de un tejido dinámico. Este ensamblaje es esencial para que el sistema nervioso conserve

54. Liu, Z.; Chen Y. C.; y Ao, P., «Entangled biphoton generation in the myelin sheath», *Physical Review E*, 110, 2-1 (2024).

su arquitectura, se regenere y se comunique con precisión. Cuando la polimerización falla, los microtúbulos se desestabilizan y, con ellos, la coherencia del mensaje neuronal.

Estudios como los de Meléndez *et al.* y Reiter han demostrado que la melatonina protege y estabiliza estas estructuras, promoviendo su formación y manteniéndolas funcionales.[55, 56] Al mismo tiempo, actúa como un escudo antioxidante, defendiendo a los microtúbulos del estrés oxidativo que podría romper esa posible coherencia cuántica. En otras palabras, la melatonina es una arquitecta molecular de la estructura neuronal, que refuerza la red sobre la que —según algunas teorías— podrían vibrar los hilos de luz sobre los que, a su vez, se teje la conciencia.

Asimismo, lo más revelador es que la **glándula pineal** está especialmente compuesta por microtúbulos, y su densidad aumenta durante la fase oscura del ciclo. Esto sugiere algo hermoso y radical: la oscuridad es un catalizador estructural, una matriz silenciosa donde el cerebro se reorganiza desde dentro. Justo cuando cerramos los ojos, comienzan a activarse las arquitecturas invisibles del pensamiento. Los microtúbulos se alinean, se ordenan... y quizá preparan el terreno para esos estados de conciencia que no caben en el lenguaje ordinario.

38.2. El equilibrio entre la emisión y la absorción de luz

Sabemos que una emisión fotónica excesiva puede dañar las neuronas. Por esto, la melatonina, gracias a su estructura indólica, actúa también como absorbente natural de biofotones, amortiguando el exceso de luz celular. Su papel no es sólo generar orden, sino también moderar la intensidad, para que la luz no queme lo que debería nutrir. Pero la melatonina no está sola. La serotonina, además de

55. Meléndez, J.; Maldonado, V.; y Ortega, A., «Effect of melatonin on β-tubulin and MAP2 expression in NIE-115 cells», *Neurochemical Research*, 21, 6 (1996), pp. 653-658.

56. Reiter, R. J., *et al.*, «Melatonin in mitochondria: Mitigating clear and present danger», *Physiology*, 34, 3 (2019), pp. 190-201.

regular el estado de ánimo y modular funciones cognitivas, es su precursora directa. Según estudios de biología cuántica, también podría actuar como receptora de biofotones, integrando luz sutil como parte de su acción neuromoduladora.

Este viaje de la luz interior comienza con el triptófano, un aminoácido aromático que se comporta como receptor de luz tanto en plantas como en humanos. Cuando se convierte en serotonina, nos conecta con el presente y regula el humor, pero también absorbe y modula la luz interna. Cuando llega la oscuridad, se transforma en melatonina, la molécula que culmina el equilibrio entre luz y sombra, entre activación y entrega.

Por lo tanto, triptófano, serotonina y melatonina son tres moléculas, un mismo linaje y con un mismo propósito: crear, modular y sostener la armonía de la luz interior. Quizá por esto las tres comparten algo más que una ruta metabólica: su función calmante, reguladora y pacificadora que vendría, en parte, de su capacidad de absorber el exceso de luz cuando el cerebro está desbordado.

Sin embargo, este linaje molecular no es sólo teoría. Existen estudios que han demostrado que un alimento tan cotidiano como el kiwi —rico en triptófano, serotonina y melatonina— no sólo mejora la calidad del sueño, sino que también potencia el rendimiento físico, una señal clara de cómo estas moléculas contribuyen a optimizar la función mitocondrial. En uno de ellos, de Doherty *et al.*, que se llevó a cabo con atletas de élite, se concluyó que tomar dos kiwis una hora antes de acostarse durante cuatro semanas es suficiente para observar mejoras significativas en descanso, vitalidad y rendimiento.[57]

38.3. Melatonina dentro de las mitocondrias

La melatonina no sólo se produce en la glándula pineal, también se sintetiza en el interior de nuestras mitocondrias. A diferencia de la melatonina pineal —que responde a la oscuridad—, la melatonina mitocondrial regula la luz que nace en lo profundo de la célula. Ex-

57. Doherty, R., *et al.*, «The impact of kiwifruit consumption on the sleep and recovery of elite athletes», *Nutrients*, 15, 10 (2023), p. 2274.

puesta a la radiación infrarroja —la del amanecer y el atardecer, o la que se filtra bajo la sombra de los árboles— y captada por los citocromos, la mitocondria genera melatonina en abundancia. Una muestra más de cómo la luz solar estructura nuestra materia.

Esta melatonina es mucho más que un antioxidante: mantiene la coherencia vibratoria de la célula, regula el delicado balance entre orden y caos, estabiliza microtúbulos, protege membranas y modula la emisión de biofotones para que la maquinaria celular no se dañe. Es, al mismo tiempo, arquitecta y guardiana.

Asimismo, la melatonina pineal regula la oscilación entre vigilia y sueño, y conecta con estados meditativos. Puede incluso absorber la emisión fotónica de las mitocondrias cerebrales, ayudándolas a bajar de revoluciones para entregarse a la reparación nocturna. Pero dentro de las propias mitocondrias de todo el organismo se revela otro de sus secretos: su poder como molécula de coherencia, capaz de unir energía, luz y conciencia en un mismo linaje.

En última instancia, la melatonina es el puente entre la biología y el misterio: mensajera de la noche, guardiana de la chispa celular y reguladora cuántica que nos recuerda que la vida no se mide sólo en impulsos eléctricos o moléculas químicas, sino también en el delicado fluir de la luz interior.

> Amaré la luz porque me muestra el camino, pero soportaré la oscuridad porque me muestra las estrellas.
>
> Og Mandino

39

El cerebro como antena creativa

Entre el susurro de una idea y la energía para darle forma, hay un sistema nervioso que escucha. Para el mítico productor Rick Rubin, la creatividad no se fuerza, sino que se recibe, como algo que se descubre, que se sintoniza. No se trata de empujar, sino de preparar el terreno para que algo significativo pueda emerger. Las ideas ya existen —como peces en un río invisible— esperando a ser captadas por una mente abierta y un sistema nervioso receptivo. Nuestra tarea es preparar el anzuelo, sentarnos con paciencia y estar presentes para cuando algo quiera morder.

Así, la creatividad llega como una oleada de energía que percibe el cuerpo. Es una señal clara de que la mente se ha conectado con un impulso invisible y que está lista para recibir y canalizar lo nuevo y lo inesperado.

39.1. El campo compartido de las ideas

Rick Rubin habla de un campo invisible donde flotan las ideas; Jacobo Grinberg lo denominó *lattice*; los vedas, *akash*; y Jung, inconsciente colectivo. Distintos lenguajes para nombrar un mismo mapa: una malla fundamental de información que sostiene todos los patrones posibles de la realidad, esperando ser sintonizada. La creatividad ocurre cuando nuestro sistema nervioso, afinado y coherente, se acopla a ese océano y pesca una idea para traerla al mundo. No es invención, sino revelación; no es fabricar, sino permitir que la supraconciencia se cuele entre las rendijas de la atención y se condense en materia.

Algunos fenómenos parecen insinuar esta interconexión. Es el caso del célebre crucigrama dominical de *The New York Times*, que resultaba ser más fácil de resolver el lunes para quienes lo intentaban por primera vez. La explicación ortodoxa lo atribuiría al azar, pero hubo quienes lo vieron como un ejemplo de inconsciente colectivo: una vez que miles de personas habían pensado y resuelto las respuestas, esa información quedaba *flotando* en un campo compartido, facilitando que otros la captaran.

El biólogo Rupert Sheldrake quiso poner a prueba esta idea con sus experimentos sobre campos mórficos. Usó crucigramas británicos y observó que quienes lo intentaban tras haber sido resuelto masivamente lo hacían con mayor rapidez. Repitió la lógica con secuencias de símbolos aleatorios y, tras ser memorizadas por un primer grupo, un segundo grupo —en otro lugar y sin contacto— las aprendía antes. Incluso en el mundo animal encontró patrones similares: ratas de laboratorio en Australia aprendían tareas más rápido después de que otras ratas las dominaran en Estados Unidos, y bandadas de herrerillos en Inglaterra empezaban a abrir botellas de leche en regiones donde nadie les había enseñado.

Jung lo habría interpretado como resonancia arquetípica; Sheldrake, como memoria colectiva inscrita en un campo mórfico; Grinberg, como un acceso más claro a la *lattice*. Si tienen razón, significaría que cada mente afinada no sólo crea para sí, sino que contribuye a un archivo invisible que todos podemos consultar, consciente o inconscientemente. Y esto convierte la creatividad en un acto colectivo, aunque se experimente en soledad.

39.2. Las fases del proceso creativo

La verdadera creatividad surge al saber cuándo cultivar y cuándo cosechar. Esa alternancia no es azarosa: es un baile entre libertad y estructura; un cerebro energizado y una mente abierta al campo invisible de las ideas. Así, se alterna entre dos fases esenciales:

- **Recolección de semillas**: un período abierto, sin presión, en el que se observa, se escucha y se anotan señales sin juzgarlas. El mundo es un bosque de símbolos en relación permanente. Cada cosa que vemos, oímos o sentimos puede ser una pista de lo que andamos buscando. El secreto consiste en estar lo suficientemente presentes para reconocerla. Ésta es la fase serotoninérgica, la química de la apertura, que nos permite dejar que las ideas floten y nos abramos a lo inesperado.
- **Enfoque y entrega**: el momento de sentarse, presente y disponible, para dar forma a lo que ha germinado. Es la fase dopaminérgica, la química del foco, que nos impulsa a aplicar estructura: plazos, herramientas y disciplina para culminar el proceso.

Esta danza es posible gracias a un equilibrio dinámico entre dopamina y serotonina, entre foco y apertura, entre ondas gamma para la acción y ondas alfa o theta para la asociación libre. No depende sólo de la genética, puesto que puede entrenarse con hábitos, nutrición, respiración, movimiento..., incluso con nootrópicos naturales que no fuerzan, sino que liberan espacio mental. Y esta oscilación no ocurre en el vacío: cada vez que afinamos nuestro sistema nervioso, aumentamos la coherencia de nuestras redes neuronales y mejoramos nuestra capacidad para conectar con ese *lattice* invisible donde laten todas las posibilidades creativas. En ese estado, la mente no inventa, traduce.

39.3. Consejos prácticos para sintonizar con la creatividad

La creatividad no es un don reservado a unos pocos, sino una capacidad humana que puede entrenarse, igual que la fuerza, la memoria o la resiliencia. Aunque no se puede forzar, sí que se puede invitar. Aquí tienes algunas claves para hacerlo:

Cultiva y recolecta semillas

La inspiración no se programa, pero puedes estar listo para cuando llegue.

- Lleva un cuaderno o ten una aplicación en el móvil donde puedas anotar ideas fugaces.
- No juzgues tus primeras versiones: la primera idea es la puerta, no la casa.
- Fomenta momentos de apertura perceptiva ampliando tu estado de consciencia.
- Da paseos sin destino, en modo *flâneur*, para activar la red por defecto (DMN), esencial para conectar ideas.

Siéntate a crear

- Hazlo en un espacio fértil que cuide tu dopamina: apaga notificaciones, evita la multitarea y dedica un rincón físico que asocies a crear, con una mesa, un cuaderno, música, etc.
- Cambia tu estado interno: no puedes pensar diferente si sientes lo mismo de siempre. Respiración consciente, música evocadora, sonidos binaurales gamma, una ducha fría, unos saltos o aceites esenciales pueden cambiar tu fisiología.

Nutre tu neurobiología

Un cerebro creativo debe estar nutrido, descansado y plástico.

- Duerme bien: las ideas se consolidan durante el sueño REM.
- Evita picos de azúcar que sabotean la claridad mental.
- Usa nootrópicos suaves como L-teanina o *bacopa* para estimular un foco relajado y asociativo.

Medita para afinar la señal

La meditación es el gimnasio de la atención. Practicarla con regularidad entrena el cerebro para alternar entre apertura y foco, entre la escucha del silencio y la claridad del presente.

- La meditación atencional (*mindfulness*) ayuda a reducir el ruido mental y aumenta la coherencia de las redes neuronales.
- La meditación abierta o contemplativa facilita la captación de ideas, símbolos y asociaciones inesperadas.
- Incluso unos minutos diarios bastan para afinar el instrumento que es tu sistema nervioso y sintonizar mejor con el campo creativo.

Honra los ritmos

La creatividad se mueve por ciclos: momentos de expansión y otros de recogida.

- Alterna fases de creación intensa con pausas restaurativas.
- No confundas productividad con profundidad: a veces, parar es avanzar.

Sé canal, no controlador

- Abandona la exigencia de que algo salga perfecto.
- Confía en el proceso: crea primero, edita después. Nunca al revés.

En su entrevista con Andrew Huberman (episodio «Protocols to Access Creative Energy and Process»), Rick Rubin lo resume con claridad: «Primero está la fase de recolección de semillas... siempre abierta, sin fecha límite. Luego, cuando llega el momento, uno se sienta y espera estar presente, preparado para cuando llegue algo bueno, sabiendo que no puedes hacerlo llegar, sólo estar ahí».

40

Abriendo las puertas de la percepción

Desde niños buscamos, sin saberlo, esos momentos de comunión con lo invisible. Jugábamos a aguantar la respiración hasta que el cuerpo nos pedía rendición, nos fascinaba la oscuridad bajo una manta, dábamos vueltas sobre nosotros mismos hasta marearnos y caer riendo al suelo... Eran juegos, sí, pero también experimentos instintivos con los límites de la consciencia. Quizá por esto, como decía Korzybski, «el mapa no es el territorio». El verdadero viaje no es salir, sino entrar más profundamente en uno mismo.

Dicen que más allá de lo cotidiano hay un lugar donde la mente se abre como una flor, el yo se disuelve y el tiempo fluye como un río. No se llega allí con prisas ni certezas, sino cruzando umbrales invisibles: un silencio profundo, un suspiro mantenido, un espacio de meditación, un tambor ancestral, una molécula danzante o un destello de intuición. Estos estados expandidos de consciencia son experiencias en las que el ego se diluye, el espacio-tiempo se vuelve relativo y la percepción se amplía. Desde chamanes amazónicos hasta artistas contemporáneos, la humanidad ha buscado abrir estas puertas de la percepción, ya sea por sanación, inspiración o conexión con lo sagrado. Así lo escribió el poeta William Blake: «Si las puertas de la percepción fueran abiertas, todo aparecería ante nosotros tal cual es: infinito».

Un chamán del Amazonas, un monje en meditación, un artista en trance creativo o un emprendedor de Silicon Valley: distintos escenarios, pero el mismo anhelo. Todos ellos persiguen un estado en el que el yo se funde con lo universal y todo fluye con la regla de las tres F: fácil, fluido y feliz. Son experiencias que pueden despertar lo mejor de nosotros: intuiciones, claridad, creatividad y un sentido profundo de libertad.

Steven Kotler define estos estados no ordinarios como experiencias caracterizadas por cambios radicales en la percepción, emociones intensas y transformaciones profundas en el pensamiento y la conducta. Y señala cómo, en ellos, nuestras capacidades perceptivas y cognitivas se vuelven —casi— sobrehumanas. Es un cruce arriesgado y fascinante, que exige fe, sufrimiento e incertidumbre, como el *Sirât* de la tradición islámica —ese puente sobre el infierno más delgado que un cabello y más filoso que una espada que, según el Corán, separa el mundo terrenal del paraíso—. No es casual que la película homónima, candidata a los Premios Óscar 2026, lo use como metáfora de un viaje extremo hacia lo esencial: cruzar ese umbral es atreverse a caminar por el filo de lo invisible, confiando en que al otro lado aguarda una revelación. Ya sea el camino de un padre acompañado de su hijo en busca de su hija desaparecida, o el de unos *ravers* que cruzan el desierto para perderse en la madrugada, queriendo encontrar, en el latir de los altavoces modernos, los ecos primitivos de los tambores ancestrales, aquellos que expandían nuestra consciencia mucho antes de que existiera la palabra *trance*.

40.1. Puertas hacia lo extraordinario

A estos estados se accede de múltiples maneras. Algunas son tan antiguas como la humanidad: la meditación, la respiración consciente, los cánticos, la danza, la música ritual, la oración o incluso la sexualidad. Otras se han servido de moléculas psicodélicas —psilocibina, LSD, ayahuasca, mescalina—, capaces de abrir umbrales hacia la sanación y la expansión interior. No es casual que se las llame enteógenas, del griego *entheos* —'el dios dentro'— y *genesthai* —'surgir'—, ya que se consideran sustancias que revelan al dios que habita en nosotros. Quizá pienses que todo esto se reduce a un simple viaje, pero nada más lejos de la realidad. Bien encauzadas, estas experiencias remodelan la arquitectura del cerebro, impulsan la neuroplasticidad y despiertan nuestro poder sanador más profundo. En el día a día, se traducen en una creatividad más fértil y en esos momentos ¡eureka! que desbloquean problemas que parecían irresolubles.

Asimismo, la historia nos recuerda que quien osa cruzar estas puertas suele pagar un precio. Al igual que Prometeo robó el fuego a los dioses y fue castigado por ello, los exploradores de la consciencia han sido perseguidos por desafiar el orden establecido. El Estado, la Iglesia y la moral social siempre han querido monopolizar la espiritualidad y la libertad interior. Resulta paradójico que sustancias como el alcohol o el tabaco —con probados daños para la salud— sean legales y toleradas, mientras que investigadores que demuestran, con datos, la relativa seguridad de la psilocibina o el LSD sean tachados de magufos o proscritos. La experiencia mística se acepta sólo si encaja en el relato oficial. Pero siempre nos queda un reducto de esperanza, como nos demostró Woodstock, donde un millón de consciencias expandidas cantando y bailando al amor libre lograron acelerar el fin de la guerra de Vietnam.

No quiero transmitirte una falsa seguridad: no todo viaje es inocuo. La muerte del ego puede ser una bendición o un abismo, dependiendo de la preparación y la intención. La exploración descuidada, sin guía ni contexto, puede derivar en crisis e incluso en tragedias personales. Por esto, más allá de las sustancias, el verdadero poder reside en las prácticas internas seguras y cultivadas: la respiración, la meditación, el movimiento, la música, la contemplación... Cuando éstas se integran con respeto, el proceso es profundamente transformador y curativo. Hoy, además, la ciencia moderna nos ayuda a comprender mejor por qué funcionan, qué cambios producen en el cerebro y cómo pueden sanar, inspirar y expandir nuestra consciencia.

¿Estás preparado para dejar atrás mitos y tabúes y explorar el verdadero poder de los estados expandidos de la consciencia? Para entender su dimensión transformadora, necesitamos primero mirar hacia dentro: descubrir qué regiones del cerebro se activan, qué ondas emergen o qué moléculas vibran en el fondo de la mente para reescribir la percepción y abrir caminos de sanación, creatividad y conexión. Acompáñame ahora a explorar la neurobiología secreta de los estados expandidos de consciencia.

40.2. La neurobiología de los estados expandidos de consciencia

Nuestro estado de vigilia habitual tiene una firma cerebral muy reconocible: la activación predominante de la corteza prefrontal —la zona racional y ejecutiva del cerebro—, ondas rápidas en el rango beta y un goteo constante de neurotransmisores asociados a la alerta y al estrés, como la noradrenalina, la adrenalina o el cortisol. Pero cuando entramos en un estado expandido de consciencia, el cerebro cambia radicalmente de patrón. Se desactiva temporalmente la red neuronal por defecto o *default mode network* (DMN), responsable de sostener la historia del yo, y se activan redes asociadas a la percepción holística, la intuición, la creatividad y la conexión emocional. Es como si el cerebro abandonara el modo de supervivencia cotidiana para entrar en un caos ordenado, donde la bioquímica se reorganiza en una sinfonía. Así, cae la química del estrés y se liberan oleadas rítmicas de acetilcolina —flujo y foco—, dopamina —motivación—, serotonina —presencia—, oxitocina —vínculo— y endorfinas —placer y analgesia—. No es la suma aislada de cada molécula, sino una orquesta sincronizada que altera de raíz la percepción del cuerpo y del mundo.

En paralelo, el cerebro cambia su música eléctrica. De las ondas beta bulliciosas descendemos a las alfa —meditación y calma—, las theta —ensoñación lúcida, intuición y activación vagal— e incluso las delta en experiencias de disolución profunda del yo. Y, de forma paradójica, emergen también picos de ondas gamma: frecuencias altas que integran información y acompañan los momentos de *insight* supremo. Lentitud profunda y destellos de lucidez conviven en una coreografía imposible en la vigilia ordinaria.

Moléculas liminales: anandamida y DMT

Ya lo anticipamos al hablar de la melatonina: nuestro cerebro guarda secretos bioquímicos que parecen tender puentes entre lo ordinario y lo extraordinario. En ese umbral, aparecen dos moléculas especialmente enigmáticas, mensajeros de lo liminal: la **anandamida** y la DMT. La primera, cuyo nombre proviene de *ananda* —'felicidad' en sánscrito—, actúa como un endocannabinoide natural que impulsa el pensamiento lateral, la creatividad radical y la sensación de fluidez. Es la tejedora de conexiones sorprendentes, la que abre sendas donde antes sólo había muros, permitiendo que la mente descubra rutas inesperadas hacia la inspiración y el asombro.

La segunda, la N,N-dimetiltriptamina o **DMT**, ha sido bautizada como la molécula de Dios. A diferencia de la anandamida, que acaricia, la DMT irrumpe: puede inducir visiones de comunión con el todo, experiencias místicas y estados de trascendencia que van más allá del lenguaje. El psiquiatra Rick Strassman y la neurocientífica Jimo Borjigin confirmaron que los cerebros de mamíferos pueden producirla de forma natural, aunque su función exacta sigue siendo un misterio. Se sospecha que participa en el sueño REM, en las experiencias cercanas a la muerte y en episodios espontáneos de éxtasis. Como escribió Terence McKenna, quizás la DMT sea «la chispa que mantiene encendida la lámpara de nuestra imaginación».

Sueños: la vía nocturna hacia lo expandido

Los sueños se cuentan entre las manifestaciones más cotidianas de este territorio. Durante el REM, la corteza procesa la avalancha de señales del tronco encefálico, dando lugar a narraciones vívidas cargadas de emoción. Los sueños consolidan la memoria, estimulan la creatividad y funcionan como terapeutas internos que nos permiten ensayar situaciones difíciles y metabolizar emociones reprimidas. Jung los describía como mensajes del inconsciente. Para muchas culturas ancestrales, eran tan reales como los acontecimientos del día. Los cazadores-recolectores dedicaban cada mañana a compartir lo soñado, integrándolo como parte esencial de la existencia.

El antropólogo Josep Maria Fericgla me contó, durante un retiro en su centro Can Benet Vives, que, en la Alta Amazonia, hogar de los shuar, un nativo le explicó que antes de confiar en alguien no le preguntaban qué había hecho, sino qué había soñado. El sueño era la medida de su interioridad, por lo que una persona que no comparte sus visiones nocturnas no es completamente conocida. Actualmente, sabemos que en este escenario onírico la **DMT endóge-**

na parece ejercer un papel clave: es una de las llaves que abre la plasticidad cerebral nocturna, permitiendo que el sueño sea, al mismo tiempo, descanso, sanación y visión.

Psicodélicos: las llaves de las puertas de la percepción

Desde hace milenios, distintas culturas han utilizado sustancias capaces de inducir estos estados. De ahí el término ***psicodélico*** —del griego *psyche*, 'mente', y *deloun*, 'revelar'— o ***enteógeno*** —'generador de lo divino'—. Lo interesante es que la mayoría de ellos pertenecen a la familia de las triptaminas, muy similares en su estructura a la DMT, es decir, la triptamina psicodélica que nuestro propio cerebro produce de manera endógena. Dicho de otro modo: no son ajenos a nuestra biología, sino variaciones de un mismo lenguaje químico que ya habita en nosotros, junto con moléculas hermanas como la serotonina y la melatonina, guardianas de nuestro ánimo, nuestro sueño y —como hemos visto— también de nuestra espiritualidad.

Entre las más conocidas se encuentran:

- **LSD**: sintetizado en 1938 por Albert Hofmann a partir del hongo cornezuelo de centeno.
- **Psilocibina**: presente en hongos del género *Psilocybe*, con uso ceremonial ancestral y hoy en investigación clínica.
- **Ayahuasca**: mezcla amazónica de plantas que combinan DMT con inhibidores de la monoaminooxidasa, logrando un efecto visionario profundo.
- **Mescalina**: principio activo del cactus peyote y el San Pedro, usado en rituales desde hace milenios en América.

Más allá de lo chamánico, en la actualidad la ciencia revisita estas sustancias como herramientas terapéuticas frente a la depresión, la ansiedad existencial o el estrés postraumático. Este parentesco químico no es un detalle menor: explica por qué, incluso sin recurrir a psicodélicos, podemos rozar experiencias muy similares mediante prácticas naturales. Al fin y al cabo, jugamos con la misma gramática neuroquímica: las triptaminas endógenas —serotonina y melatonina— ya contienen en sí las llaves para abrir, aunque sea parcialmente, esas puertas de la percepción.

Una de las características de los psicodélicos es que actúan principalmente sobre la consciencia, con un impacto físico moderado. En personas sanas, sustancias como la psilocibina o el LSD suelen producir sólo aumentos leves de la frecuencia cardíaca o la presión arterial. La ayahuasca, en cambio, provoca una activación simpática más intensa —náuseas, vómitos, hipertensión transitoria—, y requiere mayor precaución en personas con problemas hepáticos o cardiovasculares. Otros compuestos, como la mescalina, también elevan moderadamente la frecuencia cardíaca y la presión arterial. En definitiva, su perfil fisiológico suele ser seguro en condiciones controladas, pero exige respeto, conocimiento y —en muchos casos— supervisión médica.

El mecanismo oculto: el receptor 5-HT2A

El denominador común está en el receptor de serotonina 5-HT2A, presente en regiones clave como la corteza prefrontal, la ínsula y el tálamo. Al unirse a él, la DMT tanto endógena como exógena —ayahuasca—, la psilocibina, el LSD o la mescalina alteran la percepción del yo, el pensamiento abstracto y la conciencia. Pero lo más relevante para nuestro viaje nootrópico es que la activación de este receptor potencia la neuroplasticidad, es decir, la capacidad del cerebro de crear nuevas conexiones, reorganizarse y renovarse.

El receptor 5-HT2A parece jugar un papel central en lo que algunos investigadores han llamado *pivotal mental states*:[58] estados mentales de alta plasticidad psicológica en los que somos susceptibles de transformar nuestras creencias, nuestro sentido del yo y nuestras percepciones. Según diversos estudios, estos estados pueden surgir no sólo mediante psicodélicos, sino también en prácticas extremas como el aislamiento prolongado, la privación de sueño, rituales introspectivos, meditaciones profundas o incluso pruebas

58. Brouwer, A.; y Carhart-Harris, R. L., «Pivotal mental states», *Journal of Psychopharmacology*, 35, 4 (2021), pp. 319-352.

físicas de ultrarresistencia. Es como si estos umbrales —físicos o psicológicos— generaran brechas en las que la mente se vuelve maleable y abierta a la transformación. Pero, como siempre, lo que sucede tras cruzar ese umbral depende tanto del camino que abrimos como del acompañamiento que tengamos. Por esto, los estados expandidos de consciencia no son sólo experiencias místicas, sino también catalizadores endógenos —y a veces exógenos— de aprendizaje, creatividad, sanación y transformación profunda.

Llegados a este punto, déjame compartirte una reflexión personal: aunque los estudios no lo mencionan, muchas de las personas que han atravesado pruebas físicas de ultrarresistencia —un Ironman, una travesía de varios días o un ultratrail en la montaña— describen sensaciones sorprendentemente parecidas: la disolución del yo, visiones inesperadas, una fusión con el entorno... En mi opinión, cuando llevamos el cuerpo al límite —unido a la respiración acelerada y a los movimientos rítmicos y repetitivos— también abrimos un umbral en la mente. Y este umbral se parece mucho al que describen los investigadores cuando hablan de estados de alta plasticidad psicológica.

El efecto nootrópico de los estados expandidos de consciencia

Los estados expandidos no son una simple evasión. Bien trabajados, pueden potenciar la neuroplasticidad, la creatividad, el *insight* y la resiliencia emocional. Son pura alquimia cerebral. Por su parte, la ciencia ha mostrado que la activación del receptor 5-HT2A promueve la formación de nuevas sinapsis y la ramificación dendrítica, procesos clave en el aprendizaje y la adaptación. Este efecto se observa incluso con dosis subperceptuales o microdosis de ciertos psicodélicos, que actúan como auténticos fertilizantes sinápticos al estimular la liberación de BDNF, sin necesidad de inducir visiones intensas, comportándose como unos auténticos potenciadores cognitivos.

Desde esta perspectiva, el receptor 5-HT2A se revela como un protagonista central del renacimiento psicodélico actual: no sólo abre puertas a la expansión de la consciencia, sino que muestra un prometedor potencial terapéutico en depresión resistente, estrés postraumático y deterioro cognitivo. En términos nootrópicos, activarlo de manera respetuosa equivale a pulsar el botón de recalibrar el sistema nervioso.

Asimismo, sorprendentemente, quienes atraviesan estos estados describen experiencias muy similares, sin importar la edad, la cultura ni el contexto. En la diversidad de relatos, emergen siempre cuatro cualidades recurrentes:

- ***Selflessness***: disolución de la noción del yo.
- ***Timelessness***: pérdida de la percepción del tiempo.
- ***Effortlessness***: experiencia sin esfuerzo.
- ***Richness***: una plenitud profunda y significativa.

Cuando el ego se silencia, aparece una claridad sin juicio. El cerebro conecta áreas que habitualmente no dialogan, despierta el pensamiento lateral y amplía el acceso a memorias y percepciones. Algunos neurocientíficos lo denominan un modo de acceso global, ya que el cerebro se comunica consigo mismo de manera más abierta y coherente.

Lo más importante es que estos estados no sólo expanden la mente, sino que la reorganizan. El ego se diluye, la percepción se libera de filtros y el cerebro se vuelve más plástico. En este terreno fértil nacen nuevas conexiones, ideas inesperadas y decisiones transformadoras. No se trata de huir del yo, sino de mirarlo desde fuera y elegir con claridad qué historia queremos seguir escribiendo.

De ahí que estos estados sean oro puro para la creatividad: liberan el pensamiento de sus bucles, permiten ver desde nuevos ángulos y facilitan asociaciones sorprendentes. No es casual que figuras como Steve Jobs u Oliver Sacks afirmaran que tomar LSD fue una de las experiencias más importantes de sus vidas. Ni que la psicodelia impregnara el arte, la música y hasta la ciencia del siglo XX, inspirando desde canciones de los Beatles hasta a los descubridores de la estructura del ADN.

40.3. Renacimiento psicodélico

La demanda de psicodélicos como herramientas de curación se ha disparado en los últimos años, no sólo por los prometedores resultados clínicos, sino también por la frustración acumulada tras décadas de tratamientos que no logran frenar la depresión, los traumas o las adicciones. Basta mirar las cifras de suicidios o la epidemia de opiáceos para entender por qué tantos buscan nuevas respuestas.

El antiguo estigma psicodélico empieza a resquebrajarse y, en parte, es gracias a obras como *Cómo cambiar tu mente*, de Michael Pollan,[59] que abrió el tema a un público global y llegó incluso a Netflix. Pero también porque la ciencia está redescubriendo un campo que ya se exploró en los años cincuenta y sesenta, cuando psiquiatras de Europa y Estados Unidos usaban LSD y psilocibina en combinación con psicoterapia. Aquellos estudios mostraron resultados alentadores: pacientes que lograban reconfigurar recuerdos traumáticos, superar adicciones o cambiar de perspectiva vital. No obstante, este impulso inicial se truncó con la guerra contra las drogas de Nixon. Décadas de tabú enterraron una línea de investigación que hoy resurge con fuerza. El renacimiento psicodélico actual investiga psilocibina, MDMA, LSD, ayahuasca y otras sustancias en contextos clínicos controlados, con resultados esperanzadores frente a la depresión resistente, el estrés postraumático o la ansiedad existencial.

Como explica José Carlos Bouso, psicólogo, doctor en Farmacología, director científico de la Fundación ICEERS y autor de *Medicina psiquedélica*:[60] «Cada vez hay más pruebas de que los antidepresivos se comportan igual que un placebo y de los problemas a largo plazo de muchos otros medicamentos psiquiátricos... Estos fármacos tienen su utilidad, pero mientras no empecemos a poner la mirada en los determinantes sociales y culturales de la salud mental, no vamos a solucionar nada».[61, 62]

59. Pollan, Michael, *Cómo cambiar tu mente*, Debate, Penguin Random House, Barcelona, 2018.

60. Bouso, J. C., *Medicina psiquedélica*, Editorial Kairós, Barcelona, 2025.

61. Sánchez-Monge, M., «Sustancias psicodélicas para tratar la depresión y otros trastornos mentales», *CuídatePlus*, 29 de abril de 2022, <https://cuidateplus.marca.com/bienestar/2022/04/29/sustancias-psicodelicas-tratar-depresion-trastornos-mentales-179748.html>.

62. «#496: José Carlos Bouso – Psicodélicos: La próxima frontera de la salud mental» [pódcast], *Lo que tú digas*, Spotify, <https://open.spotify.com/episode/4pEoQRC5GlrMtB0vtyPIC2>.

Así, lo novedoso no es sólo el uso de las sustancias, sino la integración de la experiencia con un acompañamiento psicoterapéutico, lo que se conoce como terapias asistidas con psicodélicos. No se trata de recetar una pastilla, sino de generar un espacio en el que la experiencia psicológica pueda abrir un trabajo profundo de sanación.

Riesgos y consideraciones éticas

La experiencia psicodélica puede ser transformadora, pero también desestabilizadora. Por este motivo, no debe confundirse con un simple viaje recreativo.

- **Clínicos**: su uso está desaconsejado en personas con problemas cardiovasculares o con predisposición a psicosis, esquizofrenia, trastorno bipolar o trastorno límite de la personalidad. También puede interactuar con antidepresivos u otros psicofármacos.
- **Emocionales**: en ocasiones emergen traumas intensos o contenidos difíciles de integrar. Sin acompañamiento adecuado, la experiencia puede amplificar el sufrimiento.
- **Legales**: en la mayoría de los países estas sustancias siguen siendo ilegales, lo que añade un riesgo de vulnerabilidad y desprotección sanitaria.

La advertencia es clara: no todo estado expandido de consciencia es sanador por sí mismo. Lo que marca la diferencia es la integración consciente y acompañada.

Y aquí está la buena noticia: no necesitas compuestos externos para acceder a estados elevados de consciencia; puedes alcanzar lucidez, calma y expansión activando tu nervio vago, respirando de forma consciente, danzando, cantando, contemplando arte, caminando en la naturaleza o compartiendo un vínculo profundo. Estos caminos internos son igual de poderosos y, a menudo, más sostenibles. Nos permiten soltar peso, dejar ir lo que ya no nos sirve y acercarnos a esa ataraxia que tanto anhelamos: la paz serena del alma que no se agita. Pero, antes de ello, toca hablar de *Star Wars*. Sí, de *La guerra de las galaxias*.

40.4. *Mindset* y *setting*

¿Qué determina hacia dónde nos lleva la experiencia de un estado expandido de consciencia? ¿Hasta qué punto podemos influir en ella? Para responder, dejemos hablar al legendario maestro Yoda. En *El Imperio contraataca*, Luke Skywalker se entrena con Yoda en el pantanoso planeta Dagobah. Allí, frente a una cueva oscura cargada de energía sombría, Luke pregunta qué encontrará dentro. Yoda, enigmático, responde: «Sólo lo que lleves contigo». Esta escena, más que un pasaje de ciencia ficción, es una parábola de cualquier viaje interior. La cueva representa el espacio del inconsciente, y lo que allí aparece no depende tanto del lugar como de lo que cargamos en nuestro interior. Así ocurre también con los estados alterados de consciencia: lo que encontremos dependerá, en gran medida, de lo que llevemos con nosotros al inicio.

De ahí surgen dos principios fundamentales:

- ***Mindset***: tu estado mental al comenzar la experiencia. Incluye tus expectativas, creencias, miedos, experiencias previas e intención. Una mente abierta, con confianza y propósito, allana el camino hacia la expansión, mientras que una mente cargada de dudas, prisas o aprensión puede teñir la experiencia de ansiedad y resistencia.
- ***Setting***: el entorno físico y humano donde ocurre. El lugar, la compañía, la presencia de facilitadores competentes, la sensación de seguridad, la naturaleza o una habitación cerrada, el silencio o la música. También cuenta lo que viene después: disponer de tiempo y de un espacio para integrar la experiencia es tan importante como la experiencia misma.

Ambos factores se aplican tanto al consumo de psicodélicos como a prácticas no farmacológicas: respiración consciente, meditación dinámica, danza extática o rituales chamánicos. El *mindset* y el *setting* son la brújula que orienta el viaje; la diferencia entre uno luminoso y uno malo y cargado de miedo o pánico suele estar ahí.

También conviene recordar el dilema del control. Con una sustancia psicodélica, no es posible detener el proceso a voluntad: somos pasajeros del viaje hasta que la molécula lo decida. En cambio, con prácticas como la respiración, podemos modular el ritmo o detenernos si lo necesitamos. Pero ni siquiera en esos casos controlamos el destino de la mente: siempre habrá un momento en que debamos rendirnos y dejar que la experiencia nos guíe.

Esto lo sabían bien los chamanes de diversas culturas, especialistas en preparar el dentro y el fuera. A través de relatos, cantos y rituales, lograban resignificar el pasado para abrir posibilidades infinitas en el futuro, y generaban estados de *pivotal mental state* mediante tambores, danzas, ayunos, agua fría o, a veces, plantas de poder. En ese estado, el cerebro se vuelve maleable como la arcilla y es posible moldear una nueva arquitectura que no condicione, sino que impulse nuestra vida. El círculo, la hoguera, la noche, la palabra compartida: el entorno es parte inseparable del proceso.

Asimismo, hay un tercer principio esencial: la integración. Una experiencia sin integración se queda en catarsis, ya que libera, pero no transforma. Los griegos llamaban *kátharsis* a esa purificación intensa que producía la tragedia teatral: reír, llorar, estremecerse y salir renovado. Sin embargo, con romperse no basta, hace falta reconstruirse. Sin integración, la catarsis se desvanece como humo, pero con integración, se convierte en semilla de transformación. ¿Y cómo integrar? Expresando. La palabra *expresar* viene del latín *expressus*, que significa 'sacar la presión hacia fuera'. La expresión artística libera los fantasmas de la cárcel del ser, los hace volar en canto, danza, música, pintura, alfarería o poesía. Cada gesto creativo convierte lo indecible en símbolo compartido, y lo que era peso se vuelve ligereza.

Ahí aparece la poesía como la forma suprema de la integración. En alemán, *Dichtung* nombra la poesía, pero viene de *dichten*, que significa tanto 'hacer poesía' como 'condensar', porque el poeta no acumula, sino que concentra emoción, imagen y sentido en pocas palabras. De hecho, Heidegger decía que el poeta es quien condensa el Ser en el decir.

En definitiva, en ese gesto se revela la esencia de todo viaje visionario: condensar el caos en símbolo, la herida en mito, la experiencia en sentido. La poesía, la pintura y el chamanismo comparten el mismo arte: integrar lo vivido y darle forma. Al final, como advertía Yoda, lo único que nos acompaña en la oscuridad es lo que llevamos dentro. Y lo que traemos de vuelta depende de cómo sepamos integrarlo en la luz.

40.5. Cómo inducir estados expandidos de consciencia

No se trata de un interruptor binario; no pasamos de nada a éxtasis místico. La expansión es un continuo: desde un *flow* ligero —cuando todo fluye y el tiempo se afina— hasta experiencias de contemplación profunda y amplia disolución del yo, donde sentimos una conexión radical con el todo. Del mismo modo que en el mundo psicodélico se habla de microdosis y macrodosis, en lo natural también hay niveles de intensidad. Mejor que pensar en blanco o negro, imagina una escala de grises:

- **Nivel 1**: respiración suave, atención plena, música rítmica, paseo en la naturaleza. Mejora el foco, la calma y la creatividad sin sacarte de la vida cotidiana.
- **Nivel 2**: respiración más activa —por ejemplo, ciclos controlados del tipo Wim Hof—, movimiento extático breve, antifaz u oscuridad al atardecer. Surgen *insights*, cambios de perspectiva y una fuerte sensación de presencia.
- **Nivel 3**: sesiones más largas con un patrón respiratorio sostenido, sonido repetitivo —como tambores o cánticos—, reducción sensorial clara. Aparecen imágenes internas, memoria emocional y el yo narrativo más silencioso.
- **Nivel 4**: respiración holotrópica guiada, retiros de silencio, rituales bien encuadrados. Posibles experiencias de disolución, conexión amplia y fuerte carga simbólica.

La leyenda de *soma*

Los antiguos *rishis* de la tradición védica hablaban de un elixir sagrado llamado *soma*. Era un néctar lunar que otorgaba claridad, visiones y mantras divinos. Cuando el *soma* se agotó, los sabios comprendieron que debían buscar dentro lo que antes hallaban fuera. Así, descubrieron que la respiración profunda, las retenciones de aire —*kumbhaka*—, la meditación y el silencio podían generar los mismos estados visionarios. Llamaron *amrita* —el néctar de la inmortalidad— a la sustancia sutil que emergía de estas prácticas internas, rejuveneciendo el cuerpo y expandiendo la consciencia. Quizás el *soma* era más que una planta, tal vez era una metáfora de una capacidad innata que todos poseemos: la de activar desde dentro nuestros propios estados de expansión.

Hoy la ciencia empieza a confirmar lo que aquellas tradiciones intuían. La respiración profunda, la meditación o el sonido rítmico no son meros rituales simbólicos, sino herramientas capaces de modificar la neuroquímica cerebral, reorganizar las redes neuronales y abrir accesos a estados de lucidez y conexión. Lo que los sabios llamaban *amrita*, nosotros lo vemos como neurotransmisores, plasticidad y sincronía cerebral. Distintos lenguajes para señalar la misma puerta.

Hoy sabemos que, mediante prácticas ancestrales como la respiración consciente, la meditación profunda, el movimiento extático, la música ritual o la inmersión en la naturaleza, podemos activar redes cerebrales y neurotransmisores que abren experiencias de conexión, lucidez y claridad. No necesitamos sustancias externas para despertar estas rutas, sino que el cuerpo es un laboratorio perfecto: basta saber cómo entrar en su alquimia.

La vía nootrópica hacia el despertar interior

En *Estimula tu nervio vago* exploramos estas prácticas como herramientas para calmar el sistema nervioso y aliviar el estrés. Aquí, el foco se amplía: nos interesa su potencial nootrópico. Inducir un estado expandido de consciencia de forma natural, además de aportar paz o bienestar:

- Estimula la neuroplasticidad.
- Favorece la sincronización cerebral.
- Potencia la creatividad y el *insight*.
- Abre puertas a la lucidez y la resiliencia.

No se trata de coleccionar técnicas, sino de elegir y cultivar unas pocas llaves maestras. Cuando se practican con intención y continuidad, estas herramientas ancestrales —respiración, meditación, contemplación, vínculo y naturaleza— son capaces de reorganizar el cerebro y acercarnos a nuestra mejor versión.

40.6. Vías naturales hacia estados expandidos de consciencia

En *Estimula tu nervio vago* ya tracé un mapa amplio de estas prácticas: respiración holotrópica, meditación dinámica de Osho, método Wim Hof, viajes chamánicos... Allí encontrarás en detalle sus mecanismos, riesgos, experiencias y ejercicios prácticos. Aunque aquí no vamos a repetirlo todo, sí que recuperaré brevemente algunas de esas vías —como la holotrópica o los ciclos de hiperventilación de Wim Hof— para mostrar su potencial nootrópico. Y, sobre todo, vamos a detenernos en dos llaves maestras que merecen un desarrollo más profundo en este contexto: la **respiración de activación pineal** y el **movimiento extático**.

Todas estas técnicas son accesos naturales que no requieren sustancias externas para abrirnos a la expansión. Prácticas ancestrales que, en cuestión de horas, pueden llevarnos a experiencias que antes parecían reservadas a décadas de meditación. Activan nuestra bioquímica, reorganizan el cerebro y generan estados profundamente catárticos, terapéuticos y —lo que aquí más nos importa— nootrópicos.

40.7. El potencial expansivo de la respiración

La modulación del aliento ha sido, desde tiempos ancestrales, uno de los portales más universales hacia estados expandidos de consciencia. No es casual, ya que al cambiar el ritmo respiratorio modulamos directamente el sistema nervioso autónomo, el equilibrio ácido-base y el flujo de neurotransmisores, posiblemente incluso la DMT endógena. Culturas de todo el planeta han usado la respiración como un puente entre lo ordinario y lo sagrado: desde los pranayamas del yoga hasta los cantos rítmicos de las tradiciones chamánicas.

Incluso Bernardi *et al.*,[63] de la Universidad de Pavía en Italia, demostraron que tanto el mantra budista *om mani padme hum* como el rezo del rosario cristiano en latín esconden, tras su caden-

63. Bernardi, L., *et al.*, «Effect of rosary prayer and yoga mantras on autonomic cardiovascular rhythms: Comparative study», *British Medical Journal*, 323, 7327 (2001), pp. 1446-1449.

cia repetitiva —curiosamente idéntica—, un patrón de respiración lenta, de entre unas cinco y seis veces por minuto, capaz de sincronizar ritmos cardíacos, circulatorios y cerebrales. De hecho, tanto para los practicantes tibetanos como para los devotos religiosos no es decir un mantra u oración, sino dejar que el mantra te diga a ti, o sea, resonar por él, como si fuera un latido.

Este poder del aliento no sólo se revela en prácticas espirituales milenarias, sino que también inspiró a la psicología moderna. En los años setenta, el psiquiatra Stanislav Grof, pionero en la investigación psicodélica, buscó una alternativa natural que permitiera alcanzar los mismos estados de expansión que había observado con el LSD. Así nació, con la colaboración de su esposa Christina, la **respiración holotrópica**, una técnica diseñada para inducir estados expandidos sin moléculas externas. *Holotrópico* proviene del griego *holos* —'todo'— y *trepein* —'mover hacia'—, por lo tanto, 'movimiento hacia la totalidad'. Así, el método combina respiración circular intensificada, música evocadora y un entorno seguro para inducir experiencias profundas. Durante las sesiones —que pueden durar entre dos y tres horas—, emergen memorias olvidadas, se liberan emociones reprimidas y se abren procesos de integración y sanación.

A nivel neurobiológico, la respiración holotrópica reduce la actividad del *default mode network* —la red del yo narrativo—, favoreciendo conexiones más amplias entre regiones cerebrales. Además, modula neurotransmisores como la serotonina, la dopamina y la acetilcolina, estimulando la neuroplasticidad y flexibilizando patrones mentales rígidos. No extraña que, tras la prohibición del LSD, Grof encontrara en los estados holotrópicos un nuevo vehículo de transformación y sanación. No obstante, no es la única vía: ciclos de hiperventilación controlada e intercalada con apneas, como los del método Wim Hof, también inducen estados alterados de consciencia con sensaciones de expansión, calma intensa o visiones interiores.

Precauciones y consideraciones

Aunque seguras, en la mayoría de los casos, estas técnicas no están exentas de riesgos, por lo que conviene practicarlas en entornos adecuados y, en ocasiones, bajo guía profesional.

- **Contraindicaciones médicas**: hipertensión no controlada, enfermedades cardiovasculares, epilepsia, glaucoma, desprendimiento de retina o antecedentes de ictus.
- **Vulnerabilidad emocional**: pueden emerger traumas o recuerdos difíciles. Es importante un contexto seguro y la posibilidad de integrar lo vivido.
- **Moderación**: no se trata de forzar, sino de abrir. Escuchar el cuerpo y respetar los límites es parte del camino.

Como hemos dicho, en mi libro *Estimula tu nervio vago*, ya exploré en detalle cómo estas prácticas modifican la fisiología y funcionan como herramientas de regulación nerviosa. Aquí, sin embargo, quiero detenerme en una variante particular, la **respiración de activación pineal**, una técnica que combina respiración, contracción, visualización y atención focalizada, y que puede convertirse en un puente directo hacia la claridad, la intuición y la sensación de unidad interior.

Respiración de activación pineal: un viaje interior

La pineal ha sido vista desde siempre como un puente entre lo biológico y lo espiritual: el asiento del alma para Descartes, el tercer ojo en las tradiciones ancestrales. Hoy sabemos que produce melatonina, y quizá también compuestos como la DMT. Aunque aún no haya consenso científico, algo sí parece claro: cuando combinamos respiración profunda, contracción muscular, visualización e intención, podemos inducir estados de claridad, introspección y expansión.

Más allá de la biología exacta, lo que importa es la experiencia. Muchos relatan percepciones más nítidas, intuiciones profundas, bienestar y una sensación de conexión con algo mayor. Inspirados por este simbolismo, algunos autores contemporáneos —como Joe Dispenza— han desarrollado técnicas respiratorias que combinan contracción muscular, visualización y atención focalizada. El objetivo es activar la pineal y, con ella, un estado de claridad, conexión e intuición.

La práctica se apoya en un mecanismo corporal fascinante: el movimiento del líquido cefalorraquídeo que, impulsado por la respiración y las contracciones musculares, asciende por la médula hasta los ventrículos cerebrales. Este ascenso ejerce presión sobre la glándula pineal, como si despertara en ella una semilla dormida de luz interior. Si recuerdas, la pineal es la estructura del cuerpo más rica en microtúbulos —esas arquitecturas celulares que, según Hameroff y Penrose, podrían ser el sustrato cuántico de la conciencia al resonar con los biofotones que emiten nuestras mitocondrias—. Y no sólo eso: esta pequeña glándula también alberga diminutos cristales con propiedades piezoeléctricas, capaces de responder a los cambios de presión originados por el empuje del líquido cefalorraquídeo, y que al hacerlo podrían activar esos mismos microtúbulos, como si encendieran una chispa de luz interior.

En este sentido, debo recordar a Jacobo Grinberg, neurofisiólogo y místico mexicano que buscó durante décadas cómo atravesar los límites de la percepción ordinaria y que describió algo parecido. Sus investigaciones, inspiradas tanto en el chamanismo mesoamericano —mazatecos, huicholes, lacandones, yaquis y mayas— como en técnicas orientales de meditación y respiración, derivaron en prácticas propias —como la meditación alusiva o ejercicios de enfoque atencional y visualización—, capaces de silenciar el ruido mental y modificar la estructura misma de la percepción para acceder a lo que llamaba *lattice*, un campo de información más profundo.

Lo más sorprendente es que muchos de sus alumnos parecían desarrollar, al entrenar con estas técnicas, habilidades que rozaban lo imposible: visión extraocular —percibir colores, letras o imágenes sin usar los ojos—, telepatía experimental, estados de coherencia cerebral inusuales, etc. Eran, en palabras de Grinberg, la prueba de que la conciencia puede desplegar potenciales latentes cuando aprendemos a enfocar la atención y expandir la percepción.

Cuando hablamos de activar la pineal, quizá nos referimos a la realidad de aprender a sintonizar con ese delicado entramado de energía, luz y conciencia que ya habita en nosotros.

Asimismo, más allá de la mecánica, lo diferencial aquí es la atención. Como decía Jacobo Grinberg, la consciencia se afina cuando sostenemos la mirada interior en un punto. La visualización dirigida a la pineal es clave: no sólo respiramos, orientamos la mente hacia esa chispa interior. Aquí puedes practicarla:

1. **Postura**: siéntate erguido, con la espalda recta, o recuéstate de manera cómoda. Cierra los ojos y lleva la atención hacia dentro.
2. **Respiración profunda**: inspira por la nariz llenando el abdomen y el pecho. Después, espira despacio por la boca, vaciando sin prisa.
3. **Contracción y ascenso**: al inhalar, contrae suavemente el suelo pélvico y el abdomen bajo, como si empujaras una corriente de energía que sube por la columna hasta la cabeza.
4. **Visualización**: dirige tu atención y tu mirada, con los ojos cerrados, al entrecejo. Imagina que ahí se enciende una pequeña esfera de luz, que late y crece suavemente en el centro del cráneo.
5. **Retención**: mantén la respiración unos segundos, sin tensión, sosteniendo la luz en tu atención.
6. **Exhalación lenta**: suelta el aire y relaja todo el cuerpo, permitiendo que la calma se expanda.
7. **Repetición consciente**: practica durante unos cinco minutos, siempre en serenidad, sin forzar.

Te aconsejo hacerlo en un entorno tranquilo, preferiblemente con el estómago vacío. Puedes acompañarte de música binaural —theta o gamma— para profundizar la experiencia.

40.8. Movimiento extático: el cuerpo como puente

Desde tiempos remotos el cuerpo ha sido un puente entre lo visible y lo invisible. No bailamos sólo con nuestros cuerpos, también con los ancestros que ya bailaron antes que nosotros. La danza como rezo, el salto como conjuro, el giro como plegaria. En la tradición sufí, los derviches giran sobre sí mismos hasta fundirse con lo infinito; mientras que, en África, los jóvenes masáis saltan al compás del tambor para entrar en comunión con los suyos. El movimiento colectivo abre la tribu y conecta con lo sagrado. Estas prácticas, lejos de ser meras coreografías, son tecnologías del alma: modulan la fisiología, sincronizan hemisferios y despiertan estados de unidad y trascendencia.

La neurociencia confirma lo que las culturas ya intuían: el movimiento rítmico y repetitivo libera dopamina, endorfinas y serotonina, desinhibe la corteza prefrontal —el yo narrativo— y genera patrones cerebrales más flexibles. Durante estos estados pico predominan las ondas gamma, asociadas al *insight*, la memoria profunda y la creatividad.

En la modernidad, *coaches* como Tony Robbins utilizan la música y el movimiento vigoroso como ritual de activación. Incluso una cama elástica puede convertirse en portal: al rebotar se activa el sistema vestibular, se estimula el nervio vago y se generan ondas cerebrales coherentes. Quien lo ha probado sabe que, tras unos minutos de movimiento repetitivo, algo cambia: la mente se acalla y el cuerpo empieza a rezar solo.

Para explorarlo tú mismo, no necesitas un tambor africano ni una ceremonia sufí; sólo un espacio seguro, unos diez minutos y tu cuerpo. Elige una música rítmica que te mueva —percusión, electrónica, mantras o cualquier sonido que despierte tu cuerpo—. Se trata de dejar que el ritmo te atraviese. La música actúa como un vector de conciencia: guía la respiración, sincroniza el movimiento e, incluso, modifica la actividad cerebral. Con este fin, el ritmo rápido del tambor chamánico puede ser un vehículo perfecto hacia la expansión interior. Según los estudios, cuando se mantiene constante a unas 220 pulsaciones por minuto —casi 4 Hz—, entra en resonancia con el cerebro y facilita el paso al trance theta: ese umbral donde el pensamiento se silencia y el cuerpo toma el mando. Golpe a golpe, el compás va borrando las fronteras entre quien baila y lo bailado, hasta que el cuerpo se convierte en tambor y la mente en espacio resonante.

Puedes iniciar el viaje con unos giros derviches, lentos al principio, dejando que la respiración sea tu ancla: inspira para recibir, espira para entregar. Empieza a girar sobre el pie izquierdo como eje, dejando que el derecho impulse un movimiento lento. No se trata de velocidad, sino de cadencia: el cuerpo debe encontrar su centro en la espiral, girando en sentido antihorario.

Éste es el movimiento original de los sufís mevleví, la orden fundada por Rumi: el pie izquierdo como raíz, el derecho como impulso, el cuerpo orbitando alrededor del corazón. Cada vuelta representa un planeta girando en torno a su sol interior. La mano derecha mira al cielo, y la izquierda, a la tierra: el derviche recibe con una y entrega con la otra, canalizando la energía que atraviesa el universo. No se cambia de dirección, porque el sentido del giro simboliza la creación misma. Girar hacia la izquierda es hacerlo como la Tierra.

Tras uno o dos minutos orbitando en torno a tu corazón, llega el momento de sacudirlo saltando. Con movimientos verticales breves, elásticos, como los guerreros masáis que honran la vida con su energía ascendente. Acompaña los saltos con una respiración vigorosa y rítmica, permitiendo que el aire entre y salga por la nariz al compás del movimiento. No la controles, deja que surja natural, como un fuelle que aviva el fuego interno. Con cada inhalación asciende la energía, con cada exhalación se libera lo que pesa.

Tras otro par de minutos saltando, deja que el movimiento se libere. Del giro y el salto pasa al baile extático, a la entrega total. No hay forma ni técnica; sólo ritmo, presencia y respiración. Cuando sientas que tu cuerpo se mueve solo, suelta el control. Ahí empieza el verdadero viaje. Al terminar, quédate quieto, con los ojos cerrados, respirando profundo y permitiendo que el equilibrio vuelva por sí mismo, integrando todo lo experimentado. Quizás el movimiento extático sea la forma más sencilla de recordar lo esencial: somos cuerpos danzando en un universo que también gira.

40.9. Cómo amplificar los efectos de las prácticas

Como te habrás dado cuenta ya, los estados expandidos de consciencia se inscriben en el territorio de nuestra querida serotonina, y más concretamente en una vía alternativa que activa los receptores 5-HT2A. Es cierto que la serotonina no estimula este receptor con la misma potencia que las triptaminas psicodélicas —como la DMT, la psilocibina, el LSD o la mescalina—. Sin embargo, aumentar su disponibilidad —con todas las estrategias que ya hemos visto—, para que fluya por esta vía alternativa como un arroyo de deshielo, crea un terreno fértil para que el cerebro se aventure más fácilmente por esa ruta cuando nos entregamos a prácticas que expanden la consciencia.

Aquí déjame compartirte mi intuición: cuando logramos alinear tres ejes —la bioquímica, el ritmo del día y una práctica intencional— se genera un contexto especialmente propicio para abrir esas puertas. No lo planteo como una certeza absoluta, sino como una hipótesis personal, experimental y prometedora que merece ser explorada con respeto y curiosidad.

Bioquímica: preparar el terreno interno

Aumentar la disponibilidad de serotonina es como enriquecer la tierra antes de sembrar. Una forma de hacerlo es administrando 5-HTP, el precursor directo de la serotonina, o a través del cacao ceremonial. Como bien sabes, el cacao aporta triptófano —materia prima de la serotonina— y anandamida —la molécula de la dicha interna—. Además, posee un poder oculto: inhibe la enzima FAAH, la que degrada la anandamida, prolongando así su efecto expansivo sobre el ánimo y la creatividad.

A este umbral bioquímico se suma otro ancestral, el copal, la resina sagrada de Mesoamérica. Quemado o usado en su aceite esencial, la *copaiba*, el copal ha acompañado durante siglos rituales chamánicos como purificador del espacio y del ánimo. Su aroma resinoso calma la mente, favorece la introspección y, según la tradición, abre el canal entre lo humano y lo divino. Por esto, el cacao y el copal no son simples sustancias, sino rituales. No es casualidad que plantas y resinas sagradas se usen como inicio en muchas sesiones de *breathwork* o meditación. Tanto en grupo —compartiendo un círculo de cacao bajo el sutil humo del copal— como en solitario —en un encuentro íntimo consigo mismo—, actúan como umbral simbólico y bioquímico: abren el corazón, suavizan la mente y preparan la química interna para entrar en estados de conexión.

Sincronizar con la cronobiología

El tiempo también es un ingrediente de la expansión: cada molécula tiene su propio ritmo. La serotonina danza en su máxima plenitud con la luz del atardecer antes de convertirse en la melatonina de la noche. Practicar en esta franja —el atardecer o la noche temprana— es como situarse en un umbral: aún habitamos la claridad del día, pero ya sentimos el llamado de la noche.

Si a ese momento le añadimos la oscuridad y reducimos la estimulación sensorial, lo cual podemos conseguir con un antifaz, damos a la glándula pineal la señal inequívoca de que debe empezar a liberar melatonina. Y ésta, como ya hemos visto, no sólo regula el sueño, sino que también abre la puerta hacia estados interiores de mayor simbolismo, receptividad y trascendencia. De este modo, aprovechamos la cohabitación en nuestro cuerpo de la serotonina y la melatonina para potenciar la experiencia de expansión.

La práctica intencional

El tercer eje es la práctica en sí, cargada de intención: respiración, movimiento, sonido, meditación... No importa tanto la técnica como el hecho de entregarse a ella con un propósito claro. La intención actúa como brújula interna: dirige la neuroquímica, enfoca la mente y transforma un simple ejercicio en un ritual de expansión. Es el catalizador que convierte la bioquímica en pura alquimia expansiva.

El viaje continúa después de la sesión

La práctica no termina cuando abres los ojos. Sin integración no hay transformación. Dedica un tiempo a integrar lo vivido: escribe lo que has sentido, dibuja lo que haya aparecido, conversa en un círculo de confianza si lo compartiste en grupo o simplemente siéntate en silencio para dejar que la experiencia se asiente y se convierta en aprendizaje. Los sueños son el terreno donde todo se asienta, y la melatonina, pariente cercana de la DMT, es la llave de ese pasaje. Favorecer su producción endógena y apoyarla con alimentos ricos en melatonina como el kiwi o los pistachos —o incluso con una dosis de un suplemento— potencia la consolidación onírica.

Claves prácticas y precauciones:

1. **Un cambio cada vez**: no mezcles todas las variables, sino que ve probando, primero cacao, luego 5-HTP, después melatonina o kiwi. Así sabrás qué aporta cada elemento.
2. **Entorno seguro**: busca un espacio tranquilo, con el teléfono apagado y, si la práctica es intensa, mejor con acompañamiento. Planifica un rato de integración después.
3. **Registra tu experiencia**: anota antes y después cómo te sientes, qué has soñado, qué intuiciones han surgido. Repite varias veces para ver patrones.
4. **Moderación**: dosis bajas y prudentes. Nunca combines con medicación sin supervisión médica.

Advertencias esenciales:

- No mezcles 5-HTP con antidepresivos.
- En casos de psicosis, epilepsia o problemas cardíacos evita hacerlo sin supervisión.
- La melatonina puede ayudar al sueño, pero consulta las dosis y los *timing*: no es una poción visionaria por sí sola.
- Si algo resulta desestabilizador, detén la práctica y busca acompañamiento profesional.

40.10. Los efectos nootrópicos de los estados expandidos de consciencia

Para ir concluyendo, déjame recordarte que los estados expandidos de consciencia no son un lujo esotérico, sino un portal de opcionalidad infinita para las posibilidades de tu cerebro. Cuando accedemos a ellos, ocurren fenómenos con un claro valor nootrópico:

- **Creatividad y pensamiento divergente**: la mente abandona los caminos trillados y conecta puntos lejanos. Aparecen ideas frescas, metáforas nuevas, soluciones inesperadas. Rubin decía que la creatividad surge de tocar «el mundo de las ideas»: eso es justamente lo que permiten estos estados.

- **Neuroplasticidad acelerada**: se flexibilizan los patrones cerebrales, abriendo posibilidad de reescribir viejas historias y generar aprendizajes profundos.
- **Conexión y lucidez**: se silencia el ruido del yo narrativo, lo que permite ver con mayor claridad el presente, los vínculos y el sentido.
- **Memoria emocional**: emergen recuerdos guardados que pueden resignificarse, liberando energía psíquica y ampliando la resiliencia.
- **Sincronización cerebral**: ondas theta y gamma, coherencia entre hemisferios, sensación de unidad y foco.
- ***Insight* y visión simbólica**: lo cotidiano se abre a un plano de significado mayor, ampliando la intuición y la capacidad de decisión.

En definitiva, estos estados expanden la mente hacia fuera —abriéndonos al universo de las ideas— y hacia dentro —conectándonos con nuestra verdad más íntima—. Son, en el fondo, poderosos nootrópicos: herramientas naturales que potencian la claridad, la creatividad y la transformación interior.

40.11. Abraza el pensamiento mágico

Antes de pasar página, te invito a adentrarte en el pensamiento mágico desde un prisma de apertura y asombro, sin dogmatismos ni esoterismos. La dopamina —el neurotransmisor de la curiosidad y la motivación— está íntimamente ligada a esta capacidad de maravillarnos. Se trata de cultivar la disposición a leer el mundo como un bosque de símbolos en relación permanente, mientras la ciencia, con sus herramientas, descifra las leyes que sostienen esta trama invisible.

La mirada mágica no sustituye el conocimiento, sino que lo complementa. Nos recuerda que, detrás de cada fórmula y de cada cifra de la física y las matemáticas, late un orden misterioso de patrones que gobierna el universo: simetrías, proporciones y fractales. De la espiral de una galaxia al ojo de un huracán, o la caracola en tu mano, aparece la misma función numérica —Fibonacci y su proporción áurea (φ)— que, cuando la vemos en un rostro o en una obra de arte, reconocemos de inmediato como belleza.

El universo es fractal: cada punto contiene el todo, cada partícula está entrelazada con las demás, todo vibra en la misma danza cósmica. Como dice Nassim Haramein, adalid de la teoría del campo unificado: «Tú eres un fractal del universo mientras estás lavando los platos».[64] La **fractalidad**, esa variabilidad infinita que se contiene a sí misma, es sinónimo de coherencia. Lo vemos en un corazón sano que late con variabilidad fractal: cuando esa geometría sagrada se rompe, la salud se empobrece. Entre la geometría del cosmos y la geometría viva de tu biología, hay un puente. La vida florece justo en ese borde sutil entre orden y sorpresa, igual que la música, la danza o la respiración.

Para mí, somos energía condensada por nuestra conciencia. De ahí que, al expandirla, se abra ante nosotros todo un horizonte de sucesos. Como recordaba Jacobo Grinberg: la calidad de la materia depende de la calidad de la conciencia. Como te habrás dado cuenta, me fascina filosofar sobre los secretos del universo. Pero, como bien recuerda Javier Santaolalla en su libro *El bosón de Higgs no te va a hacer la cama*,[65] por mucho que nos inspiremos en lo cósmico, la vida exige acción.

Así pues, ahora toca pasar de lo místico a lo terrenal, de la contemplación a la práctica, porque todas esas ideas recolectadas en tus viajes holotrópicos —o en cualquier estado expandido de consciencia— necesitan un ancla en lo cotidiano. Aquí entra en juego la **memoria de trabajo**, esa función cerebral que actúa como un puente entre lo que piensas y lo que haces. Es ahí donde vamos a dirigir nuestra atención: a cómo potenciarla para transformar visión en acción.

64. Amela, V. M., «Tú eres un fractal del universo mientras estás lavando los platos», *La Vanguardia*, 10 de julio de 2025, <https://www.lavanguardia.com/lacontra/20250710/10874073/nassim-haramein-fractal-universo-estas-lavando-platos.html>.

65. Santaolalla, Javier, *El bosón de Higgs no te va a hacer la cama*, La Esfera de los Libros, Madrid, 2016.

41

Potenciando tu memoria de trabajo

La memoria de trabajo es el cuaderno de notas de tu mente. Ahí guardas los números de teléfono que acabas de oír, las ideas que enlazas en una conversación o los pasos que sigues al resolver un problema. Es el músculo ejecutivo de tu cerebro: cuanto más fuerte, más clara y flexible será tu atención y tu capacidad de concentración. Además, la memoria de trabajo es el lugar donde las semillas que recolectamos en estados expandidos de conciencia o en momentos de inspiración encuentran tierra fértil. Ahí germinan y comienzan a tomar forma: un boceto, una idea, una decisión. Lo visionario se convierte en acción gracias a este puente invisible entre la intuición y la ejecución.

Este músculo depende en gran parte de la dopamina, el neuromodulador que enciende la corteza prefrontal y te permite sostener información y procesarla en tiempo real. Sin dopamina suficiente, las notas se borran demasiado rápido; con ella, la partitura se mantiene viva el tiempo justo para que tu mente pueda componer. De ahí que todas las estrategias dopaminérgicas que conocemos —desde la exposición a la luz solar o al frío, hasta la respiración, el movimiento o ciertos nutrientes— nos ayuden a llevar el cerebro a un nivel superior de procesamiento. Al potenciar la dopamina en la corteza prefrontal, mejoramos nuestra memoria de trabajo, el rendimiento y la concentración.

Sin embargo, fortalecer la memoria de trabajo no es sólo un asunto de genética o talento, sino un proceso entrenable. Igual que un músculo se desarrolla con ejercicios específicos, este cuaderno mental puede expandirse con los estímulos adecuados. Por esto, a continuación, encontrarás un protocolo práctico basado en la evidencia científica. Son herramientas sencillas, naturales y al alcance de cualquiera, pensadas para activar la dopamina real, sostener la concentración y después dar a tu cerebro el descanso que necesita para integrar lo aprendido.

Recuerda que no tienes que hacerlo todo. Elige, prueba y descubre qué prácticas se convierten en tus mejores aliadas.

41.1. Activar la dopamina (antes de la tarea)

- **Luz solar matinal**: expón tus ojos al sol en los primeros treinta minutos tras despertar y antes de la actividad que requiera de tu memoria de trabajo. Durante la tarea, procura trabajar cerca de una ventana abierta o usa una lámpara de 10.000 lux si no tienes acceso al sol. La luz natural eleva la dopamina y ajusta tu foco circadiano.
- **Ejercicio aeróbico breve**: caminar, correr o incluso bailar antes de empezar la jornada aumenta el flujo sanguíneo cerebral, libera dopamina y BDNF. Saltar —especialmente en una cama elástica— es uno de los hábitos más dopaminérgicos y divertidos.
- **Exposición deliberada al frío**: una ducha fría de entre uno y tres minutos, tomada entre treinta y sesenta minutos antes de la tarea, eleva la dopamina y la noradrenalina durante horas, generando una alerta tranquila. Como alternativa, refrescar la cara, el cuello y las manos antes o en los descansos ayuda a despejar y recuperar el foco.
- **Respiración con hiperventilación y retención**: entre tres y cinco rondas al estilo de Wim Hof activan la dopamina y oxigenan la mente, creando un estado de claridad.
- **Ritmos binaurales gamma**: escuchar antes o durante la tarea sincroniza la actividad neuronal y mejora la memoria de trabajo.
- **Aromaterapia**: aceites de romero, salvia y lavanda han demostrado potenciar la memoria y la atención.

- Usa un difusor con 3-5 gotas en tu espacio de trabajo antes de comenzar la tarea.
- Si no tienes difusor, aplícate 1-2 gotas diluidas en las muñecas o en las palmas de las manos e inhálalas profundamente varias veces.
- El romero favorece la claridad mental, la salvia estimula la concentración y la lavanda ayuda a reducir la ansiedad que a veces bloquea el foco.

- **Suplementos puntuales de acción rápida.**
  - **Citicolina** (250-500 mg): apoya la síntesis de acetilcolina, clave para el foco y la concentración.
  - **L-tirosina** (300-500 mg): precursor directo de la dopamina, útil en momentos de alta demanda cognitiva.

    Modo de uso: puedes tomarlas juntas o por separado, entre treinta y sesenta minutos antes de un pico de exigencia mental.
  - **Cafeína** (80-100 mg, un café expreso): también aumenta el estado de alerta y prolonga el efecto de la dopamina.

41.2. Sostener el foco (durante la tarea)

- **Recuerda las bases**: procura trabajar con luz natural, cerca de una ventana y con una respiración nasal lenta para oxigenar tu cerebro y mantener la concentración.
- **Bebe té verde**: hidrata el cerebro —la deshidratación, incluso ligera, reduce la memoria de trabajo y la concentración—, despeja la niebla mental y sostiene un estado de atención sereno gracias al tándem teína y L-teanina. Sus catequinas protegen la neurona, cuidan la mitocondria y prolongan la claridad. Con unas gotas de limón mejoras su biodisponibilidad; con una pequeña cantidad de aceite de coco, aportas un combustible cerebral limpio y estable.
- **Respiración de enfoque** (1-2 min): cuando notes dispersión, fatiga o bloqueo, detente un instante, escúchate, relaja hombros y mandíbula y respira conscientemente. Puedes usar respiración cuadrada (inspira 4 s, retén 4 s, espira 4 s, retén 4 s) o realizar 1-3 suspiros fisiológicos (dos inspiraciones nasales se-

guidas —una profunda y otra corta para llenar— y una espiración larga por la boca). Ambas técnicas descargan la sobrecarga mental, estimulan el nervio vago, mejoran la oxigenación cerebral y permiten volver a la tarea con mayor claridad. Si después refrescas cara, cuello y manos, el efecto se amplifica.

- **Variar la postura y el entorno**: trabajar de pie durante parte de la sesión, sentarte sobre un balón de *fitball* o cambiar de lugar —por ejemplo, pasar del escritorio a una mesa alta o incluso a la terraza o al balcón— reactiva la atención, despierta el cuerpo y evita que la memoria de trabajo se atasque en la monotonía.
- ***Snacks* de movimiento vigoroso**: levantarte un minuto para hacer ejercicio vigoroso como saltar, correr en el sitio o hacer sentadillas y flexiones rápidas reactiva la dopamina y el flujo sanguíneo cerebral.
- **Microdescansos visuales**: cada 45-60 minutos, interrumpe tu tarea y cambia la dirección de la mirada. Deja de fijar los ojos en la pantalla o en un texto cercano y dirige tu vista hacia el horizonte o hacia una fuente de luz natural durante uno o dos minutos. Este simple gesto relaja los músculos oculares, descarga la corteza prefrontal y reduce la fatiga visual y mental. Al expandir tu mirada, también lo hace tu mente.
- **Incorpora una pausa de NSDR o yoga nidra si la tarea se prolonga**: esta práctica de entre diez y veinte minutos puede aumentar los niveles de dopamina hasta en un 60 por ciento y mejora el rendimiento cognitivo en la segunda mitad de la jornada.

41.3. Recuperar y recargar (después de la tarea)

No podemos olvidarnos de recargar los niveles de dopamina una vez terminada la sesión cognitiva y, por supuesto, dar pausa al cerebro ejecutivo con el afectivo, o lo que es lo mismo, elevar la serotonina una vez que la dopamina haya cumplido su cometido:

- **NSDR o yoga nidra** (10-20 min): favorece la consolidación de lo aprendido y eleva la serotonina y la oxitocina cuando se practica de forma regular.

- **Una caminata vigorosa**: reactiva la circulación, oxigena el cerebro tras un período de concentración sostenida y ayuda a soltar las preocupaciones de la jornada.
- **Al terminar, cambia de modo**: comparte una infusión y una conversación con alguien, camina en la naturaleza o escucha música relajante. Este cortafuegos serotoninérgico evita la fatiga del sistema ejecutivo.
- **Infusión de cacao con *ashwagandha***: el cacao, rico en flavonoides, magnesio y triptófano, abre el corazón y eleva la serotonina. Por su parte, la *ashwagandha* añade un efecto ansiolítico y adaptógeno, ideal para cerrar la jornada con calma lúcida.

Bonus track

Diez hábitos nootrópicos

El decálogo nootrópico: lo que tu cerebro espera de ti

1. Que vivas intensamente y duermas profundamente.
2. Que te sincronices con la luz solar: amanecer dorado con té verde, mañanas luminosas con café bajo el cielo azul y ocaso rojizo con cacao que abra la noche oscura.
3. Que respires por la nariz con calma, pero también te entregues a la catarsis de la respiración vigorosa y la apnea.
4. Que actives tu cuerpo al amanecer con el brío de los saltos y los brazos en alto, que rompas el tiempo sentado con ejercicio vigoroso cuando notes que la mente se nubla, que camines con energía y que bailes de noche una suave danza entrópica.
5. Que persigas la dopamina real, la que nace del ayuno nocturno, del frío que despierta, del esfuerzo que desafía y del calor que purifica. Y que huyas de la dopamina barata, porque nada eterno nace de un placer inmediato.
6. Que nutras tu mente con grasas buenas, colores vivos, setas y fermentados: los nootrópicos sólo como aliados.
7. Que vuelvas a tu verdadero hogar, la naturaleza, ya sea en la majestuosidad de un paisaje inmenso o en la sombra sencilla de un árbol en el parque.
8. Que entrenes tu atención: crea, medita, escribe, contempla.

Aprende a dirigir el foco en un mundo que te lo roba. Ábrete a los demás, pero también disfruta de tu soledad —elegida—, la contemplación y el silencio para encontrarte.

9. Que lo estimules, no sólo con sudokus, sino con una vida *flâneur*, llena de aprendizaje infinito, curiosidad sin límites, creatividad desbordante, pensamiento mágico y asombro intacto. El cerebro joven no es el que no envejece, sino el que sigue creando, explorando y aprendiendo.
10. Que encuentres la felicidad en el Jardín de Epicuro: en las conversaciones interesantes, los libros que nutren, la música que inspira, el arte que conmueve, las sonrisas cómplices y los abrazos desinteresados. En definitiva, una vida buena, sencilla y compartida. Epicuro tenía razón: lo esencial es suficiente.

En cuanto a los suplementos, antes de nada: no te agobies. Como su nombre indica, no son imprescindibles. El sueño profundo, la luz del sol, el ayuno consciente, una alimentación nutritiva, el movimiento diario, la naturaleza y los vínculos humanos siguen siendo los mejores nootrópicos. Los suplementos son un apoyo útil, especialmente para corregir carencias comunes —vitamina D, magnesio y omega-3— y potenciar estados concretos, pero nunca sustituyen a los hábitos. Recuerda que lo que propongo en este libro no es una receta personal. Cada organismo es un universo, así que busca siempre la guía de un profesional si tienes cualquier tipo de condición médica.

Dicho esto, si tuviéramos que destilar el universo nootrópico en diez esencias, en diez palabras que expresen sus funciones clave en el cerebro, serían éstas:

Bacopa — Memoria
L-tirosina — Foco
L-teanina — Creatividad
Hericium — Neuroplasticidad
Citicolina — Claridad
Ginkgo B — Oxigenación
GlyNacTau — Longevidad
Creatina — Energía
Ashwagandha — Calma
Rhodiola — Resiliencia

Epílogo

Comenzamos este libro con nuestro alegato: proteger esa máquina cuántica y entrópica que decodifica la realidad y que —quizá— nos conecta con la supraconciencia. No te voy a engañar, lo nuestro es un pacto de sinceridad brutal. Hablarte en términos de cuántica, supraconciencia y un cerebro que conecta con esa fuente —ese *quantum* donde todo ha sido, es y será— me generaba inseguridad, incluso temor.

Pero ahora, con el libro terminado, observo con alegría cómo neurocientíficos de la talla de Álex Gómez-Marín, en *La ciencia del último umbral*,[66] exploran esa frontera entre cerebro, conciencia y realidad en una sintonía sorprendentemente armónica con lo que he plasmado aquí, en *Vida nootrópica*.

Tenía claro que no quería reducir los nootrópicos a un listado de suplementos, sino que quería ir a la base: crear los cimientos de la cognición, la creatividad, la memoria y la motivación. Incluso pensé en titular este libro *Hábitos nootrópicos*. Pero después comprendí —o me fue revelado— que tal vez nuestra mente no esté localizada por completo en el cerebro; que esa masa gelatinosa que descansa sobre nuestros hombros quizá no sea el generador de la conciencia, sino su receptáculo; que la conciencia, en

66. Gómez-Marín, Á., *La ciencia del último umbral*, Temas de Hoy, Barcelona, 2025.

realidad, se halle diseminada en nuestro cuerpo, en los demás, en el todo.

Por esto decidí ir un paso más allá. Son teorías, sí, pero eso no invalida las prácticas que aquí te propongo, ni la solidez científica que las sostiene. Créeme cuando te digo que preservar mi capacidad de pensar, imaginar y recordar es una de mis mayores obsesiones. Y ahora que este libro llega a su fin, tengo que confesarte que mi mayor miedo es olvidar. Por este motivo escribo: saber que la fugacidad de mis pensamientos encuentra un refugio cálido en el papel me tranquiliza. Tal y como dijo Julio Llamazares: «La vida consiste en ir perdiendo cosas, y la literatura se encarga de que no se pierdan del todo».

Durante mucho tiempo, este impulso creativo contra la tiranía del olvido quedó confinado a una suerte de diario personal. Pero tú llegaste a mi vida y lo cambiaste todo. Ahora camino por el mundo con la curiosidad de un niño, ávido de descubrir qué puedo compartir contigo, de convertir conceptos complejos en historias apasionantes que puedan mejorar tu vida.

Decía Borges que «un escritor debe pensar que todo le ha sido dado para su obra». Cada idea, cada hallazgo, cada reflexión, cada vivencia... tienen en su *ikigai* el llegar a ti. Y siguiendo con la saga de los Borges, su hermana Nora creía que el arte debía dar paz. Cuando le preguntaron qué era la pintura —ella, que fue pintora luminosa— respondió que era el arte de dar felicidad mediante colores y formas. Llamar arte a lo que hago me resulta harto pretencioso, pero sí que puedo asegurarte algo: darte momentos de paz y, ojalá, de felicidad mediante mis palabras ha sido —y será— una de las piedras angulares de mi obra.

Sé que esto no es un adiós, sino un hasta pronto —si tú quieres—. He contraído, tal y como diría Bukowski, la enfermedad de escribir, y no tiene cura, pero gracias a ti —a tu compañía en estas páginas— sé que es una enfermedad hermosa, que traerá consigo nuevos proyectos literarios. Una compañía que, en medio de las vidas saturadas que todos portamos, es algo que no tiene precio. Por esto he querido que cada página fuese un regalo.

He escrito este libro con eso que en Grecia llaman *meraki*: alma en cada letra, una parte de mí en cada línea. Y nuestro viaje continúa en Entropía, ese portal que nos conecta, ese lugar donde sigo compartiendo descubrimientos, historias y preguntas que lanzo como botellas al océano, esperando que sean recogidas por alguien que resuene con su mensaje y encuentre, gracias a ellas, una isla de consciencia en medio del vendaval de la vida moderna.

Aquí te dejo un código QR por si quieres acompañarme. Estaré feliz de encontrarte allí.

No luches por encajar en un mundo que quizá te sea distinto, incluso ajeno.

Rompe el molde.

Transita en la intersección entre la geometría y la psicodelia, entre las ciencias y las humanidades, entre lo humano y lo sagrado.

Porque es en lo liminal donde surge la magia, y todos necesitamos una dosis diaria de ella para no morir de realidad.

Samadhi.
Algún lugar de la Araucanía Andina,
16 de noviembre de 2025

Agradecimientos

La vida es un viaje que no se mide por el destino, sino por el camino y por quienes lo recorren contigo. Unos senderos se bifurcan, otros se unen, y todos nos transforman: como el río de Heráclito, nunca somos los mismos al regresar.

Gracias de corazón, mente y espíritu a todas las personas que han caminado conmigo en este devenir que llamamos vida.

Gracias a mi familia —mi origen y mi refugio—,
a mis amigos —mi tribu y mi aliento—,
a mis maestros —mi faro y mi espejo—,
a mi editorial —mi casa y mi impulso—,
y a mis lectores —mi razón y mi destino—.
Este libro existe por vosotros y para vosotros.

Bibliografía

«#496: José Carlos Bouso – Psicodélicos: La próxima frontera de la salud mental» [pódcast], *Lo que tú digas*, Spotify, <https://open.spotify.com/episode/4pEoQRC5GlrMtB0vtyPIC2>.

Achete de Souza, G., *et al.*, «Effects of ginkgo biloba on diseases related to oxidative stress», *Planta Med*, 86, 6 (2020), pp. 376-386.

Adaikkan, C.; y Tsai, L. H., «Gamma entrainment: impact on neurocircuits, glia, and therapeutic opportunities», *Trends Neurosci*, 43, 1 (2020), pp. 24-41.

Adamatzky, A., «Language of fungi derived from their electrical spiking activity», *Royal Society Open Science*, 9, 4 (2022), p. 211926.

Amela, V. M., «Tú eres un fractal del universo mientras estás lavando los platos», *La Vanguardia*, 10 de julio de 2025, <https://www.lavanguardia.com/lacontra/20250710/10874073/nassim-haramein-fractal-universo-estas-lavando-platos.html>.

Amezcua, C., *Tu viaje de sanación psicodélica*, Editorial Planeta, México, 2025.

Arponen, S., *¿Envejeces o rejuveneces?*, Alienta Editorial, Barcelona, 2025.

Atchley, R. A.; Strayer, D. L., y Atchley, P., «Creativity in the wild: improving creative reasoning through immersion in natural settings», *PLoS One*, 7, 12 (2012).

Baba, Y., *et al.*, «Effects of l-theanine on cognitive function in middle-aged and older subjects: a randomized placebo-controlled study», *J Med Food*, 24, 4 (2021), pp. 333-341.

Baconnier, S., *et al.*, «Calcite microcrystals in the pineal gland of the human brain: first physical and chemical studies», *Bioelectromagnetics*, 23, 7 (2002), pp. 488-495.

Bahi, C., *et al.*, «Effects of conscious connected breathing on cortical brain activity, mood and state of consciousness in healthy adults», *Curr Psychol*, 43 (2024), pp. 10578-10589.

Bălăeţ, M., «Psychedelic cognition-the unreached frontier of psychedelic science», *Front Neurosci*, 16 (2022), p. 832375.

Barberger-Gateau, P., *et al.*, «Dietary patterns and risk of dementia. The three-city cohort study», *Neurology*, 69, 20 (2007), pp. 1921-1930.

Bawari, S., *et al.*, «Targeting BDNF signaling by natural products: novel synaptic repair therapeutics for neurodegeneration and behavior disorders», *Pharmacol Res*, 148 (2019), p. 104458.

Beauchene, C., *et al.*, «The effect of binaural beats on visuospatial working memory and cortical connectivity», *PLoS One*, 11, 11 (2016).

Beetz, A., *et al.*, «Psychosocial and psychophysiological effects of human-animal interactions: the possible role of oxytocin», *Frontiers in Psychology*, 3, 234 (2012).

Bekinschtein, P., *Un libro sobre drogas*, El Gato y La Caja, Argentina, 2019.

Bellec, Y. B, «The pineal gland, a global review of its functions and its relationship with spiritual practices», *Independant Publication, First*, 5 (2024).

Berman, M. G.; Jonides, J.; y Kaplan, S., «The cognitive benefits of interacting with nature», *Psychological Science*, 19, 12 (2008), pp. 1207-1212.

Bernardi, L., *et al.*, «Effect of rosary prayer and yoga mantras on autonomic cardiovascular rhythms: Comparative study», *British Medical Journal*, 323, 7327 (2001), pp. 1446-1449.

Bigio, B., *et al.*, «The neuropsychopharmacology of acetyl-L-carnitine (LAC): basic, translational and therapeutic implications», *Discov Ment Health*, 4, 1 (2024), p. 2.

Bob, P.; y Fedor-Freybergh, P., «Melatonin, consciousness, and traumatic stress», *Journal of Pineal Research*, 44, 4 (2008), pp. 341-347.

Bókkon, I.; y Salari, V., «Information storing by biomagnetites», *Journal of Biological Physics*, 36, 1 (2010), pp. 109-120.

Boldrini, M., *et al.*, «Human hippocampal neurogenesis persists throughout aging», *Cell Stem Cell*, 22, 4 (2018), pp. 589-599.

Bouso, J. C., *Medicina psiquedélica*, Editorial Kairós, Barcelona, 2025.

Bratman, G. N., *et al.*, «The benefits of nature experience: improved affect and cognition», *Landscape and Urban Planning*, 138 (2015), pp. 41-50.

Bratman, G. N.; Hamilton, J. P.; y Daily, G. C., «The impacts of nature experience on human cognitive function and mental health», *Ann N Y Acad Sci*, 1249 (2012), pp. 118-136.

Briguglio, M., *et al.*, «Dietary neurotransmitters: a narrative review on current knowledge», *Nutrients*, 10, 5 (2018), p. 591.

Brimson, J. M., *et al.*, «The effectiveness of bacopa monnieri (Linn.)

Wettst. as a nootropic, neuroprotective, or antidepressant supplement: analysis of the available clinical data», *Sci Rep*, 11, 596 (2021).

Brouwer, A.; y Carhart-Harris, R. L., «Pivotal mental states», *Journal of Psychopharmacology*, 35, 4 (2021), pp. 319-352.

Brown, C. M.; Sanya, E. O.; y Hilz, M. J., «Effect of cold face stimulation on cerebral blood flow in humans», *Brain Res Bull*, 6, 1 (2003), pp. 81-86.

Brüggemann, P., *et al.*, «The influence of depression, anxiety and cognition on the treatment effects of *ginkgo biloba* extract EGb 761® in patients with tinnitus and dementia: a mediation analysis», *J Clin Med*, 10, 14 (2021), p. 3151.

Brühl, A. B.; D'Angelo, C.; y Sahakian, B. J. «Neuroethical issues in cognitive enhancement: modafinil as the example of a workplace drug?», *Brain and Neuroscience Advances*, 3 (2019).

Buchman, A. S., *et al.*, «Total daily physical activity and the risk of AD and cognitive decline in older adults», *Neurology*, 78, 17 (2012), pp. 1323-1329.

Burzynska, A. Z., *et al.*, «The dancing brain: structural and functional signatures of expert dancers», *Frontiers in Human Neuroscience*, 11 (2017), p. 566.

Calabrese, V., *et al.*, «Cellular stress responses, hormetic phytochemicals and vitagenes in aging and longevity», *Biochim Biophys Acta*, 1822, 5 (2012), pp. 753-783.

Calderón-Garcidueñas, L., *et al.*, «Air pollution, cognitive deficits and brain abnormalities: a pilot study with children and dogs», *Brain Cogn*, 68, 2 (2008), pp. 117-127.

Camfield, D. A., *et al.*, «Acute effects of tea constituents L-theanine, caffeine, and epigallocatechin gallate on cognitive function and mood: a systematic review and meta-analysis», *Nutrition Reviews*, 72, 8 (2014), pp. 507-522.

Cardinali, D. P.; y Freire, F., «Melatonin effects on brain. Interaction with microtubule protein, inhibition of fast axoplasmic flow and induction of crystaloid and tubular formations in the hypothalamus», *Mol Cell Endocrinol*, 2, 5 (1975), pp. 317-330.

Carhart-Harris, R. L., *et al.*, «The entropic brain: a theory of conscious states informed by neuroimaging research with psychedelic drugs», *Front Hum Neurosci*, 8 (2014), p. 20.

Casey, H., *et al.*, «Exploring ultraweak photon emissions as optical markers of brain activity», *iScience*, 28, 3 (2025), p. 112019.

Cernych, M.; Satas, A.; y Brazaitis, M., «Post-sauna recovery enhances brain neural network relaxation and improves cognitive economy in oddball tasks», *Int J Hyperthermia*, 35, 1 (2018), pp. 375-382.

Cha, H., *et al.*, «Effects of olfactory stimulation on cognitive function and behavior problems in older adults with dementia: a systematic literature review», *Geriatr Nurs*, 42, 5 (2021), pp. 1210-1217.

Chan, D., *et al.*, «Gamma-frequency sensory stimulation in mild probable Alzheimer's dementia patients: Results of feasibility and pilot studies», *PLoS One*, 17, 12 (2022).

Chandrasekhar, K.; Kapoor, J.; y Anishetty, S., «A prospective, randomized double-blind, placebo-controlled study of safety and efficacy of a high-concentration full-spectrum extract of *Ashwagandha* root in reducing stress and anxiety in adults», *Indian Journal of Psychological Medicine*, 34, 3 (2012), pp. 255-262.

Chatterjee, P., *et al.*, «Potential of coconut oil and medium chain triglycerides in the prevention and treatment of Alzheimer's disease», *Mech Ageing Dev*, 186 (2020), p. 111209.

Cheah, I. K.; y Halliwell, B., «Ergothioneine, recent developments», *Redox Biol*, 42 (2021), p. 101868.

Chen, F., *et al.*, «Magnesium and cognitive health in adults: a systematic review and meta-analysis», *Adv Nutr*, 15, 8 (2024), p. 100272.

Cheng, G., *et al.*, «Diabetes as a risk factor for dementia and mild cognitive impairment: a meta-analysis of longitudinal studies», *Intern Med J*, 42 (2012), pp. 484-491.

Chu, J., «Famous double-slit experiment holds up when stripped to its quantum essentials», *MIT News*, 28 de julio de 2025, <https://news.mit.edu/2025/famous-double-slit-experiment-holds-when-stripped-to-quantum-essentials-0728>.

Colucci-D'Amato, L.; Speranza, L.; y Volpicelli, F., «Neurotrophic factor BDNF, physiological functions and therapeutic potential in depression, neurodegeneration and brain cancer», *Int J Mol Sci*, 21, 20 (2020), p. 7777.

Concetta Scuto, M., *et al.*, «Curcumin, hormesis and the nervous system», *Nutrientes*, 11, 10 (2019), p. 2417.

Cortes-Canteli, M., *et al.*, «Subclinical atherosclerosis and brain metabolism in middle-aged individuals: the PESA study», *J Am Coll Cardiol*, 77, 7 (2021), pp. 888-898.

Craddock, T. J.; Priel, A.; y Tuszynski, J. A., «Keeping time: could quantum beating in microtubules be the basis for the neural synchrony related to consciousness?», *J Integr Neurosci*, 13, 2 (2014), pp. 293-311.

Cryan, J. F.; y Dinan, T. G., «Mind-altering microorganisms: the impact of the gut microbiota on brain and behaviour», *Nature Reviews Neuroscience*, 13, 10 (2012), pp. 701-712.

Cunnane, S.; y Stewart, K., *Human Brain Evolution*, Editorial Wiley-Blackwell, Estados Unidos, 2010.

Darbinyan, V., *et al.*, «Rhodiola rosea in stress induced fatigue-a double blind cross-over study of a standardized extract SHR-5», *Phytomedicine*, 7, 5 (2000), pp. 365-371.

Dean, J., *et al.*, «Biosynthesis and extracellular concentrations of N,N-dimethyltryptamine (DMT) in mammalian brain», *Sci Rep*, 9, 1 (2019), p. 9333.

Derbyshire, E., «Could we be overlooking a potential choline crisis in the United Kingdom?», *BMJ Nutr Prev Health*, 2, 2 (2019), pp. 86-89.

DiSabato, D. J.; Quan, N.; y Godbout, J. P., «Neuroinflammation: the devil is in the details», *J Neurochem*, 139, 2 (2016), pp. 136-153.

Dispenza, J., *El placebo eres tú*, Urano, Barcelona, 2014.

«Does viagra make for a more vigorous brain? Lower dementia risk?», Alzforum, 2021, <https://www.alzforum.org/news/research-news/does-viagra-make-more-vigorous-brain-lower-dementia-risk>.

Doherty, R., *et al.*, «The impact of kiwifruit consumption on the sleep and recovery of elite athletes», *Nutrients*, 15, 10 (2023), p. 2274.

Doll, R., *et al.*, «Mortality in relation to smoking: 50 years' observations on male British doctors, *BMJ*, 328, 7455 (2004), p. 1519.

Dos Santos Tenório, M. C., *et al.*, «N-Acetylcysteine (NAC): impacts on human health», *Antioxidants (Basel)*, 10, 6 (2021), p. 967.

Efrati, S.; y Ben-Jacob, E., «Reflections on the neurotherapeutic effects of hyperbaric oxygen», *Expert Review of Neurotherapeutics*, 14, 3 (2014), pp. 233-236.

Epicuro, *Carta a Meneceo*, Alianza Editorial, Madrid, 2016.

Evans, M., *et al.*, «A randomized, triple-blind, placebo-controlled, crossover study to investigate the efficacy of a single dose of AlphaWave® L-theanine on stress in a healthy adult population», *Neurology and Therapy*, 10, 2 (2021), pp. 1061-1078.

Falkenstein, M., *et al.*, «Impact of the gut microbiome composition on social decision-making», *PNAS Nexus*, 3, 5 (2024), p. 166.

Feng, Q., *et al.*, «Effects of different music on HEK293T cell growth and mitochondrial functions», *Explore (NY)*, 18, 6 (2022), pp. 670-675.

Ferrante, E., *La amiga estupenda*, Lumen, Barcelona, 2012.

Fila, M., *et al.*, «Nutrients to improve mitochondrial function to reduce brain energy deficit and oxidative stress in migraine», *Nutrients*, 13, 12 (2021), p. 4433.

Ford, T. C., *et al.*, «The effect of a high-dose vitamin B multivitamin supplement on the relationship between brain metabolism and blood biomarkers of oxidative stress: a randomized control trial», *Nutrients*, 10, 12 (2018), p. 1860.

Foster Wallace, D., *Esto es agua*, Penguin Random House, Barcelona, 2014.

Foucault, M., *Vigilar y castigar*, Siglo XXI, Madrid, 2009.

Gao, X., *et al.*, «Analysis of EEG activity in response to binaural beats with different frequencies», *Int J Psychophysiol*, 94, 3 (2014), pp. 399-406.

Genuis, S. J., *et al.*, «Arsenic, cadmium, lead and mercury in sweat: a systematic review, *J Environ Public Health*, 2012.

Ghorbani, A.; y Esmaeilizadeh, M., «Pharmacological properties of *Salvia officinalis* and its components», *J Tradit Complement Med*, 7, 4 (2017), pp. 433-440.

Gil, S., «#58 Estados alterados de consciencia (1)», *Suma Positiva*, 24 de octubre de 2020, <https://www.sumapositiva.com/p/58-estados-alterados-de-consciencia?r=2ofi0n&utm_campaign=post&utm_medium=web>.

Giurgea, C. E., «Pharmacology of integrative activity of the brain. Attempt at nootropic concept in psychopharmacology», *Actual Pharmacology*, 23 (1972), pp. 115-156.

Godos, J., *et al.*, «Nut consumption is associated with cognitive status in southern Italian adults», *Nutrients*, 17, 3 (2025), p. 521.

Gómez-Marín, Á., *La ciencia del último umbral*, Temas de Hoy, Barcelona, 2025.

Gómez-Oliva, R., *et al.*, «Vitamin D deficiency as a potential risk factor for accelerated aging, impaired hippocampal neurogenesis and cognitive decline: a role for Wnt/β-catenin signaling», *Aging* (Albany NY), 12, 13 (2020), pp. 13824-13844.

Gomez-Ramirez, M., *et al.*, «The effects of L-theanine on alpha-band oscillatory brain activity during a visuo-spatial attention task», *Brain Topogr*, 22, 1 (2009), pp. 44-51.

Gonçalves, N. G., *et al.*, «Association between consumption of ultraprocessed foods and cognitive decline», *JAMA Neurology*, 80, 2 (2022), pp. 142-150.

Gonzalez, M.; Sutherland, E.; y Olalde, J., «Quantum functional energy medicine: the next frontier of restorative medicine», *Journal of Restorative Medicine*, 9 (2019), pp. 1-7.

González-Aragón Pineda, A. E., *et al.*, «Effect of chocolate intake on depression in postmenopausal women: a randomized controlled trial», *Nutrients*, 16, 2 (2024), p. 217.

Grinberg-Zylberbaum, J., *La teoría sintérgica*, Roca Editorial, Barcelona, 2025.

Grof, S., «Holotropic breathwork: a new experiential method of psychotherapy and self-exploration», *Journal of Transpersonal Research*, 6, 1 (2014), pp. 7-24.

Hamblin, M. R., «Mechanisms and mitochondrial redox signaling in photobiomodulation», *Photochemistry and Photobiology*, 94, 2 (2017), pp. 199-212.

Hameroff, S., «Consciousness, cognition and the neuronal cytoskeleton: a new paradigm needed in neuroscience», *Frontiers in Molecular Neuroscience*, 15 (2022), p. 869935.

—, «The "conscious pilot"-dendritic synchrony moves through the brain to mediate consciousness», *J Biol Phys*, 36, 1 (2010), pp. 71-93.

Hameroff, S.; y Penrose, R., «Consciousness in the universe: a review of the "Orch OR" theory», *Phys Life Rev*, 11, 1 (2014), pp. 39-78.

Hamidpour, M., *et al.*, «Chemistry, pharmacology, and medicinal property of sage (salvia) to prevent and cure illnesses such as obesity, diabetes, depression, dementia, lupus, autism, heart disease, and cancer», *J Tradit Complement Med*, 4, 2 (2014), pp. 82-88.

Han, B. C., *La sociedad del cansancio*, Herder, Barcelona, 2012.

Han, X., *et al.*, «Effect of tea on flow experience and mental fatigue during cognitive tasks: an EEG and behavioral study», *PLoS One*, 19, 2 (2024).

Hase, A.; Jung, S. E.; y Aan Het Rot, M., «Behavioral and cognitive effects of tyrosine intake in healthy human adults», *Pharmacol Biochem Behav*, 133 (2015), pp. 1-6.

Havenith, M. N., *et al.*, «Decreased CO_2 saturation during circular breathwork supports emergence of altered states of consciousness», *Commun Psychol*, 3, 1 (2025), p. 59.

Hegel, G. W. F., *Fenomenología del espíritu*, Fondo de Cultura Económica, Madrid, 2010.

Hoch, T., *et al.*, «Fat/carbohydrate ratio but not energy density determines snack food intake and activates brain reward areas», *Sci Rep*, 5 (2015), p. 10041.

Huang, H. T., *et al.*, «*Hericium erinaceus* mycelium and its small bioactive compounds promote oligodendrocyte maturation with an increase in myelin basic protein», *Sci Rep*, 11 (2021), p. 6551.

Huang, S. Y., *et al.*, «Cordycepin improved the cognitive function through regulating adenosine A_{2A} receptors in MPTP induced Parkinson's disease mice model», *Phytomedicine*, 110 (2023), p. 154649.

Huang, Y., *et al.*, «Drinking tea improves the performance of divergent creativity», *Food Quality and Preference*, 66 (2017).

Jasielski, P., *et al.*, «Application of citicoline in neurological disorders: a systematic review», *Nutrients*, 12, 10 (2020), p. 3113.

Jeffery, G., *et al.*, «Longer wavelengths in sunlight pass through the human body and have a systemic impact which improves vision», *Sci Rep*, 15 (2025), p. 24435.

Jeffery, G.; Boulton, M.; y Brown, A., «Longer wavelengths in sunlight pass through the human body and have a systemic impact which improves vision», *Scientific Reports*, 15 (2025).

Joffre, C.; Rey, C.; y Layé, S., «N-3 polyunsaturated fatty acids and the resolution of neuroinflammation», *Front Pharmacol*, 10 (2019), p. 1022.

Jongkees, B. J., *et al.*, «Effect of tyrosine supplementation on clinical and healthy populations under stress or cognitive demands-A review», *J Psychiatr Res*, 70 (2015), pp. 50-57.

Justo, A. F. O., *et al.*, «Association between alcohol consumption, cognitive abilities, and neuropathologic changes, *Neurology*, 104, 9 (2025).

Kang, J. H., *et al.*, «Effect of vitamin D on cognitive decline: results from two ancillary studies of the VITAL randomized trial», *Sci Rep*, 11 (2021), p. 23253.

Kaplan, R., «The restorative benefits of nature: toward an integrative framework», *Journal of Environmental Psychology*, 15, 3 (1995), pp. 169-182.

Katz, D. L.; Doughty, K.; y Ali, A., «Cocoa and chocolate in human health and disease», *Antioxidants & Redox Signaling*, 15, 10 (2011), pp. 2779-2811.

Kempster, P.; y Ma, A., «Parkinson's disease, dopaminergic drugs and the plant world», *Front Pharmacol*, 13 (2022), p. 970714.

Kennedy, D. O., «B Vitamins and the brain: mechanisms, dose and efficacy-A review», *Nutrients*, 8, 2 (2016), p. 68.

Kip, E.; y Parr-Brownlie, L. C., «Healthy lifestyles and wellbeing reduce neuroinflammation and prevent neurodegenerative and psychiatric disorders», *Front Neurosci*, 17 (2023), p. 1092537.

Kjaer, T. W., *et al.*, «Increased dopamine tone during meditation-induced change of consciousness», *Brain Res Cogn Brain Res*, 13, 2 (2002), pp. 255-259.

Kjeld, T.; Pott, F. C.; y Secher, N. H., «Facial immersion in cold water enhances cerebral blood velocity during breath-hold exercise in humans», *J Appl Physiol* (1985), 106, 4 (2009), pp. 1243-1248.

Konopka, G., *et al.*, «Human-specific transcriptional regulation of CNS development genes by FOXP2», *Proceedings of the National Academy of Sciences*, 111, 39 (2014), pp. 14253-14258.

Kotler, S.; y Wheal, J., *Robar el fuego*, Editorial Sirio, Málaga, 2021.

Kotler, S., *The Rise of Superman*, New Harvest, Houghton Mifflin Harcourt, Estados Unidos, 2014.

Krach, S., *et al.*, «The rewarding nature of social interactions», *Front Behav Neurosci*, 28, 4 (2010), p. 22.

Kral, T. R. A., *et al.*, «Impact of short- and long-term mindfulness meditation training on amygdala reactivity to emotional stimuli», *NeuroImage*, 181 (2018), pp. 301-313.

Kühn, S., *et al.*, «In search of features that constitute an "enriched environment" in humans: associations between geographical properties and brain structure», *Scientific Reports*, 7 (2017), p. 11920.

Kumar, P., *et al.*, «Supplementing glycine and N-acetylcysteine (GlyNAC) in older adults improves glutathione deficiency, oxidative stress, mitochondrial dysfunction, inflammation, physical function, and aging hallmarks: a randomized clinical trial», *The Journals of Gerontology, Series A*, 78, 1 (2023), pp. 75-89.

Kuriyama, S., *et al.*, «Green tea consumption and mortality due to cardiovascular disease, cancer, and all causes in Japan: the Ohsaki study», *JAMA*, 296, 10 (2006), pp. 1255-1265.

Kvetnoy, I., *et al.*, «Melatonin as the cornerstone of neuroimmunoendocrinology», *Int J Mol Sci*, 23, 3 (2022), p. 1835.

Lacaux, C., *et al.*, «Sleep onset is a creative sweet spot», *Sci Adv*, 7, 50 (2021).

Larsen, J. K., *et al.*, «B vitamins and stress: a systematic review of the evidence», *Journal of Clinical Psychopharmacology*, 38, 5 (2018), pp. 457-463.

Laukkanen, T., *et al.*, «Sauna bathing is inversely associated with dementia and Alzheimer's disease in middle-aged Finnish men», *Age Ageing*, 46, 2 (2017), pp. 245-249.

Lazarev, N., «Definition of adaptogens: mechanisms of increased nonspecific resistance», *Proceedings of the USSR Academy of Sciences*, 57 (1947), pp. 4-7.

Lea, T., *et al.*, «Microdosing psychedelics: motivations, subjective effects and harm reduction», *Int J Drug Policy*, 75 (2020), p. 102600.

Lee, B. B., *et al.*, «Role of mushrooms in neurodegenerative diseases», en Agrawal, D.; y Dhanasekaran, M., *Medicinal Mushrooms*, Springer Nature, pp. 223-250, Singapur, 2019.

Lefèvre, F., *et al.*, «Melatonin's neuroprotective role in mitochondria and its potential as a biomarker in aging, cognition and psychiatric disorders», *Translational Psychiatry*, 11, 1 (2021), p. 339.

LeGates, T. A.; Fernandez, D. C.; y Hattar, S., «Light as a central modulator of circadian rhythms, sleep and affect», *Nat Rev Neurosci*, 15, 7 (2014), pp. 443-454.

Lei, X., *et al.*, «The potential influence of melatonin on mitochondrial quality control: a review», *Front Pharmacol*, 14 (2024), p. 1332567.

Liset, R., *et al.*, «A randomized controlled trial on the effect of blue-blocking glasses compared to partial blue-blockers on melatonin profile among nulliparous women in third trimester of the pregnancy», *Neurobiology of Sleep and Circadian Rhythms*, 12 (2021), p. 100074.

Liu, Z.; Chen Y. C.; y Ao, P., «Entangled biphoton generation in the myelin sheath», *Physical Review E*, 110, 2-1 (2024).

Loh, D.; y Reiter, R. J., «Light, water, and melatonin: the synergistic regulation of phase separation in dementia», *Int J Mol Sci*, 24, 6 (2023), p. 5835.

López-Muñoz, F., *et al.*, «La glándula pineal como instrumento físico de las facultades del alma: Una conexión histórica persistente [The pineal gland as physical tool of the soul faculties: a persistent historical connection]», *Neurologia*, 27, 3 (2012), pp. 161-168.

Luchsinger, J. A., *et al.*, «Hyperinsulinemia and risk of Alzheimer disease», *Neurology*, 63 (2004), pp. 1187-1192.

Lüscher, T. F., «Start your day with a morning coffee!», *European Heart Journal*, 46, 8 (2025), pp. 760-762.

Maffei, M. E., «5-Hydroxytryptophan (5-HTP): natural occurrence, analysis, biosynthesis, biotechnology, physiology and toxicology», *Int J Mol Sci*, 22, 1 (2020), p. 181.

Maier, J. A. M., *et al.*, «Magnesium and the brain: a focus on neuroinflammation and neurodegeneration», *Int J Mol Sci*, 24, 1 (2022), p. 223.

Malík, M.; y Tlustoš, P., «Nootropic herbs, shrubs, and trees as potential cognitive enhancers», *Plants* (Basel), 12, 6 (2023), p. 1364.

—, «Nootropics as cognitive enhancers: types, dosage and side effects of smart drugs», *Nutrients*, 14, 16 (2022), p. 3367.

Marcinkowska, A. B., *et al.*, «Impact of hyperbaric oxygen therapy on cognitive functions: a systematic review», *Neuropsychol Rev*, 32, 1 (2022), pp. 99-126.

Martin, F. P. J., *et al.*, «Metabolic effects of dark chocolate consumption on energy, gut microbiota, and stress-related metabolism in free-living subjects», *Journal of Proteome Research*, 8, 12 (2009), pp. 5568-5579.

Martorell, A. J., *et al.*, «Multi-sensory gamma stimulation ameliorates Alzheimer's-associated pathology and improves cognition», *Cell*, 177, 2 (2019), pp. 256-271.

Marzbani, H.; Marateb, H. R.; y Mansourian, M., «Neurofeedback: a comprehensive review on system design, methodology and clinical applications», *Basic Clin Neurosci*, 7, 2 (2016), pp. 143-158.

Mattson, M. P.; y Arumugam, T. V., «Hallmarks of brain aging: adaptive and pathological modification by metabolic states», *Cell Metab*, 27, 6 (2018), pp. 1176-1199.

Mayer, C., *et al.*, «Association between coffee consumption and brain MRI parameters in the Hamburg city health study», *Nutrients*, 15, 3 (2023), p. 674.

Mayer, E. A., *et al.*, «Gut microbes and the brain: paradigm shift in neuroscience», *Journal of Neuroscience*, 34, 46 (2014), pp. 15490-15496.

McDonald, D., *et al.*, «American Gut: an open platform for citizen science microbiome research», *mSystems*, 3, 3 (2018).

McGlade, E., *et al.*, «The effect of citicoline supplementation on motor speed and attention in adolescent males», *J Atten Disord*, 23, 2 (2019), pp. 121-134.

McPhee, G. M., *et al.*, «The neurocognitive effects of bacopa monnieri and cognitive training on markers of brain microstructure in healthy older adults», *Front Aging Neurosci*, 13 (2021), p. 638109.

Meléndez, J.; Maldonado, V.; y Ortega, A., «Effect of melatonin on β-tubulin and MAP2 expression in NIE-115 cells», *Neurochemical Research*, 21, 6 (1996), pp. 653-658.

Meng, X., *et al.*, «Dietary sources and bioactivities of melatonin», *Nutrients*, 9, 4 (2017), p. 367.

Meshberger, F. L., «An interpretation of Michelangelo's Creation of Adam based on neuroanatomy», *Journal of the American Medical Association*, 264, 14 (1990), pp. 1837-1841.

Meshkat, S., *et al.*, «Impact of psilocybin on cognitive function: a systematic review», *Psychiatry Clin Neurosci*, 78, 12 (2024), pp. 744-764.

Mofid, K., «World in chaos and despair: the healing power of gardens», *Globalisation for the Common Good Initiative*, 15 de julio de 2020, <https://gcgi.info/archive/1151-world-in-chaos-the-healing-power-of-gardens>.

Moreno, S., *et al.*, «Short-term music training enhances verbal intelligence and executive function», *Psychological Science*, 22, 11 (2011).

Moreno-Jiménez, E. P., *et al.*, «Adult hippocampal neurogenesis is abundant in neurologically healthy subjects and drops sharply in patients with Alzheimer's disease», *Nat Med*, 25, 4 (2019), pp. 554-560.

Mori, K., *et al.*, «Olfactory stimulation using essential oils improves cognitive function and mood in healthy older adults: a randomized controlled trial», *Frontiers in Neuroscience*, 17 (2023).

Moss, L., *et al.*, «Differential effects of the aromas of Salvia species on memory and mood», *Hum Psychopharmacol*, 25, 5 (2010), pp. 388-396.

Mould, R. R., *et al.*, «Ultra weak photon emission-a brief review», *Front Physiol*, 15 (2024), p. 1348915.

Muñoz-Jurado, A.; y Escribano, B. M., «Presence of melatonin in foods of daily consumption: the benefit of this hormone for health», *Food Chem*, 458 (2024), p. 140172.

Nakamichi, N.; Tsuzuku, S.; y Shibagaki, F., «Ergothioneine and central nervous system diseases», *Neurochem Res*, 47, 9 (2022), pp. 2513-2521.

Napper, I. E.; y Thompson, R. C., «Release of synthetic microplastic plastic fibres from domestic washing machines: Effects of fabric type and washing conditions», *Marine Pollution Bulletin*, 112, 1-2 (2016), pp. 39-45.

Nash, K. M.; y Shah, Z. A., «Current perspectives on the beneficial role of ginkgo biloba in neurological and cerebrovascular disorders», *Integr Med Insights*, 10 (2015), pp. 1-9.

Nathan, P. J., *et al.*, «The neuropharmacology of L-theanine (N-ethyl-L-glutamine): a possible neuroprotective and cognitive enhancing agent», *J Herb Pharmacother*, 6, 2 (2006), pp. 21-30.

Navarrete-Opazo, A.; y Mitchell, G. S., «Therapeutic potential of intermittent hypoxia: a matter of dose», *The American Journal of Physiology-Regulatory, Integrative and Comparative Physiology*, 307, 10 (2014).

Naviaux, R. K., «Metabolic features of the cell danger response», *Mitochondrion*, 16 (2014), pp. 7-17.

—, «Perspective: cell danger response biology-The new science that connects environmental health with mitochondria and the rising tide of chronic illness», *Mitochondrion*, 51 (2020), pp. 40-45.

Nawrot, P., *et al.*, «Effects of caffeine on human health», *Food Additives and Contaminants*, 20, 1 (2003), pp. 1-30.

«Nicotine's effects on the brain & body & how to quit smoking or vaping» [pódcast], *Huberman Lab Podcast*, 24 de septiembre de 2022.

Nir, Y.; y Tononi, G., «Dreaming and the brain: from phenomenology to neurophysiology», *Trends Cogn Sci*, 14, 2 (2010), pp. 88-100.

Nobre, A. C.; Rao, A.; y Owen, G. N., «L-theanine, a natural constituent in tea, and its effect on mental state», *Asia Pacific Journal of Clinical Nutrition*, 17, 1 (2008), pp. 167-168.

Nunn, A. V.; Guy, G.W.; y Bell, J. D., «The quantum mitochondrion and optimal health», *Biochemical Society Transactions*, 44, 4 (2016), pp. 1101-1110.

Oja, S. S.; y Saransaari, P., «Taurine and the brain», *Adv Exp Med Biol*, 1370 (2022), pp. 325-331.

Panossian, A. G., *et al.*, «Evolution of the adaptogenic concept from traditional use to medical systems: pharmacology of stress- and aging-related diseases», *Med Res Rev*, 41, 1 (2021), pp. 630-703.

Panossian, A.; y Wikman, G., «Effects of adaptogens on the central nervous system and the molecular mechanisms associated with their stress-protective activity», *Pharmaceuticals (Basel)*, 3, 1 (2010), pp. 188-224.

Park, B. J., *et al.*, «The physiological effects of Shinrin-yoku (taking in the forest atmosphere or forest bathing): evidence from field experiments in 24 forests across Japan», *Environmental Health and Preventive Medicine*, 15, 1 (2010), pp. 18-26.

Parker, G.; Parker, I.; y Brotchie, H., «Mood state effects of chocolate», *Journal of Affective Disorders*, 92, 2-3 (2006), pp. 149-159.

Patel, S. S., *et al.*, «Medicinal plants with acetylcholinesterase inhibitory activity», *Rev Neurosci*, 29, 5 (2018), pp. 491-529.

Pérez, A.; Carreiras, M.; y Duñabeitia, J. A., «Brain-to-brain entrainment: EEG interbrain synchronization while speaking and listening», *Sci Rep*, 7, 1 (2017), p. 4190.

Perez, V.; Alexander, D. D.; y Bailey, W. H., «Air ions and mood outcomes: a review and meta-analysis», *BMC Psychiatry*, 13, 29 (2013), pp. 1-14.

Pervin, M., *et al.*, «Function of green tea catechins in the brain: epigallocatechin gallate and its metabolites», *Int J Mol Sci*, 20, 15 (2019), p. 3630.

Picard, M.; y McEwen, B. S., «Mitochondria impact brain function and cognition», *Proc Natl Acad Sci USA*, 111, 1 (2014), pp. 7-8.

Platero, J. L., *et al.*, «The impact of epigallocatechin gallate and coconut oil treatment on cortisol activity and depression in multiple sclerosis patients», *Life*, 11 (2021), p. 353.

Poggioli, R., *et al.*, «The effect of vitamin C supplementation on cortisol and oxidative stress in chronic stress conditions», *Journal of Clinical Nutrition*, 15, 6 (2020), pp. 1234-1240.

Pollan, M., *Cómo cambiar tu mente*, Debate, Barcelona, 2018.

Popp, F. A., «Properties of biophotons and their theoretical implications», *Indian J Exp Biol*, 41, 5 (2003), pp. 391-402.

Popp, F. A.; y Zhang, J. Z., «Mechanism of interaction between electromagnetic fields and living organisms», *Science in China Series C Life Sciences*, 43 (2000), pp. 507-518.

Porro, C.; Cianciulli, A.; y Panaro, M. A., «A cup of coffee for a brain long life», *Neural Regen Res*, 19, 1 (2024), pp. 158-159.

Ravikant, N., *The Almanack of Naval Ravikant*, Magrathea Publishing, Estados Unidos, 2020.

Reiter, R. J., *et al.*, «Melatonin in mitochondria: mitigating clear and present danger», *Physiology*, 34, 3 (2019), pp. 190-201.

Roda, E., *et al.*, «Neuroprotective metabolites of *Hericium erinaceus*. Promote neuro-healthy aging», *Int J Mol Sci*, 22, 12 (2021), p. 6379.

Román-Caballero, R., *et al.*, «Musical practice as an enhancer of cognitive function in healthy aging - A systematic review and meta-analysis», *PLoS One*, 13, 11 (2018).

Rollier, A., *La cure de soleil*, Baillière et fils, París, 1915.

Roschel, H., *et al.*, «Creatine supplementation and brain health», *Nutrients*, 13, 2 (2021), p. 586.

Roth, B. L.; y Gumpper, R. H., «Psychedelics as transformative therapeutics», *Am J Psychiatry*, 180, 5 (2023), pp. 340-347.

Rubin, R., *El acto de crear*, Editorial Diana, Barcelona, 2023.

Sacks, O., «The healing power of gardens», *The New York Times*, 18 de abril de 2019, <https://www.nytimes.com/2019/04/18/opinion/sunday/oliver-sacks-gardens.html>.

Saitsu, Y., *et al.*, «Improvement of cognitive functions by oral intake of Hericium erinaceus», *Biomed Res*, 40, 4 (2019), pp. 125-131.

Samuel, P., «Ergothioneine mitigates telomere shortening under oxidative stress conditions», *J Diet Suppl*, 19, 2 (2022), pp. 212-225.

Sánchez-Monge, M., «Sustancias psicodélicas para tratar la depresión y otros trastornos mentales», *CuídatePlus*, 29 de abril de 2022, <https://cuidateplus.marca.com/bienestar/2022/04/29/sustancias-psicodelicas-tratar-depresion-trastornos-mentales-179748.html>.

Sanders, C. L., «Speculations about bystander and biophotons», *Dose Response*, 12, 4 (2014), pp. 515-517.

Sangiovanni, E., *et al.*, «Botanicals as modulators of neuroplasticity: focus on BDNF», *Neural Plast*, 2017 (2017), p. 5965371.

Santaolalla, J., *El bosón de Higgs no te va a hacer la cama*, La Esfera de los Libros, Madrid, 2016.

Santos, C., *et al.*, «Caffeine intake and dementia: systematic review and meta-analysis», *Journal of Alzheimer's Disease*, 20, 1 (2010), pp. 187-204.

Sapolsky, R., *Behave*, Arrow, Penguin Random House, Estados Unidos, 2017.

Schellenberg, E. G., «Music and cognitive abilities», *Current Directions in Psychological Science*, 14, 6 (2005), pp. 317-320.

Schmitt, K.; Holsboer-Trachsler, E.; y Eckert, A., «BDNF in sleep, insomnia, and sleep deprivation», *Ann Med*, 48, 1-2 (2016), pp. 42-51.

Scholey, A. B., *et al.*, «Consumption of cocoa flavanols results in acute improvements in mood and cognitive performance during sustained mental effort», *Journal of Psychopharmacology*, 24, 10 (2010), pp. 1505-1514.

Schore, A., *Affect Regulation and the Origin of the Self*, Hillsdale, Estados Unidos, 1994.

Schwarb, H., *et al.*, «Aerobic fitness, hippocampal viscoelasticity, and relational memory performance», *NeuroImage*, 153 (2017), pp. 179-188.

Sears, M. E., *et al.*, «Excretion of Ni, Pb, Cu, As and Hg in sweat under two sweating methods, *J Toxicol Environ Health A*, 84, 1 (2021), pp. 1-8.

Slattery, J., *et al.*, «Clinical trials of N-acetylcysteine in psychiatry and neurology: a systematic review», *Neurosci Biobehav Rev*, 55 (2015), pp. 294-321.

Smith, A., «Effects of caffeine on human behavior», *Food Chem Toxicol*, 40, 9 (2002), pp. 1243-1255.

Snowdon, D. A., *et al.*, «Linguistic ability in early life and cognitive function and Alzheimer's disease in late life: findings from the Nun Study», *JAMA*, 275, 7 (1996), pp. 528-532.

Spalding, K. L., *et al.*, «Dynamics of hippocampal neurogenesis in adult humans», *Cell*, 153, 6 (2013), pp. 1219-1227.

Spencer, S. J., *et al.*, «Food for thought: how nutrition impacts cognition and emotion», *NPJ Sci Food*, 1, 7 (2017).

Srámek, P., *et al.*, «Human physiological responses to immersion into water of different temperatures», *Eur J Appl Physiol*, 81, 5 (2000), pp. 436-442.

Staunton, H., «The function of dreaming», *Rev Neurosci*, 12, 4 (2001), pp. 365-371.

Sterling, P.; y Laughlin, S., *Principles of Neural Design*, MIT Press, Estados Unidos, 2015.

Strang, S., *et al.*, «Impact of nutrition on social decision making», *Proceedings of the National Academy of Sciences*, 114, 25 (2017), pp. 6510-6514.

Tang, Y. Y.; Hölzel, B.; y Posner, M., «The neuroscience of mindfulness meditation», *Nat Rev Neurosci*, 16 (2015), pp. 213-225.

Tartt, A. N., *et al.*, «Considerations for assessing the extent of hippocampal neurogenesis in the adult and aging human brain», *Cell Stem Cell*, 23, 6 (2018), pp. 782-783.

«The Sunshine Cure», *Scientific American*, 332, 6, junio de 2025, <https://www.scientificamerican.com/issue/sa/2025/06-01/>.

Thomas, J. R., *et al.*, «Tyrosine improves working memory in a multitasking environment», *Pharmacol Biochem Behav*, 64, 3 (1999), pp. 495-500.

Toribio-Mateas, M., *Cuerpo y mente TDAH*, Alienta Editorial, Barcelona, 2026.

Ton, A. M. M., *et al.*, «Oxidative stress and dementia in Alzheimer's patients: Effects of synbiotic supplementation», *Oxidative Medicine and Cellular Longevity*, (2020), p. 2638703.

Tonello, L., *et al.*, «On the possible quantum role of serotonin in consciousness», *J Integr Neurosci*, 14, 3 (2015), pp. 295-308.

Unno, K.; y Nakamura, Y., «Green tea suppresses brain aging», *Molecules*, 26, 16 (2021), p. 4897.

Valenzuela, A., *Activa tus mitocondrias*, Alienta Editorial, Barcelona, 2023.

—, *Estimula tu nervio vago*, Alienta Editorial, Barcelona, 2024.

—, *Hijos de la adversidad*, Alienta Editorial, Barcelona, 2022.

Vázquez, M., *Saludable mente*, Grijalbo, Barcelona, 2021.

Vianello, A., *et al.*, «Simulating human exposure to indoor airborne microplastics using a breathing thermal manikin», *Scientific Reports*, 9, 1 (2019), p. 8670.

Vidya, T. N. C., «Supernormal stimuli and responses», *Resonance*, 23 (2018), pp. 853-860.

Walker, M. P.; Stickgold, R.; y Van Der Helm, E., «Sleep-dependent memory consolidation and hippocampal function», *Nature Reviews Neuroscience*, 10, 9 (2009), pp. 681-693.

Walker, M., *Por qué dormimos*, Capitán Swing, Madrid, 2019.

Wallace, C. J. K.; y Milev, R., «The effects of probiotics on depressive symptoms in humans: a systematic review», *Ann Gen Psychiatry*, 16 (2017), p. 14.

Walsh, J. J.; y Tschakovsky, M. E., «Exercise and circulating BDNF: mechanisms of release and implications for the design of exercise interventions», *Appl Physiol Nutr Metab*, 43, 11 (2018), pp. 1095-1104.

Wang, H., *et al.*, «Effect of green tea consumption on human brain function in resting-state functional MRI», *Asia Pacific Journal of Clinical Nutrition*, 28, 4 (2019), pp. 740-746.

Wastyk, H. C., *et al.*, «Gut-microbiota-targeted diets modulate human immune status», *Cell*, 184, 16 (2021), pp. 4137-4153.

Wiedeman, A. M., *et al.*, «Dietary choline intake: current state of knowledge across the life cycle», *Nutrients*, 10, 10 (2018).

Woo, C. C., *et al.*, «Overnight olfactory enrichment using an odorant diffuser improves memory and modifies the uncinate fasciculus in older adults», *Frontiers in Neuroscience*, 17 (2023), p. 1200448.

Wright, K. P., *et al.*, «Entrainment of the human circadian clock to the natural light-dark cycle», *Current Biology*, 23, 16 (2013), pp. 1554-1558.

Xu, C., *et al.*, «The effects of creatine supplementation on cognitive function in adults: a systematic review and meta-analysis», *Front Nutr*, 11 (2024), p. 1424972.

Ylilauri, M. P. T., *et al.*, «Association of dietary cholesterol and egg intakes with the risk of incident dementia or Alzheimer disease: the kuopio ischaemic heart disease risk factor study», *Am J Clin Nutr*, 105, 2 (2017), pp. 476-484.

—, «Associations of dietary choline intake with risk of incident dementia and with cognitive performance: the kuopio ischaemic heart disease risk factor study», *Am J Clin Nutr*, 110, 6 (2019), pp. 1416-1423.

Young, S. N., «How to increase serotonin in the human brain without drugs», *J Psychiatry Neurosci*, 32, 6 (2007), pp. 394-399.

Zelano, C., *et al.*, «Nasal respiration entrains human limbic oscillations and modulates cognitive function», *J Neurosci*, 36, 49 (2016), pp. 12448-12467.

Zhao, W., *et al.*, «Magnesium supplementation and its effects on cortisol and stress: a randomized controlled trial», *Stress and Health*, 35, 2 (2019), pp. 220-228.

Zhu, R. Z., *et al.*, «Dietary fatty acids and risk for Alzheimer's disease, dementia, and mild cognitive impairment: a prospective cohort meta-analysis», *Nutrition*, 90 (2021), p. 111355.

Ziaei, S., *et al.*, «A systematic review and meta-analysis of the omega-3 fatty acids effects on brain-derived neurotrophic factor (BDNF)», *Nutr Neurosci*, 27, 7 (2024), pp. 715-725.

Zurek, G.; Zurek, A.; y Halski, T., «Effects of trampoline training on cognitive functions in older adults: a preliminary study», *Innov Aging*, 1, 1 (2017), p. 405.